Mosaik
bei GOLDMANN

Buch

Der menschliche Körper ist mit erstaunlichen Mechanismen ausgestattet, die ihn bis ins hohe Alter gesund und fit halten sowie
Krankheiten verhindern und bekämpfen. Eine ungesunde Ernährung stört jedoch die Funktion des Lymphsystems, des Herzens
und der Verdauung, und sie blockiert die Selbstheilungskräfte des
Körpers. Das Ernährungs- und Gesundheitsprogramm von Harvey
Diamond sorgt dafür, dass wir das essen, was unser Körper wirklich braucht und wir unseren Körper nicht sabotieren.»Fit for
Life« kombiniert neueste Erkenntnisse aus Medizin und Ernährungswissenschaft zu einem ganzheitlichen Konzept für ein besse-
res Leben – ohne Medikamente.

Autor

Harvey Diamond ist Direktor der Abteilung für Ernährung des In-
ternationalen Gesundheitssystems in Santa Monica, Kalifornien.
Neben seiner Praxis, seinen Vorträgen und Kursen sowie seiner
schriftstellerischen Arbeit unterrichtet er Ernährungslehre am»Institut für ganzheitliche Studien«.

Von Harvey und Marilyn Diamond
außerdem bei Mosaik bei Goldmann:

Fit fürs Leben – Fit for Life (13533)
Fit fürs Leben – Fit for Life 2 (13621)
Fit fürs Leben – Das Fit-for-Life-Kochbuch (13735)
Fit fürs Leben – Köstliche Rezepte aus der Naturküche (16269)

HARVEY DIAMOND

Fit for Life
Ein neuer Anfang

Der ultimative Diät- und
Gesundheitsplan
Beseitigt Übergewicht,
lindert Schmerzen, beugt vor gegen
Herzinfarkt und Krebs

Aus dem Amerikanischen
von Renate Zeltner

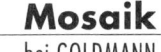

Mosaik
bei GOLDMANN

Umwelthinweis:
Alle bedruckten Materialien dieses Taschenbuches
sind chlorfrei und umweltschonend.

2. Auflage
Deutsche Erstausgabe September 2002
© Wilhelm Goldmann Verlag, München,
ein Unternehmen der Verlagsgruppe Random House GmbH
© 2000 by Harvey Diamond
Originaltitel: Fit for Life. A New Beginning.
Originalverlag: Kensington Publishing Corp., New York
Dieses Werk wurde vermittelt durch die Literarische Agentur
Thomas Schlück GmbH, 30827 Garbsen
Umschlaggestaltung: Design Team München
unter Verwendung eines Fotos von Corbis/Stock Market
Redaktion: Renate Zeltner
Satz: Uhl+Massopust, Aalen
Druck: GGP Media, Pößneck
Verlagsnummer: 16507
Kö · Herstellung: Max Widmaier
Printed in Germany
ISBN 3-442-16507-5
www.goldmann-verlag.de

Inhaltsverzeichnis

Teil I

Gesundheit ist ein Menschenrecht

Teil II

Das CARE-Programm

Danksagung

Seit Jahren bin ich bestrebt, Spezialisten aus allen Bereichen des Gesundheitswesens zu Rate zu ziehen und mit ihnen zusammenzuarbeiten, um meinen Lesern die denkbar aktuellsten, wertvollsten und nützlichsten Informationen bieten zu können. Die Herausforderung bestand darin, besonders aufgeschlossene, fortschrittlich denkende Praktiker zu finden, denen das Wohl ihrer Patienten wichtiger ist als ihr spezielles Fach.

Meine besondere Wertschätzung gilt all jenen, deren Namen mit diesem Buch eng verbunden sind: Dr. Kroll, der das Vorwort geschrieben hat, sowie all denen, die ebenfalls Beiträge geleistet haben; die folgenden drei Persönlichkeiten haben aufgrund eigener Erfahrungen und praktischer Tätigkeit Fakten erhärtet und manche der in diesem Buch präsentierten Informationen bekräftigt.

Robert Marshall, Ph.D., C.C.N.
Premier Research Labs, LLC
2000 North Mays Street, #120
Round Rock, Texas 78664
Tel.: 800-370-3447
Fax: 512-238-0218

Dr. Marshall ist sowohl Biochemiker mit internationaler Ausbildung als auch diplomierter Ernährungsspezialist mit klinischer Erfahrung. 30 Jahre lang hat er eine bekannte Klinik geleitet, die auf die Behandlung chronischer Krankheiten spezialisiert ist.

Daniel Clark, M.D.
Nutri-Essentials, Inc.
Northgate Professional Center, Suite 6
1803 North Wickham Road
Melbourne, Florida 32935
Tel.: 877-725-9525
Fax: 407-254-6505

Dr. Clark hat sich auf alternative Produkte spezialisiert, die eine Entgiftung des Körpers, des Lymph- und des Immunsystems fördern.

Vorwort

Fit for Life – Ein neuer Anfang ist kein Buch wie jedes Andere.

Hier werden nicht Krankheiten wie beispielsweise Krebs beschrieben und Hinweise gegeben, wie man mit ihnen umgehen sollte, sondern hier handelt es sich um eine strategische Überleitung von der Behandlung zur Vorbeugung. Inzwischen sind die Menschen längst bereit, selbst Verantwortung für ihre Gesundheit zu übernehmen. Dieses Buch soll jedem Einzelnen die Chance geben, Entscheidungen zur Gesundheitsvorsorge selbst zu treffen, und zwar aufgrund persönlicher »Forschungsarbeit«.

Das traditionelle Bild vom allwissenden Arzt erfährt eine dramatische Veränderung, seit die Menschen fähig sind, die Medizin ohne jede mystische Verklärung zu sehen. Was wissen Ärzte beispielsweise über Faktoren, die Krebs auslösen? Ziemlich wenig. Tatsächlich kennt kein Mensch die genauen Ursachen der meisten Krebsarten. Und obwohl Herz-Kreislauf-Erkrankungen die häufigste Todesursache sind, haben wir doch vor Krebs die größte Angst. Leider nimmt bei uns in Amerika die Zahl der Brustkrebserkrankungen seit Jahrzehnten zu. Und wir haben immer noch nicht entdeckt, warum. Obwohl es in den Vereinigten Staaten seit mehr als 25 Jahren ein Krebsforschungsprogramm gibt, das der damalige Präsident Richard Nixon initiiert hat und für das inzwischen rund 30 Milliarden Dollar ausgegeben wurden, konnten die Todesfälle durch Krebs noch nicht signifikant reduziert werden. In einem Beitrag, der 1997 im *New England Journal of Medicine* erschienen ist und in dem die Ausgaben für die Krebsforschung mit den Krebstodesraten verglichen wurden, haben Dr. John Bailor und Dr. Heather Gernick von der Universität Chicago festgestellt, dass sich neue Methoden der Krebsbehandlung als

»mehr oder weniger unzulänglich und enttäuschend« erwiesen haben, dass »die aussichtsreichste Methode im Umgang mit dieser Krankheit ein nationales, auf *Prävention* gerichtetes Engagement wäre.«

Doch zurück zu Harvey Diamond. Sein hier vorliegendes Buch will kein medizinisches Lehrbuch sein, in dem es ausschließlich um Diagnose und Behandlung geht, es soll ein viel breiteres Themenspektrum abdecken. Natürlich spielen auch Diagnose und Behandlung eine Rolle darin, doch die eigentliche Botschaft lautet, *dass man Krankheiten vorbeugen kann.* Während medizinische Fachbücher sachlich, nüchtern und auf nicht gerade spannende Weise Fakten behandeln, haben wir es hier mit einem Buch zu tun, in dem es um lebendige Menschen geht, um zündende Ideen und plausible Möglichkeiten, die eigene Gesundheit in den Griff zu bekommen. Es ist mit Herz geschrieben und befasst sich mit vielerlei Themenbereichen, handelt von natürlicher Gesundheitslehre, ermutigenden Heilungen, radikalen chirurgischen Eingriffen, von der Ernährung, aber auch von der Verbindung zwischen Körper und Seele, der vegetarischen Lebensweise, Chemotherapie, von Körpertraining, Bestrahlung, dem Lymphsystem, und schließlich von den drei Grundsätzen von CARE.

Dieses Buch ist die aufregende Untersuchung eines komplexen Themenkreises. Harvey Diamond dringt mit seinem Vorbeugungsprogramm, das auf den lebenserhaltenden Prinzipien der natürlichen Gesundheitslehre und einem das konventionelle Wissen herausfordernden Ansatz beruht, in viele Geheimnisse ein. Er nimmt die Ärzte in die Pflicht, die immer noch hartnäckig am Althergebrachten hängen, wenn es um Krebsdiagnose, aber auch um den Umgang mit dieser Krankheit und ihre Behandlung geht. Er bespricht mit dem Leser, was seiner Meinung nach das große Problem beim Krebs ist und schlägt ein einfaches, aber wirkungsvolles Programm zur Ursachenbekämpfung vor. Dabei handelt es sich keineswegs nur um theoretische Überlegungen oder vage Vermutungen.

Diamonds Programm stützt sich auf einen stetig wachsenden Fundus wissenschaftlicher Erkenntnisse der weltweit angesehensten Forscher. So geht er an den Komplex Brustkrebs beispielsweise nicht nur mit viel Engagement heran, sondern stützt sich auf sorgfältig zusammengestellte und analysierte Fakten und Studien, die ihrerseits auf zahlreichen zuverlässigen Quellen basieren. Er bringt alle diese Informationen in eine so leicht verständliche Form, wie dies vom Autor des höchst erfolgreich Ernährungs- und Gesundheitsbuchs (*Fit for Life*, mit einer Gesamtauflage von 11 Millionen in 31 Sprachen) zu erwarten ist. Diamond schöpft aber selbstverständlich auch aus eigener dreißigjähriger Arbeit im Bereich Ernährung und Gesundheit, Prävention, natürlicher Gesundheitslehre, Yoga und Fernöstlicher Medizin.

Fit for Life – Ein neuer Anfang ist aber auch ein erfreuliches, ein anregendes Buch, das Ihre Art zu leben, zu essen, Ihre Freizeit zu gestalten und mit Krankheiten umzugehen, gewiss verändern wird. Ich kenne keine andere gut lesbare, populäre oder selbst wissenschaftliche Veröffentlichung zu diesem Thema, in der eine solche Fülle des Wissens zusammengetragen ist wie auf diesen Seiten. Möglichst viele Menschen sollten dieses Buch lesen und noch einmal lesen. Es ist ein Buch, das Antworten hat und ein Buch der Hoffnung. Es hilft, die Angst vor Krankheit zu überwinden.

Harveys Programm zur Förderung und Wiederherstellung von Gesundheit und Dynamik vermittelt Ihnen die Sicherheit, die Sie empfinden, sobald Sie selbst Verantwortung für Ihre eigene Gesundheit übernehmen. Neue Freude und Hoffnung wird Sie erfüllen, weil Sie wissen, dass ein Leben ohne Angst vor Krankheiten wie beispielsweise Krebs ein realistisches Ziel für Sie ist.

Während meiner allgemeinen chirurgischen Ausbildung hatte ich mit Tausenden von Krebspatienten zu tun, war an vielen radikalen Krebsoperationen beteiligt. Es gab höchst unerfreuliche Erfahrungen, und die Patienten, die solche Operationen zu erdulden hatten, verloren mehr als eine Brust, den Magen oder die Prostata. Allzu oft kehrte der Krebs wieder, und zu den körperlichen Qualen kam noch die enttäuschte Hoffnung. Doch hatte ich als Mediziner nichts anderes zu bieten als betäubende Medikamente, wenn die Schmerzen unerträglich wurden; ich konnte die Verzweiflung jedes einzelnen Patienten mitempfinden. Gelegentlich besuchte ich solche Patienten auch zu Hause. Die Glücklicheren unter Ihnen hatten eine liebevolle Familie oder Hilfe durch den Glauben. Doch ich empfand die Herausforderung immer stärker, war überzeugt, dass wir Ärzte einen Weg finden müssen, um diese schreckliche Krankheit zu besiegen, die so vielen das Leben zerstört. Aber ich wusste und weiß auch, dass wir nur wenig tun können. Bis heute, wage ich zu behaupten. Bis zum Erscheinen dieses Buches. Denn ich bin elektrisiert von Harvey Diamonds Programm, ich glaube, dass es funktioniert und dass Prävention der Punkt ist, an dem realistische Hoffnung den Kampf mit dieser gefürchtetsten aller Krankheiten aufnimmt.

Natürlich wird hier nicht der absolute wissenschaftliche Beweis erbracht, dass sich mit diesem Programm Krankheiten verhindern lassen. So einfach geht es selten zu im Leben. Meiner Schätzung nach müsste man 50 Millionen Dollar ausgeben und zwanzig Jahre lang Studien mit 20 000 Patienten machen, um so etwas zu »beweisen«. Ich erinnere nur an die 40 Jahre dauernde Kontroverse um die Frage, ob Rauchen Lungenkrebs auslöst! Sogar heute wird noch gestritten, ob in öffentlichen Gebäuden geraucht werden darf, obwohl während der 40 Jahre dauernden Debatte 14 Millionen Amerikaner an Krankheiten gestorben sind, die ursächlich mit dem Rauchen zusammenhängen. Harvey Diamonds Plädoyer geht dahin, dass wir nicht Millionen neue Krebsfälle in den nächsten 20 Jahren abwarten sollten, sondern jetzt etwas tun müssen, um sie zu verhindern. Da neue wissenschaftliche Versuche und epidemiologische Studien ganz stark in Richtung einer Änderung unseres Lebensstils, also zur Krebsprävention weisen, wie sie der Autor in diesem Buch ausführlich schildert, ist davon auszugehen, dass Harveys Programm tatsächlich funktioniert. Zumindest gewinnt man mit seiner Hilfe mehr Energie, bleibt schlanker und fühlt sich besser. Und im besten Fall kann es eine Vielzahl degenerativer Erkrankungen verhindern.

Während sich die Ärzteschaft noch immer vorwiegend darauf konzentriert, bereits vorhandenen Krebs zu behandeln, geht es bei Harvey Diamond vor allem um die Lebensführung, also um Vorbeugung der Krankheit. Ich bin davon überzeugt, dass *Fit for Life – Ein neuer Anfang* ein moderner Gesundheitsklassiker werden wird. Jedermann sollte dieses Buch gelesen haben. Es kann Angst und Sorgen in konkrete Hoffnung ummünzen.

Kenneth M. Kroll, M.D.
Mitglied des International College of Surgeons
(Dr. Kroll hat sein Medizinstudium an der Havard Medical School und seine chirurgische Ausbildung am Stanford Medical Center absolviert.)

Einleitung

Dieses Buch ist nicht für jedermann bestimmt. Es betrifft nur diejenigen unter Ihnen, die essen.

Ach ja, die Nahrung – mein Lieblingsthema! Nahrung hat in meinem Leben stets eine wichtige Rolle gespielt und spielt sie noch immer. Und wie sieht's bei Ihnen damit aus? Ich würde wetten, dass es den meisten Lesern ähnlich ergeht, und das ist wahrhaftig kein Wunder. Wussten Sie eigentlich, dass der Mensch im Laufe seines Lebens durchschnittlich etwa 70 Tonnen Nahrungsmittel zu sich nimmt? 70 Tonnen! Unvorstellbar! Kein Wunder, dass Essen eine so wichtige Rolle für uns spielt. Wie auch nicht? Die zur Produktion und Zubereitung sowie zum Verzehr von 70 Tonnen Nahrung notwendige Zeit, Mühe und Energie machen, zusammen mit den Körperkräften, die zur Aufschließung, Verdauung und Ausscheidung des nicht Benötigten erforderlich sind, einen immens hohen Anteil unseres Lebens aus. Dieses Buch versucht, den gesamten Komplex unserer Nahrungsaufnahme zu entmystifizieren und zu vereinfachen, möchte Ihnen sagen, dass es allein in Ihrer Hand liegt, ob Sie Ihr Leben bei guter oder schlechter Gesundheit verbringen.

Der rote Faden, der sich von Anfang bis Ende durch dieses Buch zieht, betrifft die Wirkung, die diese 70 Tonnen Nahrungsmittel auf Ihre Energie, Ihr Wohlbefinden, Ihre Gesundheit und Ihr Lebensalter haben. Obwohl das allgemeine Verständnis für die Tatsache, dass die Nahrung unsere Lebensdauer und -qualität stark beeinflusst, beträchtlich zugenommen hat, bleibt diesbezüglich noch viel zu lernen übrig.

Ein weiterer roter Faden betrifft die Bedeutung des Wassers und der richtigen Hydration des Körpers. Wenn wir bedenken, dass der menschliche Körper zu 70 bis 80 Prozent aus Wasser besteht, leuchtet es ein, wie bedeutsam eine ausreichende Versorgung mit gutem und reinem Wasser für uns ist. Ich werde Ihnen von neuen und erstaunlichen Erkenntnissen zum Thema Wasser berichten, von Wasser, das zu einer ganz anderen Form der Hydrierung, der Balance und der Reinigung des Körpers führt.

Viele Dinge – Nahrung, Wasser, Luft, Schlaf, Körpertraining, Sonnenschein, eine harmonische Familie, Sauberkeit und anderes – sind für ein gesundes Leben notwendig. Absolut unverzichtbar ist das Vorhandensein von Nahrung, Wasser und Luft, ohne die wir sterben müssten. Leider haben wir keinen direkten Einfluss auf die Qualität der Luft, die wir atmen, doch bei Nahrung und Wasser ist uns eine gewisse Kontrollmöglichkeit gegeben.

Zweck dieses Buches ist es, Sie auf eine Art Entdeckungsreise mitzunehmen. Dabei werden Sie, vielleicht zum ersten Mal, Ihren wunderbaren Körper erleben und erfahren, wie er funktioniert, wie die Qualität von Nahrung und Wasser jeden Bereich des Lebens berührt und sich auf Ihre Gesundheit auswirkt.

In unserem Leben herrscht das Prinzip von Ursache und Wirkung. Die Dinge geschehen nicht einfach, sondern sind eine Folge von Handlungen, die auch länger zurückliegen können. Obwohl es bei oberflächlicher Betrachtung gar nicht so aussieht, geschieht doch alles, *wirklich alles*, was unsere Gesundheit betrifft, auf eine sinnvolle und konsequente Art und Weise. Gesundheitliche Probleme sind niemals von Zufällen ausgelöst – auch wenn es manchmal so scheinen mag. Übergewicht, Energiemangel, Schmerz und Unbehagen werden ebenso wie ernste Erkrankungen durch etwas bewirkt, das Sie Ihrem Körper zugemutet oder das Sie nicht rechtzeitig verhindert haben.

Die Menschen werden auf zweierlei Weise behandelt: nachher oder vorher. Eine Behandlung im Nachhinein erfahren diejenigen, die bereits unter Problemen zu leiden haben. Diese Art der Behandlung trifft auf die weitaus größte Zahl der Fälle in unserem Land zu. Die Menschen werden krank, gehen zum Arzt und hoffen, dass er sie wieder gesund macht. Die Behandlung danach umfasst den gesamten Komplex der medizinischen Ausbildung. Die Studenten lernen über viele Jahre, wie man Menschen behandelt, nachdem sie krank geworden sind. Wir gehen ja nicht zum Arzt, wenn wir uns wohl fühlen, oder?

Die Behandlung vorher aber wäre das, was wir Vorbeugung nennen. Mit Sicherheit werden keinem Thema mehr Lippenbekenntnisse und weniger Aufmerksamkeit und objektives Bemühen zuteil als der Vorbeugung oder Prävention. Nur ein Bruchteil aller Forschungsmittel gehen in die Vorbeugung, der Löwenanteil kommt der Behandlung danach zugute. Prävention ist nicht einmal ein eigenes Fach bei der medizinischen Ausbildung.

Im Mittelpunkt dieses Buches aber steht die Vorbeugung und nicht die Behandlung. Hier wird aufgezeigt, was Sie tun können, um so gesund zu bleiben, wie Sie jetzt sind. Ich möchte Ihnen nämlich nicht nur sagen, was zu tun ist, nachdem Sie bereits krank sind; ich möchte, dass Sie gar nicht erst *krank werden*. Mark Twain meint dazu: »Jedermann lamentiert übers Wetter, doch keiner tut etwas dagegen.« So geht es mir mit der Vorbeugung von Krankheiten. Jeder redet darüber, und dabei bleibt es in den meisten Fällen. Dieses Buch will Ihnen etwas ganz Bestimmtes, Besonderes und Reales an die Hand geben, etwas, mit dem Sie sofort anfangen können, um das zu leben, was uns der Schöpfer zugedacht hat: ein gesundes Dasein ohne Schmerzen und Krankheit. Mit anderen Worten – dynamische Gesundheit! Seien Sie versichert, dieses wunderbare Lebensgefühl, das wir alle anstreben, ist leichter zu erreichen, als Sie sich vorstellen können.

Irgendwie ist uns im Lauf der Jahre, der Jahrzehnte, dieser Zustand unter einer Flut verwirrender Desinformation verloren gegangen. Alles ist so kompliziert geworden, dass die große Mehrzahl der Menschen es nicht mehr versteht. Die meisten haben die Verantwortung für ihre Gesundheit anderen übertragen; diese anderen aber sind selbst unsicher, wie sich Gesundheit wiedergewinnen oder aufrechterhalten lässt, oder sie nehmen die angebotene Information gar nicht auf, die unter Umständen dynamische Gesundheit für Millionen verspricht.

Dabei ist es so erstaunlich einfach, Krankheiten zu verhindern oder schmerzfrei zu leben, dass die meisten Menschen es eben wegen dieser Einfachheit gar nicht mitbekommen. Wir haben uns angewöhnt zu glauben, dass Gesundbleiben etwas Kompliziertes, Schwieriges, Unbequemes und Teures ist. Aber es ist nichts von alledem, wenn wir es nicht selbst dazu machen. Es gibt die Botschaft vom langen Leben in Gesundheit, doch die meisten Menschen haben bislang keine Gelegenheit gehabt, mit ihr Bekanntschaft zu machen.

Die Tatsache, dass unbestreitbar verlässliche und wirksame Methoden zur Vorbeugung und Heilung der großen Öffentlichkeit mehr oder weniger verborgen bleiben, ist eine wirkliche Tragödie. Es wirkt fast wie eine Verschwörung, wenn lebensrettende Informationen nicht ans Licht kommen. Doch es gibt keine Schurken in diesem Spiel, keine hinterhältigen Verbrecher, auf die man mit dem Finger deuten könnte. Die Verschwörung ist so vollständig, so perfekt in die Zellstruktur unserer Kultur integriert, dass nicht einmal die Verschwörer selbst eine Ahnung davon haben. Sie sind sich ihrer Verstrickung in dieses kolossale Unrecht gar nicht bewusst, das letztlich nicht nur den Tod von Millionen Unschuldigen beschleunigt, sondern auch den eigenen und den ihrer Lieben. Es ist eine Verschwörung der Unwissenheit.

Den größten und wirkungsvollsten Verbündeten auf dem Weg zu mehr Gesundheit, die wir uns ja alle wünschen, haben wir buchstäblich vor der Nase, doch wir erkennen ihn nicht. Es ist dies das erstaunlichste und verhängnisvollste Versäumnis, das die Welt je erlebte, es hat auf direktem Weg zu unsäglichem Elend und Tod geführt, zu Leiden, die zu verhindern gewesen wären. Ich spreche von der Dynamik des menschlichen Körpers, einem Gottesgeschenk, das für uns so selbstverständlich ist, dass wir es allzu leicht übersehen.

Wieso verheilt ein Schnitt in den Finger? Wegen des Pflasters oder irgendeiner Tinktur, mit der wir ihn behandeln? Natürlich nicht. Es ist der Körper, der die Heilung bewirkt. Er hat die Fähigkeit, sich selbst zu helfen, sich zu heilen und zu erhalten. Für uns ist dieses Phänomen so selbstverständlich, dass wir uns gar nicht wundern, wenn der Körper eine Verletzung augenblicklich wahrnimmt, das Blut gerinnen und damit versiegen lässt, Schorf bildet, der abfällt, sobald die Wunde vollständig geheilt ist. Ein kleines Wunder, wenn man anfängt, darüber nachzudenken. Dieser Dynamik, dieser Macht, dieser heilenden Kraft oder wie Sie den Vorgang auch nennen möchten, wurde bislang nicht die Aufmerksamkeit zuteil, die er ganz sicher verdient, denn der Körper ist in der Lage, auch mit anderen Beeinträchtigungen seines Wohlbefindens so umzugehen wie mit dem Schnitt in den Finger.

Dieses mächtige Heilungspotenzial lässt sich durchaus anzapfen, um sich ein Leben in dynamischer Gesundheit statt in Schmerzen und Krankheit zu ermöglichen. Man muss nur von der Wirkungsweise des Organismus lernen, wie man am besten Problemen vorbeugt und die Selbstheilungskräfte aktiviert. Weil wir niemals dazu angehalten worden sind, *konterkarieren* wir leider allzu oft die Bemühungen unseres Körpers.

Wir sind ja nicht dazu geboren, von Kindheit an eine schier endlose Zahl von Krankheiten durchzustehen und schließlich in einem Krankenhausbett mit Hilfe von Schläuchen und Geräten am Leben erhalten zu werden. Dieses Schicksal hat uns der gütige Schöpfer durchaus nicht zugedacht.

Im Grunde bestimmen wir selbst durch unsere Handlungen, ob wir in Schmerz und Krankheit leben wollen oder in dynamischer Gesundheit. In jedem Bereich unseres Lebens, ob es Gesundheit, Partnerschaft oder Beruf ist, haben wir stets Entscheidungen zu treffen. Die Summe aller Beschlüsse, die wir fassen, bestimmt dann, wie sich unser Leben gestaltet. Manche Entscheidungen können uns zu einem langen, gesunden Leben verhelfen. Sie werden erfahren, welcher Art die Entscheidungen sind, mit deren Hilfe Sie den so wichtigen Bereich der Gesundheit besser unter Kontrolle halten können.

Doch schließen wir den Kreis: Da die Energiemenge, die wir benötigen, um mit den erwähnten 70 Tonnen Nahrung fertig zu werden, die wir im Laufe unseres Lebens zu uns nehmen, größer ist als der gesamte sonstige Energieverbrauch, können wir durch intelligenten Umgang mit unserer Ernährung diese mächtige Heilungsenergie freisetzen und zum eigenen Wohl ins Spiel bringen.

Schritt für Schritt und in verständlicher Sprache erfahren Sie, was Schmerz, Gesundheitsprobleme und Krankheit eigentlich sind, wie und warum sie auftreten und wie Sie ihnen vorbeugen können. Sie erfahren dabei auch alles über Ihren einzigartigen wichtigsten Verbündeten, nämlich das Lymphsystem Ihres Körpers; es ist Herz und Seele des Immunsystems und der Mechanismus in Ihrem Körper, dessen Aufgabe darin besteht, alles für Ihr Wohlbefinden zu tun. Das Geheimnis eines langen Lebens in dynamischer Gesundheit liegt im Verständnis dieses Lymphsystems, das man in seinen Aktivitäten unterstützen muss, statt es zu behindern. Aus unerklärlichen Gründen wurde ausgerechnet dieser wunderbare Heilmechanismus des Körpers viel zu lange und vollständig übersehen.

Alles, was unser Wohlbefinden ausmacht, hat irgendwie mit dem Lymphsystem zu tun; dabei haben die meisten Menschen keinen Schimmer, was es mit ihm überhaupt auf sich hat und wie es funktioniert. Seltsamerweise erkennen auch viele Profis unseres Gesundheitssystems die entscheidende Rolle, die das Lymphsystem für Lebensdauer und Gesundheit spielt, gar nicht. Der Anfang eines neuen Jahrtausends aber ist für Sie genau der richtige Augenblick, um zu begreifen, dass es eine einfache, aber wirksame und *gar nicht teure* Methode gibt, die Kontrolle über Ihre Gesundheit selbst in die Hand zu nehmen. Sie stand Ihnen schon immer zu Gebote. Doch nun haben Sie endlich Gelegenheit, sie sinnvoll für sich einzusetzen.

Am Ende dieses Buches werden Sie ganz genau wissen, wie es zu einer Erkrankung kommt und was zu tun ist, um sie zu verhindern. Welches gesundheitliche Ziel Sie sich auch setzen – schlanker werden, Energie steigern, Schmerzen verhindern,

Krankheiten vorbeugen – Sie werden schließlich wissen, dass Sie Ihr Ziel erreichen können.

Ob es zum Verständnis dieses Buches notwendig ist, *Fit for Life* oder *Fit for Life 2* zu lesen? Nein. Jedes dieser Bücher steht völlig für sich und ist zum Verständnis der anderen nicht erforderlich. Das gilt auch für diesen Band. Er enthält Informationen, die Sie in den anderen *Fit for Life*-Büchern nicht finden. Schließlich sind mehr als 10 Jahre vergangen, seit sie geschrieben wurden; seither hat es zahlreiche Durchbrüche und technologische Fortschritte gegeben, aber auch das allgemeine Verständnis und das Verantwortungsbewusstsein für die eigene Gesundheit ist gewachsen. In dem Maße wie sich mein eigenes Wissen über die Jahre erweitert hat, wuchs mein Bedürfnis, dieses Buch zu schreiben. Das, was ich hier zu berichten habe, fasziniert und erregt mich gleichermaßen, und ich bin sicher, es packt auch Sie.

Unser Leben auf diesem wunderbaren Planeten ist eine fortwährende Entdeckungsreise zu uns selbst und zu allem, was uns umgibt. Wenn Sie diese großartige Reise in einem gesunden Körper antreten, der mit optimaler Effizienz seine Aufgaben erfüllt, ist Ihnen die Straße, auf der Sie gehen, geebnet, und Ihr Leben wird ein fröhliches Lied des Glücks sein. Eben das ist das Wunder der dynamischen Gesundheit.

Gott segne Sie

Harvey Diamond

Teil I

Gesundheit ist ein Menschenrecht

Wie ich von dort nach hier
gekommen bin

Seit dem Erscheinen von *Fit for Life* haben mich unzählige Menschen gefragt, wie ich eigentlich zu diesem Thema gekommen bin, woher ich das alles über Ernährung und den menschlichen Körper weiß, wo ich studiert habe und wer meine Lehrer waren. Und weil ich fit und gut in Form bin, stellten mir andere die Frage, warum gerade ich den Leuten erzähle, wie man schlank wird, wo ich doch offensichtlich niemals Gewichtsprobleme hatte – aber das stimmt natürlich nicht.

Es war ein langer und beschwerlicher Weg, und wenn Sie mir gestatten, möchte ich ein Stück dieser Reise mit Ihnen gemeinsam gehen. Vielleicht interessieren Sie meine Erlebnisse, die gelegentlich schmerzhaft, manchmal auch amüsant waren; öfter werden Sie wohl Ihre eigenen Erfahrungen darin wieder finden.

Ich war gerade ein paar Schritte von meinem Auto entfernt, als folgende Worte mein Ohr trafen, und es war, als hätte man mir einen Eispickel in den Leib getrieben: »Hallo, Dicksack, fahr deinen Wagen weg, das ist mein Parkplatz.« Auweia! Dicksack! Ich? Die Worte dieses offensichtlichen Aussteigers aus der Diplomatenschule führten bei mir zu jähem Erwachen. Wie konnte mich dieser Kerl einfach Dicksack nennen, wo ich doch stets die zuverlässigste Methode zum Kaschieren von Fettpolstern anzuwenden pflegte: ein Pendleton-Hemd (eine Größe weiter als ich eigentlich brauchte); ich steckte es nicht in die Hose, weil es meine Übergröße verhüllen sollte, die ich mir selbst nicht eingestand – und das höchst erfolgreich. Mr. Taktvoll hatte an der sorgfältig ausgedachten Fassade gekratzt, die allein den Zweck hatte, etwas zu verbergen, was ich nur in manchen Augenblicken der Wahrheitsliebe zugab. Verdammt, ich war tatsächlich fett. Ich wollte aber nicht dick sein, ich empfand es als Fluch meines Lebens, musste permanent daran denken. Sollte ich essen oder nicht? Wann sollte ich essen? Sollte ich mich ganz anders ernähren? Sollte ich mich einfach darüber hinwegsetzen und sagen: »So bin ich eben, nehmt mich wie ich bin, oder lasst mich in Ruhe!« Warum war ich überhaupt so abhängig von dem, was andere sagten? Warum funktionierte ich nicht wie all jene Leute, die essen können, was ihnen in die Quere kommt, und doch kein Gramm zunehmen? Ich gehörte zu denen, die nur ein Bild von etwas Essbarem ansehen mussten, um zuzunehmen. Warum in aller Welt konnte ich nicht mit Hilfe einer dieser 47 Diäten abnehmen, die ich ausprobiert und wieder aufgegeben hatte?

Es gab zwei Antworten auf diese Fragen. Erstens hatte ich mir noch gar nicht eingestanden, dass ich süchtig nach »Futter« war (und es immer noch bin); zweitens war mir niemals beigebracht worden, wie man isst. Damit meine ich nicht, dass ich nicht gewusst hätte, wie man Nahrung zum Mund führt; das brauchte ich nicht zu lernen. Ich war geradezu ein Esser mit Diplom. Vielmehr meine ich damit, dass ich nie gelernt hatte, wie man für seinen Körper statt ausschließlich für den Gaumen und die Geschmackspapillen der Zunge isst. Hat man Ihnen das beigebracht? Haben Sie gelernt, dass Ihr Körper ein paar unabdingbare Bedürfnisse und Grenzen hat? Und dass die Nichtbeachtung dieser Bedürfnisse bei gleichzeitiger Überschreitung der Grenzen über das Fassungsvermögen unweigerlich zu Gesundheitsproblemen führt, die Sie ein Leben lang verfolgen. Das Übergewicht ist nur eines und nicht das geringste dieser Probleme. Falls diese Erkenntnis in der Schule je an mich weitergegeben wurde, habe ich an diesem Tag mit Sicherheit gefehlt. Die einzige Lehre, die mir erteilt wurde, lautete: »Da hast du eine Palette von Nahrungsmitteln. Iss von allem, so viel du kannst.« Und ich habe mich so eifrig daran gehalten, als hätte man mir die Pistole auf die Brust gesetzt. Der Erfolg war, dass ich die Kontrolle über meinen Körper verlor und Schuldgefühle entwickelte, sobald ich mit einer Mahlzeit fertig war oder in den Spiegel schaute. Ich bekam regelrechte Depressionen, weil ich mit meinem »Problem« nicht fertig wurde, geriet buchstäblich außer Fassung, wenn ich Kleidung in Übergröße kaufen musste, fühlte mich am Strand höchst unbehaglich, hatte immer und immer wieder die Frage zu beantworten: »Warum gibst du nicht ein paar Kilo ab?« Dazu kam die beschämende Notwendigkeit, mich von Zeit zu Zeit einer jener Fastenkuren zu unterziehen, mit denen ich der Welt offen eingestand, dass ich versagt hatte, wieder einmal, eine Diät, bei der ich nichts essen durfte, oder zumindest nicht das, worauf ich Lust gehabt hätte.

Ich war wütend, vor allem auf solche Menschen, die scheinbar essen konnten, was sie wollten, und kein Gramm zunahmen, während ich nur ein Restaurant zu betreten brauchte, um zwei Kilo zuzulegen.

Kommt Ihnen da nicht irgendetwas bekannt vor? Ich bin sicher, dass auch Sie hier etwas beisteuern können; irgendeine Saite muss doch auch bei Ihnen zum Klingen gebracht werden, sonst hätten Sie sicher nicht zu diesem Buch gegriffen. Deshalb, verehrter Leser, hier meine Frage: Haben Sie nicht auch die Nase voll? Möchten Sie nicht endlich etwas über vernünftigere Methoden hören, mit deren Hilfe sich dauerhaftere Ergebnisse erzielen lassen, Methoden, die viel zu lange zugunsten von »Quick-Hit«-Lösungen vernachlässigt worden sind. Oder möchten Sie sich erst noch unwohler fühlen, noch mehr Tabletten schlucken oder eine weitere Reduktionsdiät ausprobieren, die Ihnen alle Freude am Essen nimmt, bevor Sie ganz sicher sind und zweifelsfrei wissen, dass Diäten nichts taugen?

Wenn Sie so weit sind, ich meine wirklich bereit sind, Diäten und all das Junkfood zum Teufel zu schicken, wo sie wirklich hingehören, und Ihr Leben diesbezüglich selbst in die Hand zu nehmen, sollten Sie weiterlesen. Sie werden bald dort angelangt sein, wohin Sie sich Ihr Leben lang gesehnt haben. In einer idealen Welt hätten ich, Sie, jedermann diese Information bekommen, natürlich damals, als wir jung waren. Wir hätten dann die Möglichkeit gehabt zu wählen, ob wir sie nutzen wollten oder nicht. Doch wegen einer Störung im kosmischen Computer hat man uns um das gebracht, was uns eigentlich zustand, uns Ahnungslose mitten in einen dichten Dschungel ohne Orientierung, Wegweiser oder Führer zurückgelassen; wir mussten uns selbst zurechtfinden, so gut es ging. Wir waren stets in Verlegenheit, versuchten dieses und jenes, vergeblich. Doch Sie können sich damit trösten, dass zahllose Menschen auf der ganzen Welt einen Ausweg aus dem Dschungel von Werbung, falschen Versprechungen und anstrengenden Diäten gefunden haben, jetzt gesund sind und sich wohl fühlen. Sie sind frei von Schmerzen, drahtig, fit und glücklich, ohne alle Diäten, und Sie haben die Möglichkeit, es ihnen gleichzutun. Es geht nicht darum, ob Sie Erfolg haben werden oder nicht, sondern darum, ob Sie es anpacken wollen.

Sie finden auf den folgenden Seiten keine Zaubermittel, die Ihnen sozusagen im Schlaf zu mehr Gesundheit verhelfen, keine unglaubwürdigen Versprechungen, die jeder Vernunft und Logik widersprechen. Nein, hier kommt ein Weckruf für alle, die endlich das Richtige tun möchten, im Einklang mit den Naturgesetzen und den Bedürfnissen ihres Körpers. Hier geht es nicht wie bisher um Maßnahmen für einen Tag, die morgen vergessen sind, nicht um Ergebnisse ohne dauerhafte Wirkung. Es geht darum, dem gesunden Menschenverstand in der gesamten Lebensweise Rechnung zu tragen, dem Körper die gebührende Wertschätzung zu zollen und sich dabei so gesund wie möglich zu fühlen.

Hallo, mein Name ist Harvey, und ich bin fettsüchtig

Ich bin Mitte 40 und kann mich eigentlich nicht daran erinnern, irgendwann einmal nicht fettsüchtig gewesen zu sein. Die gute Nachricht ist, dass ich meine Sucht jetzt unter Kontrolle habe, mich nicht mehr von ihr kommandieren lasse, denn inzwischen habe ich gelernt, ein Leben zu leben, in dem ich mit Lust das essen kann, was mir schmeckt, dabei gesünder werde und auch noch fit bleibe.

Die erste Frage, die ich stets an meine Zuhörer stelle, lautet unweigerlich: »Wer von Ihnen isst gern? Bitte die Hand heben.« Das Ergebnis ist immer spontan und vorhersehbar. Abgesehen vom Gelächter, das die Menge erfasst, sieht der Saal aus wie ein riesiger Schwarm von Flamingos, die alle gleichzeitig mit den Flügeln schlagen. Eine noch überzeugendere Reaktion könnte ich wohl nur mit der Frage erzielen: »Wer von Ihnen atmet gern?« (Dabei gibt es nicht wenige, bei denen das Atmen hinter dem Essen rangiert).

Weiter mit den Bekenntnissen: Wenn in Ihrem Leben das Essen keine so wichtige Angelegenheit wäre, würden Sie dieses Buch gar nicht lesen. Und warum sollte das Essen eigentlich nicht diese große Bedeutung in Ihrem Leben haben? Schließlich gehört es zu unseren frühesten Erfahrungen, und wir verbinden damit denkbar tiefe emotionale Erlebnisse. Essen ist schließlich nicht nur ein physikalisches Phänomen. Unsere gefühlsmäßige Verbindung mit dem Essen hat viel größeren Einfluss auf das, was wir essen und wann wir es essen, als die meisten Leute wahrnehmen.

Vor der Geburt schwebten wir im weichen Fluidum des zarten Unbewussten, im Schoß unserer Mutter. Hier war für alles gesorgt. Wir hatten es bequem, fühlten uns sicher, ungefährdet und sorgenfrei. Alle Bedürfnisse waren gedeckt, ohne dass wir überhaupt von solchen Bedürfnissen wussten. Doch eines schicksalsschweren Tages wurden wir aus dieser gemütlichen Sicherheit in die helle, raue Welt der Realität hinausgeworfen. Was für ein Schock! Wir wollten in diesem Augenblick nichts anderes als die gewohnte, freundliche Behaglichkeit der letzten neun Monate zurückhaben. Und was war das Erste, das wir in dieser neuen, ungewohnten und ausgesetzten Welt der Lichter und Laute erlebten? Dank der entwickelten grauen Zellen in den Gehirnen jener, die bei der Geburt Hilfestellung leisteten, ließ man uns, kaum dem Mutterleib entrissen, ganz unfeierlich mit dem Kopf nach unten baumeln und versetzte uns auch noch einen Klaps auf den Po. Doch dann wurden wir an die Mutterbrust gelegt. Ahhhh! Mitten in dem wahrscheinlich schockierendsten Erlebnis unseres Lebens kam die Begnadigung. Da war er wieder, der wohlbekannte Herzschlag, der uns neun Monate lang begleitet hatte. Liebende Arme umfingen uns, und die Krönung war eine weiche, warme Brust voll mit köstlicher, nahrhafter Milch. Der Zustand der Normalität schien wiederhergestellt. In dieser unheimlichen und emotional bestürzenden Zeit unseres zarten jungen Lebens wurde alles wieder gut – weil man uns nährte.

Für mich aber war die Reise seit diesem Tag, da Ängste und Unbehagen durch die erste Mahlzeit getilgt wurden, von Quälereien, Sehnsüchten, Abscheu, Bedürfnis und Besessenheit rund ums Essen bestimmt. Mein ganzes Leben drehte sich nun darum. Ich denke ans Essen, spreche darüber, beschäftige mich damit, schreibe darüber, und natürlich esse ich. *Ich mag Nahrungsmittel, ich esse gern.* Und das auch nicht nur zum physischen Genuss. Der Anblick einer Lieblingsspeise, die verschiedenen Gerüche und Geschmackserreger, der Spaß in etwas hineinzubeißen, das ich gern mag, es im Mund zu haben und das befriedigende Gefühl, es in den Magen gleiten zu lassen, wenn ich wirklich hungrig bin – all das ist etwas Köstliches. Nein, es ist viel mehr. Ich kann die psychologischen und emotionalen Gründe, die uns zum Essen bewegen, kaum alle aufzählen, aber bestimmt habe ich schon als Kind sehr bald gewusst, dass Essen mehr bedeutet, als den Hunger zu stillen, sich am Leben zu erhalten. Es wurde als Belohnung in Aussicht gestellt: »Du bekommst noch einen Pfannkuchen, wenn du dein Zimmer aufräumst.« Diente als Strafe: »Du gehst ohne Essen ins Bett, basta.« Als Bestechung: »Sei brav und sitz still, dann kriegst du ein großes Eis.« Als Drohung: »Noch ein Wort, und es gibt keinen Nachtisch.« Es war ganz so, als hinge jeder Aspekt des Lebens mit dem Essen zusammen.

Wir waren daheim fünf Kinder, lauter Jungen. In meiner Kindheit hatten wir nicht allzu viel Geld, und so entspann sich zum Abendessen ein heftiger Kampf mit meinen Brüdern. Es gab meist nicht so viel, dass jeder zweimal bekommen hätte. Wer zuerst fertig war, fragte: »Kann ich noch was haben?« Wem es gelang, Nachschlag zu ergattern, der betrachtete das für den Rest des Abends natürlich als eine Art Auszeichnung, grinste und stolzierte herum wie ein Held nach gewonnenem Scharmützel. Andererseits konnten wir unsere Portion nicht einfach nur hinunterschlingen, um Sekunden zu gewinnen, so als wollte man uns etwas wegnehmen. Das wäre zu offensichtlich gewesen. Und mein Vater, der nicht mit sich spaßen ließ, dirigierte das Abendessen wie ein Kapitän sein wohl geordnetes Schiff. In seinen Launen war er unberechenbar, und wir wussten nie ganz genau, wann er etwas in den falschen Hals bekam und explodierte. Sobald er den Eindruck hatte, dass einer das Essen nur deshalb so schnell verschlang, um eine zweite Portion zu bekommen, wurde man angebrüllt, bekam eine Kopfnuss, musste das ganze Geschirr allein spülen oder schlimmstenfalls sofort vom Tische aufstehen, noch ehe er die erste Portion aufgegessen hatte. Nein, man tat gut daran, das Rennen vorsichtig und mit Bedacht anzugehen. Es galt, schnell Bissen auf Bissen zu schlucken, ohne dass es nach Schlingen aussah. Die Geschwindigkeit des Essens wurde natürlich vom Tempo bestimmt, in dem die anderen aßen. So wanderten die Augen ständig im Kreis, um festzustellen, wie schnell die Teller der anderen geleert waren; jeder achtete darauf, seinen letzten Bissen knapp vor den Kontrahenten im Mund zu haben und mit vollen Backen mampfend zu fragen: »Könnte ich noch was haben?« Ich erinnere mich, dass meine Mutter immer wieder schimpfte: »Was treibt euch eigentlich, warum schlingt ihr so?« Und ich brauche wohl nicht zu erwähnen, dass Magenbeschwerden nach dem Essen oft ebenso selbstverständlich waren wie der Berg schmutziges Geschirr.

Wenn ich mir all das überlege, was ich inzwischen über die Atmosphäre bei den Mahlzeiten und die Essgewohnheiten gelernt habe, lassen mich die Erinnerungen an diese prägenden Jahre geradezu erschaudern. Wir sollten den Nahrungsmitteln mit Ehrfurcht begegnen, sie langsam und mit Genuss verzeh-

ren, um die unterschiedlichen Aromen auch bewusst wahrzunehmen. Auf keinen Fall dürfen wir unseren Organismus
zwingen, zu viel und zu schnell aufzunehmen und weiter
zu verarbeiten. Im Idealfall begleiten schöne Musik und fröhliches Lachen das Essen. In einer Atmosphäre des Glücks, des
Wohlbehagens, der Liebe und Nachdenklichkeit bekommt uns
eine Mahlzeit am besten. Die Stimmung von eifersüchtigem
Wettbewerb, Streit, Ängsten, Freudlosigkeit, wie sie bei uns zu
Hause am Familientisch vorherrschte, hat meine Einstellung
zur Nahrung, als ich erwachsen wurde, auf höchst ungesunde
Weise bestimmt. Deshalb erfordert es bis heute meine volle
Aufmerksamkeit und Konzentration, diese Gewohnheit abzulegen. Wenn ich mich nicht immer wieder selbst daran erinnere, langsam zu essen, jeden Bissen zu kauen, entspannt zu
sein, erwische ich mich dabei, dass ich mein Essen wie damals
als Heranwachsender in mich hineinschaufele. Manchmal,
wenn ich mit Freunden auswärts esse, ertappe ich mich dabei,
dass ich wieder in die alte Gewohnheit verfalle; dann blicke
ich plötzlich um mich, erwarte, von allen angestarrt zu werden. Ein anderes Mal wieder sagt jemand, der es noch vor mir
gemerkt hat: »Bist du so hungrig heute, Harvey?« oder »Hast
du es aber eilig!«

Ich kann immer noch nicht an einem Buffet oder in einer
Cafeteria in der Schlange stehen. Die Kehle ist mir zuge-
schnürt, das Herz schlägt bis zum Hals, ich werde nervös und
reizbar. Es ist, als ob ich befürchten müsste, die besten Bissen
könnten schon aus sein, bis ich endlich an die Reihe komme.
Schrecklich. Ich habe mich gezwungen, Schlange zu stehen,
um solche Reaktionen zu durchbrechen, doch konnte ich bis
heute das unangenehme Gefühl nicht überwinden. Seltsam, es
ist, als wären diese Gefühle wegen meiner Kindheitserfahrun-
gen gleichsam in meine Zellen hineinkodiert.

Und wie sieht es diesbezüglich bei Ihnen aus? Haben Sie
auch irgendwelche Gewohnheiten und Muster rund ums Essen, die stärker sind als Sie, und deren Ursache Sie nicht kennen? Raten Sie mal, welche? Wir alle haben sie. Doch wir wol-

len damit keineswegs implizieren, dass alle Verhaltensmuster negativ sind. Es gibt auch positive. Nur die negativen wollen wir aufspüren, uns bewusst machen und sie nach Möglichkeit zum Teufel schicken.

Obwohl es bei uns zu Hause keinerlei Ernährungsbewusstsein gab und wir alle aßen, was uns gerade einfiel und wann es uns einfiel, glaube ich, dass es vor allem die oben beschriebenen Mahlzeiten waren, die meine exzessive, irrationale Fresssucht ausgelöst haben.

Natürlich spielte sich nicht jedes Abendessen auf diese Weise ab. Manchmal gab es auch so viel zu essen, dass genügend übrig blieb, sogar fürs Mittagessen am nächsten Tag. Meine Mutter plante das gleich ein, etwa wenn es Brathuhn gab. Geflügel war in den 50er Jahren billig, man konnte für wenig Geld viel bekommen. Wenn sie also für unsere siebenköpfige Familie Huhn zubereitete, war das gleich eine riesige Menge. Ich erinnere mich an Tage, da ich heimkam und sogleich dem wohl bekannten Duft nachging, der mir das Wasser im Mund zusammenlaufen ließ; in der Küche ergötzten sich meine Augen an einer wahren Pyramide von Brathuhnstücken, der meine Mutter immer noch weitere hinzufügte. Wahrscheinlich hat sie Stunden gebraucht, um diese Portionen zuzubereiten. An solchen Tagen ging es beim Abendessen viel entspannter und weniger hektisch zu, weil alle wussten, dass genug da war und sogar noch etwas übrig bleiben würde. So hatten wir genügend Zeit, unsere Bissen zu kauen, bevor wir sie schluckten. Doch die Überbleibsel bewirkten oft auch eine andere Art des irrationalen und ungesunden Fresszwangs. Wir nannten es die »Mitternachtsattacke«. Ich stand mitten in der Nacht auf und stürmte den Kühlschrank. Bei diesen Manövern musste ich sehr geschickt vorgehen, denn wenn ich dabei erwischt wurde, setzte es eine harte Strafe. Bei jedem Schritt war Vorsicht geboten. Ich kannte natürlich jede knarrende Diele im Fußboden und wich ihr aus, wie den Zähnen eines Haifischs. Wenn ich beim Kühlschrank angekommen war, durfte ich nicht einfach die Tür aufreißen. Beim Öffnen musste ich so behutsam sein, dass die Flasche mit dem Salatdressing nicht gegen das Gurkenglas stieß. Auch die Keramikdose mit den Cookies verlangte mir das Äußerste an Vorsicht und Geschicklichkeit ab. Den schweren Deckel abzuheben und wieder aufzulegen, war ein genauso heikles Unterfangen wie das Öffnen und Schließen der Kühlschranktür. Für mich spielte sich das Ganze ab wie ein spannendes Jagderlebnis.

Ich erinnere mich an einen Vorfall, als der Kühlschrank offen stand, mein Herz wie ein Vorschlaghammer klopfte und mir schon das Wasser im Mund zusammenlief; ich griff gerade nach dem größten Hühnerbein, als ich merkte, dass mein älterer Bruder hinter mir stand (er hatte ebenfalls die nötige Übung) und flüsterte, so leise, dass keiner davon wach werden konnte, aber doch laut genug, damit ich es verstand: »Das sag ich.« Ich flehte ihn an, mein Leben zu schonen und mich nicht zu verraten. Gnadenlos ließ er mich das ersehnte Hühnerbein an seinen Platz zurücklegen und schickte mich mit der Warnung ins Bett, dass ich so etwas nie mehr machen solle. Damals war ich noch zu harmlos, um zu begreifen, dass er aus demselben Grund zum Kühlschrank geschlichen war wie ich und jetzt wahrscheinlich das von mir erwählte Hühnerbein verdrücken würde. Tatsächlich stellte sich Jahre später heraus, dass alle meine Brüder diese nächtlichen Beutezüge machten, und sogar unser Vater nachts den Kühlschrank plünderte. Er brauchte sich natürlich nicht anzuschleichen, hätte Tisch und Stühle umwerfen und beim Klang von Pauken und Trompeten schmatzen können, ohne dass einer von uns zugegeben hätte, auch nur einen einzigen Laut gehört zu haben.

Das Horten von Vorräten war ein anderer Aspekt meiner Gefräßigkeit. Ich versteckte Süßigkeiten, Kekse, Kartoffelchips, Gebäck und sonst noch allerlei, das nicht verderben konnte, überall in meinem Zimmer. Entweder brauchte ich diese Dinge zur Stärkung, wenn ich zur Strafe ohne Essen in meinem Zimmer bleiben musste, oder als kleine Zwischenmahlzeit, falls meine Mutter der Ansicht war, ich solle mir nicht vor dem Essen den Appetit verderben. Als ob mir überhaupt irgendetwas den Appetit hätte verderben können. Die Familienmahlzeiten waren für mich nichts anders als Gelegenheiten, zu denen ich sozusagen offiziell aß.

Von meiner Lieblingsnascherei, nämlich Kartoffelchips, konnte ich mühelos und jederzeit einen ganzen Beutel in mich hineinstopfen, vor dem Essen, beim Essen oder nachher. Doch diese verdammten Beutel waren ein Problem, wenn ich sie in meinem Zimmer aufmachen wollte, weil ich mit Essensentzug bestraft worden war. Eigentlich ging ich ganz geschickt vor beim fast lautlosen Öffnen der Beutel. Danach musste ich entscheiden, ob ich die Chips in den Mund steckte und sie mit Spucke langsam aufweichte, damit man sie nicht knirschen hörte, oder ob ich mein Gesicht zwischen Kleidungsstücke im Schrank stecken und nach Herzenslust knirschen und knuspern wollte. Ich hatte an so vielen verschiedenen Plätzen Nascherei versteckt, das ich sie manchmal auch vergaß. Wenn ich dann etwas lang Gehütetes irgendwann wieder fand, war mir zumute, als hätte ich einen Schatz entdeckt.

Nachdem ich erwachsen geworden war, dachte ich, meine Fresslust würde sich legen. Schließlich hatte ich ja einen Beruf, verdiente Geld, konnte gehen, wohin ich wollte und tun, was mir gefiel. Weit gefehlt. Von dem Augenblick an, da ich morgens die Augen aufschlug, bis zum Abend, wenn ich sie schloss, dachte ich an kaum etwas anderes als ans Essen. Alles, was ich tat, geschah im Hinblick darauf, was, wo und wann es etwas zu essen gab. Schon beim Mittagessen überlegte ich, womit ich am Abend meinen Hunger stillen würde und welcher kleine Imbiss das Richtige wäre für zwischendurch.

Gleichgültig, wo ich war, wohin ich ging oder was ich tat, ich sann darüber nach, was ich als Nächstes essen könnte. Wenn ich in den Vergnügungspark ging, galt mein erster Gedanke nicht der Achterbahn, sondern den Hot Dogs mit Chili. Im Kino dachte ich nicht etwa an den Film, den ich mir anschauen, sondern an das, was ich während der Vorstellung naschen wollte. Bis heute kann ich kaum einen Film von vorne bis hinten ansehen, ohne wenigstens Popcorn zu knabbern.

Wenn ich zu einem Football-Match ging, galt mein erster Gedanke den Hamburgern, Erdnüssen und Eislutschern, die ich während der drei Stunden in mich hineinstopfen würde.

Es gab keine Situation, in der das Essen nicht alle meine Sinne in Anspruch nahm. Hatte ich Glück oder Erfolg gehabt, dachte ich als Erstes an das Festmahl, mit dem ich das Ereignis gebührend feiern konnte. War ich deprimiert, genehmigte ich mir zum Trost eine Extraportion meiner Lieblingsspeise, um mich zu trösten. Bei Schuldgefühlen oder Ärger sollte das Essen mein Wohlbefinden wieder herstellen.

Ich machte keinen Unterschied zwischen gutem und schlechtem Essen. Was ich in den Mund steckte, was ich durch meine Kehle jagte, war gut. Ich aß wenig, ganz wenig Obst, Gemüse, vollwertige Produkte, gesunde Nahrungsmittel. Es war, als reizten mich denaturierte, viel zu fette und schädliche Esswaren am meisten. Und mein Körper reagierte darauf. Ich litt täglich unter Magenschmerzen. Ständig nuckelte ich an einer Flasche mit irgendeinem Magenmittel, das wie flüssige Kreide schmeckte und nichts anderes bewirkte, als dass es mich vor mir selbst ekelte. Ich hatte so viele Erkältungen und Kopfschmerzen, wie ein Gorilla Haare hat, aber nichts von seiner Kraft und Energie. Körpertraining oder Sport kam für mich nicht in Frage, ich arbeitete auch nicht körperlich. Die meiste Energie verwendete ich darauf, etwas Essbares zwischen die Zähne zu bekommen. Nur dafür reichte es gerade.

Mit 22, nachdem ich ein Jahr beim Militär in Vietnam überlebt und nach meiner Rückkehr mit größerem Heißhunger gegessen hatte als je zuvor, wog ich bereits gute 90 Kilogramm. Ein Schock! Ich war überzeugt gewesen, dass ich die 90-Kilo-Grenze niemals überschreiten würde; als es dann doch so weit kam, war ich am Boden zerstört. In jedem wachen Augenblick meines Lebens quälte mich nun der Wunsch, abzunehmen. Der meiste Speck saß am Bauch, an den Oberschenkeln, Hüften und am Hinterteil. Ich hasste mein Fett. Am Strand traute ich mich nicht, mein Hemd auszuziehen, wenn Mädchen in der Nähe waren. Ich trug weite, übergroße Sachen, um meinen

Umfang zu kaschieren. Kleider einzukaufen wurde zur Tortur. Ich sah mich selbst als fetten, verweichlichten, unkontrolliert fressenden Fiesling. Kein Respekt, keine Wertschätzung, keine Achtung gegenüber der eigenen Person.

So begannen meine Diät-Jahre. O Jammer! Wenn es tatsächlich so etwas wie die Hölle gibt, in der Menschen landen, um ewig für ihre Todsünden zu büßen, sie könnte nicht schrecklicher sein als diese drei oder vier Jahre, in denen ich immer wieder zulegte, fastete, erneut zunahm und wieder etwas herunterhungerte. Damals, in den späten 60er, frühen 70er Jahren kannte man die Gefahren und die Nutzlosigkeit solcher Jo-Jo-Diäten noch kaum. Heute weiß man, dass Diäten frustrierende Zeitverschwendung sind, weil man damit dem tatsächlichen Problem gar nicht beikommt. Diäten können keine Langzeitlösungen sein, ihr Scheitern ist programmiert. Darüber hinaus birgt ihr Jo-Jo-Effekt auch noch die Gefahr von Herz-Kreislauf-Problemen, in den USA die Todesursache Nummer eins.

Von all dem wußte man damals nichts. Wenn man zu dick war, machte man eine Diät, doch die Pfunde kamen wieder, sobald die Diät beendet war, weil man seine dick machenden Essgewohnheiten nicht verändert hatte. Deshalb nehmen 95 Prozent der Leute, die eine Diät machen, alles, was sie abgenommen haben, ganz schnell wieder zu. Jedes Mal, wenn ich mit der neuesten Modediät begann, hatte ich den Schock des letzten Misserfolgs noch im Hinterkopf. Jede war von Anfang an überschattet, und doch musste es diese sein oder keine. Schließlich wusste ich, wenn ich mich mit Entschlossenheit wappnete und mich durch Wochen des Hungerns quälte, würde ich für eine Weile zehn oder zwölf Kilo verlieren. Aber da ich keine anderen Mittel kannte, musste ich hilflos zusehen, wie die Pfunde, die ich mir so mühsam heruntergehungert hatte, langsam, aber unweigerlich wiederkehrten. Das war das Schlimmste an der Sache.

Dieses Runter und Rauf ist der Nährboden für einen völlig abwegigen Umgang mit den Nahrungsmitteln. Ich aß wie besessen, je näher ich dem Zeitpunkt kam, da ich wusste, ich würde wieder eine neue Diät anfangen müssen, wenn ich nicht ein Bettlaken mit Loch für den Kopf als einziges Kleidungsstück tragen wollte. Acht bis zehn Tage lang befand ich mich in einem Zustand des Treibenlassens. Das war kein schöner Anblick. Ich fraß so viel in mich hinein, als wäre jede Mahlzeit meine letzte. Wahnsinn! Ich aß tatsächlich, bis ich vom Essen krank war (ein Kraftakt für mich), um mich so in die nächste Diät fallen zu lassen. Doch diese Form des hemmungslosen Überfressens machte es dann doppelt schwer für mich. Durch das Hineinstopfen war mein Magen so ausgedehnt, dass ich einen wahren Heißhunger empfand, wenn er sich zu leeren begann, und das war in den ersten zwei, drei Tagen die Hölle. Zweitens zwang ich mich, nach solchen Tagen des Prassens fast gar nichts mehr zu essen. Der Ausschlag des Pendels von einem Extrem zum anderen war die wahre Tortur. Statt ein Ernährungsprogramm auszuwählen, bei dem ich frohgemut und positiv sein konnte, weil ich etwas Gutes und Gesundes tat, war ich gereizt, verärgert und frustriert. Während der gesamten Diät dachte ich immer nur an das eine – essen, wann würde ich wieder essen können. Sonst zählte nichts. Ich dachte keinen Augenblick daran, dass ich gesünder und sinnvoller leben wollte. Mein einziges Ziel war, möglichst viel abzunehmen. Jeder Tag zog sich hin, war anstrengend und scheinbar endlos. Mein Leben eine permanente Mühsal, der ständige Versuch, die Zeit auszufüllen und meine Aufmerksamkeit wenigstens für Augenblicke vom Essen abzulenken. Doch nichts half. Es war, als ob man barfuß über rostige Nägel ging und den quälenden Schmerz zu verdrängen versuchte, der sich in die Füße bohrte.

Vielleicht denken Sie manchmal an Ihre Kinderzeit zurück und auch daran, dass Sie glaubten, ein Monster hocke unterm Bett oder im Schrank, und Sie konnten seine Gegenwart fast körperlich spüren. Meine Diät dauerte gewöhnlich 30 Tage. Ich fand, wenn die Quälerei nicht mindestens 30 Tage anhielt, konnte es keine richtige Diät sein. In diesem Monat glaubte ich nicht nur, ein Monster um mich zu haben, sondern es war tatsächlich da, lauerte unterm Bett und im Schrank und stand auch im Bad. Dieser Quälgeist herrschte mich an, verhöhnte mich, lachte mich aus, machte sich lustig über mich, verbitterte mein Leben auf unerträgliche Weise – es war die Badezimmerwaage. Sie stand nur da, leblos und neutral, doch sie regierte mein Dasein. Manchmal dachte ich, das verdammte Ding lebe, ich hätte es beschwören können. Ich stellte mich auf die Waage und mir schien, als sagte sie: »Runter da, fettes Schwein!« Im Traum wollte ich einen Vorschlaghammer nehmen und sie in so kleine Stücke schlagen, damit man nicht mehr erkannte, um welchen Gegenstand es sich hier überhaupt handelte.

Der ganze Tag, mein gesamtes Tun und Denken war von der Waage bestimmt. Wenn ich es nicht länger aushielt, mich auf die Waage stellte und abgenommen hatte – sei es auch nur ein einziges Pfund – war ich hell begeistert und den ganzen Tag gut gelaunt (so gut ich das überhaupt nur sein konnte, wenn ich nichts essen durfte). Hatte ich dagegen kein Gramm abgenommen und sogar ein Pfund oder zwei zugelegt, war ich ein gereizter, bösartiger, zorniger Wicht mit Säure in den Adern, der den ganzen Tag mit der Faust Wände und Möbel traktierte.

Das Spielchen, das ich mit mir und der Waage spielte, ging über meine Kraft. Ich wollte mich ja gar nicht jeden Tag wiegen, weil die Fortschritte dann viel zu gering waren; alle zwei, drei oder gar vier Tage konnte man schon deutlich sehen, dass es Bewegung gab. Doch es nützte nichts, die Waage mit einem Handtuch zuzudecken oder sie im Schrank zu verstecken, ich »hörte«, wie sie mich verhöhnte. Ich versprach mir selbst eine Belohnung, wenn ich es schaffte, drei Tage nicht auf die Waage zu gehen und hatte dann tatsächlich abgenommen, als ich mich das nächste Mal wog.

Etwa um die dritte Woche konnte ich den Gürtel schon enger schnallen. Jetzt hatte ich genügend Schwung, um durchzuhalten.

Da ich sehr schnell zunehmen, aber auch abnehmen kann,

hatte ich am Ende der Diät meist zehn bis zwölf Kilo verloren. Das gab mir für kurze Zeit Anlass genug, zu jubeln und meinen Erfolg zu feiern. Warum für kurze Zeit? Weil ich nach einer Diät, bei der ich ganz wenig und nur langweilige Sachen gegessen und alles genau bemessen hatte, als Erstes wie eine verbrühte Katze aus dem Haus stürmte und genau die Dinge aß, die ich einen Monate lang gemieden, von denen ich nur geträumt hatte. Doch das waren eben jene Nahrungsmittel, die meine Gewichtsprobleme bewirkten. Mit 25 hatte ich das Gefühl, die mir zugeteilten 70 Tonnen Nahrung schon aufgebraucht zu haben, und mit Begeisterung fiel ich über die Zuteilung her, die eigentlich einem anderen zustand.

Mir reichts!

Aber eines Tages ging mir doch der Knopf auf. Mir dämmerte, dass die zusätzlichen Pfunde, mit denen ich kämpfte, nicht das Schlimmste waren. Denn auch meine Gesundheit war angeschlagen. Ich hatte immer häufiger mit Erkältungen oder anderen Krankheiten zu tun, war also nicht nur fett, sondern litt auch ständig unter Magenschmerzen. Ohne Übertreibung, es war schrecklich. Mich plagten migräneartige Kopfschmerzen, ich saß in einer dunklen Ecke und schluckte Aspirin, war so oft erkältet, dass ich mich für den positiven Börsentrend der Papiertaschentücher-Produzenten allein verantwortlich fühlte. Ich hatte hässliche Flecken im Gesicht und konnte mich zu keinerlei körperlicher Aktivität aufraffen, bewegte mich kaum noch, und all das verstärkte mein Dilemma.

Was schließlich den Anstoß zu einer radikalen Änderung gab, war der Tod meines Vaters, der nach langem und qualvollem Leiden an Magenkrebs starb. Natürlich war ich fest davon überzeugt, dass mich das gleiche Schicksal erwartete. Schon Jahre vor seinem Tod hatte er unter eben solchen Magenschmerzen gelitten, die auch mich mein Leben lang plagten. Bis zu meinem 25. Lebensjahr war mir ständig zumute, als

presste jemand einen glühenden Feuerhaken in meine Eingeweide. Ich hatte ständig Schmerzen, nahm laufend scheußlich
schmeckende Magenmittel. Dabei hätte ich nicht sagen können, was schlimmer war, die nach Kreide schmeckende Flüssigkeit, die mein ewiger Begleiter war, oder der Schmerz.

Haben Sie schon einmal einen Film gesehen, in dem jemand
entsetzt aus dem Bett hochfährt? Nun, eine solche Szene
spielte sich in meinem Leben immer häufiger ab, ich empfand
Ängste, die sich kaum beschreiben lassen. Vier-, fünf- oder
sechsmal im Monat wurde ich explosionsartig aus dem Schlaf
gerissen, schweißgebadet, das Herz klopfte bis zum Hals, ich
konnte kaum schlucken – und das Bild meines Vaters, wie er
gegen Ende seiner Leidenszeit ausgesehen hatte, stand in all
seiner Schrecklichkeit vor mir.

Ich hatte tatsächlich einen Tiefpunkt in meinem Leben erreicht. Mir tat alles weh, ich war übergewichtig, ohne Energie,
befand mich den größten Teil der Zeit in einem Stimmungs-
tief, hatte wegen der Alpträume oft Angst, schlafen zu gehen.
Eine Wende war unumgänglich, und genau dazu entschloss
ich mich. Weil ich wusste, dass nur ein radikaler, drastischer
Wandel Abhilfe schaffen konnte. So durchschnitt ich die
Bande der Vergangenheit hinter mir, löste mich von fast allem,
was ich besaß, kaufte mir einen Volkswagenbully, packte ihn
voll und stürzte mich in die Welt mit dem Gebet auf den Lippen: »Bitte, lieber Gott,« flehte ich, »führe mich dorthin, wo
meine Qual ein Ende findet. Bitte, ich will alles tun.« – Mein
Gebet wurde erhört.

Nachdem ich lange herumgefahren war, offen für alles, was
mir irgendwie helfen konnte, fand ich mich schließlich nach
einer Reihe von Zufällen, die ich nur dem göttlichen Walten
zuschreiben kann, in Santa Barbara/Kalifornien wieder, und
ich kam mit jemandem ins Gespräch, der mein Leben für immer verändert hat. Er führte mich ein in die natürliche Gesundheitslehre, ein fantastisches und höchst erfolgreiches
Wissensgebiet mit 160-jähriger Geschichte, die ich bis dahin
nicht einmal vom Hörensagen kannte. Er besaß eine riesige

Bibliothek zu diesem Thema. Wir wurden gute Freunde, mehrere Jahre wohnten wir im selben Haus; in dieser glücklichen
Zeit beriet und unterrichtete er mich, während ich eins nach
dem anderen die Bücher seiner eindrucksvollen Bibliothek
verschlang.

Ich war früher nie ein guter Schüler gewesen. Ehrlich gesagt
hasste ich die Schule sogar. Nie hatte mich etwas so interessiert, dass ich mehr darüber wissen und mich damit beschäftigen wollte. Ich gehörte zu den Kindern, von denen die Lehrer
sagten, sie seien nett, aber nicht bereit, mitzudenken und etwas zu tun. Nichts ging mir unter die Haut. Die Schule war für
mich der Platz, an dem ich mein Mittagessen bekam.

Die Einführung in die natürliche Gesundheitslehre veränderte mich komplett. Ich wurde ein motivierter und gewissenhafter Schüler. Dieser Ort und diese Bekanntschaft waren offensichtlich mein Schicksal, ich hatte etwas gefunden, das
echtes Interesse bei mir weckte. Ich entdeckte bei mir einen
Wissensdurst, den ich vorher nicht gekannt hatte. Wie die
Blume unter den Strahlen der Sonne gar nicht anders kann, als
ihre Blüten zu öffnen, so sah ich mich genötigt, Neues zu entdecken. Das Thema nahm mich vollständig gefangen. Ich
konnte nur noch daran denken, wollte buchstäblich alles lernen. In tiefster Seele wusste ich, dass ich das lange Gesuchte
nun endlich gefunden hatte. Ich war aufgeregt wie ein kleines
Kind, wenn es zum ersten Mal auf sein glänzendes neues Fahrrad steigt. Mir war zumute wie einem Delphin, der seinen Weg
ins offene Meer nimmt.

Selbst mein Mentor wunderte sich über mein Verständnis
und die Begeisterung für das Thema und auch darüber, wie
schnell mir die Prinzipien dieser Gesundheitslehre zur zweiten
Natur wurden. Doch niemand staunte mehr als ich selbst.
Mein Leben war zu dieser Zeit eine Kette von aufregenden, be-
geisternden Heurekas! Und als ich daran ging, diese einleuch-
tendste, vernünftigste Einstellung zu Gesundheit und Wohlbefinden, die mir je begegnet war, selbst in die Tat umzusetzen,
geschah etwas Wunderbares. Nun bin ich nicht sicher, ob es

sich um richtiggehende, von der Kirche abgesegnete Wunder handelte, doch für mich stellten sie sich als die reinsten Mirakel dar.

Schließlich war mein bisheriges Leben, mein Alltag eine einzige Tortur gewesen. Ich war erst 25 und hatte in einer Hölle gelebt. Wie durch Zauberei war das alles zu Ende. Als ich das, was ich gelernt hatte (und was Sie mit Hilfe dieses Buches lernen werden), in der Praxis anwandte, fielen die Probleme gleichsam von mir ab. Mir wurde ein neues Leben geschenkt, und das ging erstaunlich schnell. Es geht um das Phänomen, das ich schon erwähnte, als ich von den fantastischen Selbstheilungskräften des Körpers sprach. Wenn Sie Ihrem Körper nur die Gelegenheit geben und die richtigen Bedingungen schaffen, heilt er sich ebenso schnell und wirksam, wie sich der Schnitt in den Finger wieder schließt.

Was mich unbeschreiblich erregte und mir als Hinweis dafür galt, dass ich die magische Formel tatsächlich entdeckt hatte, war das schnelle und vollständige Verschwinden meiner Beschwerden. Ich konnte es fast nicht glauben. Nach so vielen Jahren voller Probleme und mit all den ausgestandenen Ängsten war die Quälerei nun vorbei. Vorbei. Die heftigen Magenschmerzen, unter denen ich gelitten hatte, hörten auf (seit 1970 kenne ich keine Magenbeschwerden mehr, inzwischen glaube ich tatsächlich, das alles funktioniert). Ich hatte seitdem keine Migräne. Die Flecken auf meinem Gesicht verblassten. Ich konnte auf einmal die ganze Nacht hindurch tief und fest schlafen, ein wahrer Segen. Ich verfügte über einen solchen Vorrat an Energie, dass meine Freunde es schon beängstigend fanden, und ich nahm mehr als 20 Kilo ab. All das passierte im ersten Monat; vielleicht verstehen Sie jetzt, warum das alles wie ein Wunder für mich war.

Ich muss Ihnen auch berichten, dass ich in diesem Monat der Verjüngung verblüfft registrierte, wie tatkräftig mein Körper sich selbst wieder in Ordnung brachte, jetzt, da ich ihm endlich Gelegenheit dazu gab. Mehr als alles andere stärkte diese Tatsache den Glauben an die natürliche Gesundheitslehre. Nichts ist überzeugender als der Beweis am eigenen Leib. Die langjährigen Beschwerden waren verschwunden, zum ersten Mal in meinem Leben fühlte ich mich großartig, und man sah es mir auch an. Ich hatte Kurs genommen auf ein neues Leben. Mit Worten kann ich meine Dankbarkeit für die wohltätige Wirkung gar nicht beschreiben, doch ich spürte, dass ich verpflichtet war, dies alles weiter zu sagen, und zwar jedem, der es hören will.

Eine Frage hat man mir in den letzten 30 Jahren häufiger gestellt als jede andere oder vielleicht alle anderen zusammen. Es war dieselbe Frage, die auch ich immer wieder auf der Zunge hatte. Manchmal stellte ich sie jemandem, von dem ich eine Antwort erhoffte. Manchmal schrie ich sie nur in den Kosmos hinaus. Ich erzähle Ihnen das, weil Sie die Frage während der Lektüre dieses Buches mit Sicherheit auch stellen werden. Sie lautet: »Warum in aller Welt ist ein so einfaches und wirksames System, Krankheiten zu heilen, der Öffentlichkeit und auch der medizinischen Öffentlichkeit so wenig bekannt?«

Die Kosten der Gesundheitsfürsorge in den Vereinigten Staaten erreichen inzwischen eine Größenordnung von mehr als 1 Billion Dollar pro Jahr. Das ist eine 1 mit 12 Nullen! Oder mehr als 2 Milliarden 700 Millionen Dollar pro Tag. Wissen Sie, welches Heer von Kranken dafür täglich in Arztpraxen und Krankenhäuser marschieren muss, um diese Summe tagein, tagaus zusammenzubringen? Und die jüngste Prognose besagt, dass sie sich bis zum Jahr 2007 verdoppelt haben wird.

Dabei hat es Zeiten gegeben, da die Arzneimittel-Medizin im Umgang mit Gesundheit und Wohlbefinden noch keine so dominierende Rolle spielte wie heute. Sie war nur eine der Möglichkeiten, daneben gab es die natürliche Gesundheitslehre, Pflanzenheilkunde, Chiropraktik, Homöopathie, Hydrotherapie und andere. Sie alle wetteiferten um die Gunst und die Dollars der Öffentlichkeit. Mit dem Vormarsch der pharmazeutischen Produkte erkannte man aber auch das immense finanzielle Potenzial, das in der medikamentösen Behandlung steckte. Da diese Art der Behandlung zudem das besondere Interesse der medizinischen Forschung fand, ging die Entwicklung immer mehr dahin, dass sie zum offiziellen Gesundheitssystem der Vereinigten Staaten wurde. Das geschah gewiss, so werden Sie vermuten, weil die Schulmedizin und ihre Forschung die besten Aussichten auf erfolgreiche Heilbehandlung bot. Doch zugleich versprach die Arzneimittel-Medizin dank der Vermarktung der pharmazeutischen Produkte den Protagonisten auch den größten finanziellen Erfolg. Ausbildungsstätten, die bereit waren, vor allem die Lehre von den medikamentösen Therapien zu vermitteln, bekamen hohe Zuwendungen. Wer sich daneben auch anderen Therapien zuwenden wollte, erhielt weniger Mittel und verlor an Bedeutung. So einfach war das. Wollen Sie Beweise für diese meine These? Nun, beruht das vorherrschende Gesundheitssystem in den Vereinigten Staaten vorwiegend auf Medikamenten oder nicht?

Manch einer von Ihnen könnte nun denken, ich sei einfach zynisch oder wolle das Kind mit dem Bad ausschütten. Das stimmt nicht. Es gibt Beweise, historische Tatsachen, die jedermann zugänglich sind.

Natürlich gab es eine Phase in meinem Leben, da ich wirklichkeitsfremd und auch unfair war, was die Medizin und ihre Protagonisten anging. Natürlich kann man seine eigenen schlechten Erfahrungen nicht zum Maßstab für die Beurteilung einer ganzen wissenschaftlichen Disziplin machen. Aber noch Jahre nach dem schrecklichen Tod meines Vaters waren alle Mediziner für mich verschworene Feinde. Sechs Jahre, bevor das Buch *Fit for Life* herauskam, hatte ich einen Band unter dem Titel »A Case against Medicine« geschrieben und auf eigene Kosten veröffentlicht. Es enthielt zwar schon einiges Nützliche von dem, was sich später in *Fit for Life* wiederfand, aber darüber hinaus auch kompromisslose, ätzende Angriffe gegen die ärztliche Zunft.

Zum Glück gehört es zu den positiven Aspekten des irdischen Lebens, dass wir Menschen aufgeschlossen und vom Wunsch beseelt sind, mehr zu verstehen, uns zu entwickeln, zu wachsen und zu lernen. Ich selbst habe inzwischen einen vernünftigeren und gesünderen Standpunkt gewonnen. Von meiner Mutter konnte ich diesbezüglich eine wertvolle Lektion lernen. Sie pflegte zu sagen: »Du brauchst das Haus deines Nachbarn nicht einzureißen, um dein eigenes aufzubauen.« Mit anderen Worten: Ich solle nicht die Arbeit anderer kritisieren, um meine in besserem Licht erscheinen zu lassen. Natürlich hatte sie damit den Nagel auf den Kopf getroffen. Was sie meinte, war Folgendes: Wenn das, was ich tue oder sage, von Wert sei, würden es diejenigen, auf die es ankomme, schon merken, unabhängig von dem, was andere dazu sagen.

Tatsächlich hat kein Mensch und keine Gruppe Antworten auf alle gesundheitlichen Fragen. Es ist einfach ein zu weites Feld. Wenn wir das, was wir vom menschlichen Körper, seinen Funktionen und seiner Behandlung wissen, ins Verhältnis setzen würden zu dem, was wir nicht wissen, wäre es, als wollten wir einen einzigen Stern unseres Sonnensystems mit Milliarden Sternen in Milliarden Galaxien vergleichen. Wenn jemand behauptet, nur seine eigene Behandlungsmethode sei die einzig richtige, so sagt er das zum eigenen Vorteil und nicht zu dem seiner Patienten.

Zu dieser Erkenntnis bin ich auch erst im Lauf meiner Entwicklung und des Weiterlernens gekommen. Wir wären gut beraten, von jeder Methode, die sich um den Menschen und seine Gesundheit bemüht, das Beste zu nehmen, statt nur fanatisch einer einzigen Lehre anzuhängen und alle anderen auszuschließen.

Ich erinnere mich an viele Talkshows zur Promotion von *Fit for Life*, bei denen ich mit einem oder mehreren anderen Autoren über unsere Bücher diskutierte. Man erwartete von uns eine kontroverse Diskussion. Heute weiß ich, dass dabei zwar eine lebendige und interessante Show herausgekommen ist, der Zuschauer aber nicht viel darüber erfahren hat, wie er gesünder leben kann. Was gibt es dem Zuschauer, wenn sich Experten darüber streiten, wessen Ansichten die besseren, attraktiveren oder innovativeren sind? Wäre es nicht vernünftiger, sie würden miteinander über die gemeinsamen Grundlagen sprechen?

Was ich damit sagen will? Eigentlich nur so viel: Es zeugt von hochgradiger Arroganz und Ignoranz, wenn eine Berufsgruppe die Art, wie andere an ein gesundheitliches Problem herangehen, nur deshalb verreißt, lächerlich macht oder für Unsinn erklärt, weil sie sich von den eigenen Therapievorstellungen und Praktiken unterscheidet. Vor allem wenn wir uns bewusst machen, dass unser Wissen nur ein Glas Wasser ist, und das, was wir nicht wissen, einen Ozean füllt. Wer kann mit absoluter Sicherheit festlegen, was für jeden Einzelnen die richtige Behandlung ist?

Ich möchte das Folgende so taktvoll und objektiv sagen wie nur möglich, denn es hat mit dem Berufsstand der Mediziner zu tun. In Anbetracht meiner früheren Neigung, die Schulmedizin für buchstäblich alles verantwortlich zu machen, von der Erwärmung der Atmosphäre bis zum zu engen Schuh, könnte man dem, was ich jetzt sage, mit Skepsis begegnen, auch wenn ich mir Mühe gebe, fair und objektiv zu sein. Doch kann mich das nicht davon abhalten, einiges von dem, was ich beobachtet habe, wiederzugeben.

Wie gesagt, es ist vernünftig und im Sinne der Patienten, von allen sinnvollen Therapiemöglichkeiten das Beste zu übernehmen. Sehen wir uns also das Beste an, das uns die heutige Schulmedizin anzubieten hat:

Diagnose, Notfallmedizin, Traumatologie und Chirurgie – für all das sind die Mediziner bestens ausgebildet, sie praktizieren es hervorragend und sind darin wirklich gut. Nicht ausgebildet und nicht gut aber sind sie auf dem Gebiet der Prävention sowie langwieriger chronischer Krankheiten. Erinnern Sie sich, dass ich von der Behandlung davor und danach gesprochen habe? Behandlung davor bedeutet Vorbeugung; sie umfasst alles, was man tun kann, um sich gesund zu erhalten. Zur Behandlung danach aber gehört alles, was erst geschieht, wenn man sich schon nicht mehr wohl fühlt; dann wird an

Symptomen kuriert, Schmerz gelindert und der Versuch gemacht, einen Kranken zu heilen.

Haben Sie auch den Eindruck, dass die Schulmedizin ihre Hauptaufgabe in der Behandlung danach sieht? Statt sich auf die Ursache des Problems zu konzentrieren, richtet sie ihr Augenmerk darauf, die Symptome zu behandeln. Schauen Sie sich den Studienplan eines Medizinstudenten an: Alles hat auf die eine oder andere Weise mit kranken Menschen zu tun, nicht mit gesunden. Viele Semester lang steht Pathologie, die Lehre von den Krankheiten, auf dem Lehrplan. Es gibt in unserer Sprache gar kein Wort für das Studium, die Lehre von der Gesundheit. Was lässt sich daraus ablesen? Haben Sie sich je so kerngesund, energiegeladen und wohl gefühlt, dass Sie zum Arzt gegangen sind, um sich durchchecken zu lassen? Bestimmt noch nie? Deshalb bekommen die Ärzte immer erst mit den Menschen zu tun, wenn ihre Gesundheit angeschlagen ist. Haben Sie diese Erfahrung nicht auch gemacht?

Leider erwartet unsere Gesellschaft von der Medizin Antworten, die diese gar nicht geben kann. Weil sie in bestimmten Bereichen so gut ist, sind wir davon ausgegangen, dass sie auf jedem Feld der Gesundheit allwissend sei, und das stimmt einfach nicht. Ein sicherer Autofahrer muss nicht unbedingt auch ein zuverlässiger Pilot sein.

Um das eben Gesagte zu unterstreichen, möchte ich noch ein weiteres Bruchstück an Information liefern. Ich habe schon festgestellt, eine wie wichtige Rolle die Ernährung – jene 70 Tonnen Nahrungsmittel, die jeder Mensch im Laufe seines Lebens verzehrt – sowie die Qualität des Wassers und anderer Getränke als wichtigste Faktoren für eine dynamische Gesundheit spielen; und ich werde in diesem Buch immer wieder darauf zurückkommen. Täglich sterben in unserem Körper Milliarden Zellen ab und müssen ersetzt werden. Die Bausteine für diese Zellen aber bezieht der Organismus aus der Nahrung.

Die überragende Rolle, die die Ernährung für unsere Gesundheit spielt, ist inzwischen eine wissenschaftlich untermauerte Tatsache und hat längst nichts mehr mit Spekulation zu tun.

Es geht also nicht mehr darum, ob die Ernährung ein bedeutender Aspekt unseres Wohlbefindens ist, sondern um die Frage, welche Art von Ernährung am günstigsten für eine dynamische Gesundheit sind.

Aus diesem Grund sollte man eigentlich annehmen, dass bei der Ausbildung unserer zukünftigen Ärzte auch die Ernährungswissenschaft ihren Platz unter den Studienfächern haben müsste. Doch von den 127 medizinischen Fakultäten der Vereinigten Staaten verlangen 70 Prozent keinen einzigen Kurs, keine Prüfung im Fach Ernährung. An 30 Prozent dieser Ausbildungsstätten wird ein solcher Kurs *überhaupt nicht angeboten*. Die Studenten haben keine Möglichkeit, das Fach zu belegen, selbst wenn sie möchten. Ein Beweis für die Tatsache, dass die medizinische Ausbildung in Theorie und Praxis ihren Schwerpunkt in der Behandlung danach hat, nicht in der Prävention.

Wenn Sie krank sind und Behandlung brauchen, sollten Sie sich auf jeden Fall alles zunutze machen, was die moderne Medizin zu bieten hat. Geht es Ihnen aber um Prävention und möchten Sie erfahren, wie Sie die Ursachen von gesundheitlichen Problemen noch vor dem Ausbruch von Krankheiten beseitigen und den Grundstein für ein Leben in Gesundheit legen können, sollten Sie eine Methode anwenden, die sich gerade auf diesen Aspekt spezialisiert hat. Es handelt sich um eben jenen Ansatz, mit dem ich mich seit 30 Jahren befasse und der die Grundlage dieses Buches ist.

Wie gesagt, es geht hier nicht um die Therapie danach, sondern um die Behandlung davor, um Prävention.

Wenn Sie sich entschließen können, ein paar ganz kleine Schritte zu tun und sicher sind, dass Sie dabei bleiben wollen, werden Sie hier genau die richtige Anleitung finden. Vergessen Sie nicht, dass dynamische Gesundheit Ihr Menschenrecht und der normale, natürliche Zustand für Sie ist. Schmerzen, Krankheit und Leiden sind abnormal und entsprechen nicht dem natürlichen Zustand des Lebens. Stellen Sie dem die folgende Bemerkung gegenüber, die jemand in den 80er Jahren bei der Beurteilung zweier medizinischer Veröffentlichungen gemacht hat: »Aus Sicht der Medizin sind gesunde Menschen einfach nur Patienten, die auf dem Weg von Krankheit zu Krankheit eine kurze Pause einlegen.«

Die Tragik dieses Kommentars liegt darin, dass eine überwältigende Zahl von Menschen solchen Worten Glauben schenkt. Ich kann Ihnen gar nicht sagen, wie oft ich in den vergangenen Jahrzehnten Sätze gehört habe wie: »Man muss einfach davon ausgehen, dass sich im fortgeschrittenen Alter irgendein Leiden oder Schmerz einstellt.«, oder: »Es ist nur eine Frage der Zeit, dass ich mit solchen Dingen zu tun bekomme.«, oder: »Bis jetzt habe ich Glück gehabt, doch früher oder später trifft es auch mich.« Ist Ihnen so etwas nicht auch schon zu Ohren gekommen, oder haben Sie selbst daran gedacht? Das alles sind klassische Beispiele von Negativdenken oder treffender »stinkin' thinkin'«.

Irgendwie hat sich allen Menschen von Kindheit an der Gedanke ins Bewusstsein eingegraben, dass sie unausweichlich irgendwann einmal leiden müssen. In unzähligen Büchern ist die Rede von der Macht des positiven Denkens. Im Kapitel *Was zählt, ist das Denken* wird auf dieses Thema eingegangen. Darin sind unter anderem wissenschaftlich dokumentierte Fälle von Menschen beschrieben, die sich entweder selbst krank oder durch ihr Denken gesund machen. Wir alle denken ja die meiste Zeit über irgendetwas nach. Und warum sollten wir beim Nachdenken über unseren Körper und unsere Gesundheit nicht lieber positive, erfreuliche und gesunde Gedanken hegen als negative, deprimierende und ungesunde? Es kostet uns ja keine größere Mühe, und wir haben schließlich die Wahl. Seit Jahrhunderten lehren uns große Meister, dass es Gedanken sind, die unsere Wirklichkeit schaffen. Ich bin darauf schon 1985 in dem Kapitel *Du bist, was du zu sein glaubst* im ersten *Fit for Life*-Buch eingegangen.

Um zu lernen, wie Sie frei von Schmerz und Krankheiten leben können, müssen Sie zu einer neuen Art des Denkens über Ihre Gesundheit und Ihren Körper kommen. Dynamische Gesundheit ist Ihr Menschenrecht, gehört zum Geschenk des Lebens. Die biologische Ausstattung Ihres Körpers ist so beschaffen, dass sie Ihre Gesundheit in permanenter Hochform halten kann.

Ein faszinierendes Phänomen an uns menschlichen Wesen liegt darin, dass wir uns häufiger auf das konzentrieren, was uns unterscheidet als auf unsere Ähnlichkeiten. Wer weiß, wie viel weniger Kampf und Streit es auf der Welt gäbe, wenn es umgekehrt wäre. Dieses Phänomen scheint aber in allen Bereichen des Lebens zu existieren, in Politik, Religion, in unseren Beziehungen und in der Ernährung.

Um die Menschheit auf allen Feldern des Daseins voranzubringen, ist es an der Zeit, unsere Aufmerksamkeit auf Gemeinsames statt auf Trennendes zu richten. *Fit for Life* hat mir Gelegenheit gegeben, diese Lektion zu lernen. Das ursprüngliche Buch zu diesem Thema ist eine ausgezeichnete Lektüre, dafür sind Millionen von Anhängern der Beweis. Der Grund dafür? Es funktioniert. Allerdings nicht für jedermann. Ich kenne ein paar Leute, die aufgrund der Begeisterung von Freunden oder Verwandten versucht haben, nach den Prinzipien von *Fit for Life* zu leben; doch auch wenn sie alle Empfehlungen strikt befolgten, hatten sie keinen Erfolg damit.

Sehen Sie sich die Bestsellerlisten an. Es kommt kaum vor, dass nicht irgendein Buch über Ernährung und Gesundheit darauf zu finden ist. Wie beliebt oder unbeliebt eine bestimmte Ernährungsweise auch sein mag, wie vernünftig oder absurd ein Diätprogramm sich auch anhört, ein paar Leute schwören immer darauf; das haben Sie sicher auch schon festgestellt. Ich kenne Diätpläne, die so lächerlich, so unsinnig, physiologisch und biologisch so unvernünftig erscheinen, dass man meinen sollte, kein Mensch würde sie anwenden und schon gar nicht Erfolg damit haben. Und doch gibt es Leute, die sich nicht nur daran halten, sondern auch noch dabei aufblühen und feststellen: »Jede Diät habe ich schon probiert, aber nur diese eine hat wirklich funktioniert.«

Was ich damit sagen will: Wir sollten das Beste, was jede

Form der Gesundheitsvorsorge zu bieten hat, für uns nutzen.

Wenn Sie sich augenblicklich nicht gerade im Zustand dynamischer Gesundheit befinden, ist sicher nur ein Mangel an positiver Information, die Ihnen zu mehr Wohlbehagen verhelfen könnte, daran schuld. Schon in vorgeschichtlicher Zeit gab es beispielsweise das Wissen, wie man zum Mond fliegen könnte. Doch hat man es erst im letzten Jahrhundert umgesetzt. Die Kenntnisse davon, wie man sich seine Gesundheit optimal erhält, gibt es auch jetzt, und eine Menge Leute arbeitet daran, sie ans Licht zu bringen; keiner weiß, wann uns ein weiterer Tropfen der Erkenntnis von diesem großen Unbekannten geschenkt wird.

Ein paar Wissenstropfen finden Sie auf den folgenden Seiten. Machen Sie sich frei von Vorurteilen, und stellen Sie sich darauf ein, dass man über manches auch anders denken kann. Vielleicht finden Sie dann etwas, was sie schon lange suchten; auch ich habe es schließlich gefunden.

Der saubere Motor

Was würden Sie sich aussuchen, wenn Sie sich etwas wünschen dürften?

Vielleicht wäre Ihre erste Reaktion, sich eine irrsinnige Menge Geld zu wünschen, mehr als Sie ein Leben lang ausgeben könnten. Doch nach einigem Überlegen kämen die meisten Menschen wahrscheinlich darauf, dass ihr größtes Geschenk Gesundheit wäre, ununterbrochene, andauernde Gesundheit. Denken Sie einmal darüber nach, was es bedeutet, nicht nur frei zu sein von jeder denkbaren Krankheit, sondern auch von der Angst vor drohenden Leiden. Was sollen Sie mit einem Haufen Geld, wenn Sie zu krank sind, um sich daran zu freuen? Wenn man Gesundheit für Geld kaufen könnte, gäbe es keine kranken reichen Leute. Mit diesem Buch aber versuche ich, Ihnen diesen Wunsch zu erfüllen.

Jedermann möchte gesund sein. Und neuerdings gibt es eine stetig wachsende Zahl von Menschen, die auch selbst Verantwortung für ihre Gesundheit übernehmen wollen, Menschen, die entdeckt haben, wie wohl es ihnen tut, wenn ihre Ernährung hochwertig ist und sie ihren Körper regelmäßig trainieren. Falls Sie bis jetzt noch nicht zu dieser Gruppe gehören, haben Sie hier die Gelegenheit, sich anzuschließen und selbst die Kontrolle über Ihren Gesundheitszustand zu übernehmen. Sie haben ein Mitspracherecht, wenn es um Ihre Lebensdauer und Lebensqualität geht. Machen Sie doch einfach mal Ihre Erfahrungen mit der dynamischen Gesundheit. Dass das möglich ist, erleben täglich immer mehr Menschen. Und das Schöne daran ist, dass es gar nicht schwer fällt, diese Kontrolle und Verantwortung selbst zu tragen. Und Sie können praktisch sofort das Ruder herumreißen und im selben Augenblick beginnen, da Sie dieses Buch ausgelesen haben.

Ich weiß, die Kompliziertheit des Themas Krankheit hat längst zu massenhafter Verwirrung und Frustration geführt; in dieser Situation aber kann ich selbst Skeptikern sagen, dass schon mit der Lektüre eines einzigen Buches die Vorbeugung beginnt. Mit Skeptikern weiß ich umzugehen, sie sind kein Problem für mich. Kämpfen muss ich gegen die Gleichgültigkeit. Doch wenn *Sie*, ja genau Sie, meinen Forderungen eine Chance geben und meinen Vorschlägen einmal probeweise folgen, schaffe ich es – und damit auch Sie.

Sie werden nicht nur lernen, *was* Sie tun müssen und *warum*, sondern auch *wie*.

Der Schlüssel zu dynamischer Gesundheit

Es kann zu einer echten Herausforderung werden, wenn man begreifen möchte, wie der Motor eines Autos funktioniert und auf welch komplizierte Weise alle Teile zusammenwirken. Andererseits lernt jeder, der ein Auto braucht und sich darauf verlassen muss, schnell das Wesentliche. Und dann heißt es nur noch, den Tank auffüllen, und das Auto fährt. Doch um das Auto in Gang zu halten, muss auch regelmäßig das Öl gewechselt werden. Versäumt man diesen Service, verdrecken die einzelnen Bestandteile und gehen kaputt. Wenn man allzu lange Zeit keinen Ölwechsel macht, wird das Öl schließlich dick, schlammig und in der Konsistenz immer fester. Das schmutzige Öl muss also regelmäßig abgelassen und durch frisches ersetzt werden. Kein noch so sorgfältiges Polieren des *Äußeren*, der Karosserie, kann diese Pflege im *Innern* ersetzen. Sie können Ihr Auto waschen, wachsen, blank putzen oder frisch lackieren, es in all seinem Glanz präsentieren; wenn es im Motorraum, also in seinem Innern, verschmutzt ist, versagt es bald den Dienst.

Dasselbe gilt für den menschlichen Körper, und damit sind wir beim Schlüssel zur dynamischen Gesundheit. Wie das Auto braucht auch auch Ihr Körper Brennstoff (Nahrung), der in Energie umgewandelt wird. Und wie das Auto muss auch der Organismus regelmäßig gereinigt werden, damit er nicht verschmutzt. Andernfalls wären gesundheitliche Probleme die Folge. Denn so wie das Öl im Auto mit der Zeit mehr und mehr verdreckt, werden im Körper als Ergebnis normaler und natürlicher biologischer Prozesse und der Lebensgewohnheiten des Alltags ständig giftige Rückstände erzeugt. Solche Schlacken aber müssen aus allen Teilen des Körpers entfernt werden. Zum Glück hat unser Organismus die Fähigkeit, sie auszuscheiden. Doch kann er damit unter bestimmten Umständen auch überfordert sein. Dann ist das Ergebnis eine schädliche und gefährliche Vermehrung von Giftstoffen. Woher kommt nun all dieser Abfall? Ein Teil davon entsteht im Körper selbst durch den täglichen Austausch von Milliarden alter Zellen durch neue, frische. Die nicht mehr gebrauchten Zellen aber sind hochgiftig, dürfen also nicht im Körper verbleiben. Der übrige Abfall wird aus der Nahrung und Flüssigkeit produziert, die wir ständig zu uns nehmen. Die Rückstände, die nicht zum Aufbau neuen Zellmaterials verwendet werden, sind Schlacken, die aus dem Organismus entsorgt werden müssen.

Je sauberer der Körper im Innern ist, desto besser funktioniert er. Wir putzen unsere Wohnungen, unsere Werkzeuge und Geräte, die Schränke und Garagen, reinigen Heizungen, Büros, Kleider und Autos, und natürlich auch unser Äußeres. Es ist wirklich seltsam, dass eine so einfache und wichtige Voraussetzung für ein Leben in Gesundheit häufig vernachlässigt wird. Man lernt es nicht in der Schule und nicht auf der Universität. *Man lernt es einfach nicht!*

Milliarden werden alljährlich für medizinische Versorgung ausgegeben, doch dieses Geld wird für teure Röntgenaufnahmen, kostspielige Medikamente und andere Therapien verwendet, die alle nur dazu taugen, die Probleme zu behandeln, nachdem sie bereits akut und offensichtlich geworden sind. Leider entfallen auf Prävention vor allem Lippenbekenntnisse. Man lässt völlig außer Acht, wie wichtig die Hydration, die Reinigung und Entgiftung des Körpers ist.

Das aber erweist sich als ein wahres Trauerspiel, denn durch Entgiften oder Entschlacken des Körpers kann man ja einen wichtigeren Grundstein für die Prävention legen als durch jede andere Maßnahme. Wenn es tatsächlich so etwas gibt wie das »Geheimnis« oder den »Schlüssel« zur Gesundheit, so ist es die Reinigung von innen. Deshalb bezeichnen all jene, die versuchen, den Menschen gegen Drogen- oder Alkoholsucht zu helfen, ihre Therapien als »Entgiftungsprogramme«. Sie beseitigen buchstäblich die Abhängigkeit der Patienten von Drogen aller Art, indem sie das Gift aus dem Organismus entfernen.

Mein Ziel ist, Ihnen klarzumachen, dass Sie ein hohes Risiko für Schmerzen und Krankheit in sich tragen, solange Sie ihren Körper nicht gereinigt und damit verjüngt haben. Wenn diese Reinigungsprozedur abgeschlossen ist und Sie die Früchte der Aktion genießen, werden Sie gar nicht mehr begreifen, warum Sie auf eine so unschätzbare Möglichkeit bislang einfach verzichtet haben.

Entschlackung und Verjüngung

Es ist wirklich faszinierend, dass es bei der Fürsorge für den Körper immer um das geht, was man sich einverleiben, also *in* den Körper hineinstecken sollte. »Nehmen Sie mehr Ballaststoffe zu sich«, aber nicht so viel Fett«, so tönt es, »trinken Sie klares Wasser, aber nehmen Sie mit der Nahrung keine chemischen Zusatzstoffe oder gar Pestizide auf. Sie brauchen diesen oder jenen Ergänzungsstoff. Verwenden Sie nicht zu viel Salz oder raffinierten Zucker.« Ist Ihnen noch gar nicht aufgefallen, dass nie von dem gesprochen wird, was aus dem Körper heraus sollte?

Das fehlende Glied in der Kette zur dynamischen Gesundheit, nach der wir alle streben und die so viele entbehren müssen, ist leicht und mühelos zu haben. Sie brauchen nur zu verstehen, was jetzt notwendig ist, um Ihren Körper *innerlich* zu reinigen. Die Tatsache, dass Ihr Auto regelmäßig einen Ölwechsel braucht, soll Sie, wann immer Sie sich hineinsetzen, daran erinnern, dass auch Ihr Körper entsprechende Wartung benötigt. Wenn Sie dieses Buch zu Ende gelesen haben, steht Ihnen all das Handwerkszeug zur Verfügung, das zur Befreiung Ihres Körpers von schädlichen Schlacken erforderlich ist, und Sie wissen ganz genau, wie Sie seine regelmäßige Reinigung und Verjüngung bewerkstelligen können.

Energie – Essenz des Lebens

Um Ihr Ziel einer kompletten Entschlackung, aber auch jedes andere Ziel, zu erreichen, müssen Sie sich eine entscheidende Tatsache vor Augen halten. Es handelt sich um etwas, das jeder bewusst oder unbewusst braucht, das nötig ist, um sich Wünsche zu erfüllen, von dem man gar nicht genug haben kann. Nein, es ist nicht Geld. Es ist Energie! Sie ist die wahre Essenz des Lebens. Wo sie reichlich vorhanden ist, wird vieles möglich, fühlt man sich fast allmächtig. Wo Energie schwindet, ist das Leben eine Qual, und man ist hilflos allen Gefahren ausgeliefert. Wo es gar keine Energie mehr gibt, ist das Leben zu Ende.

Ein seltsamer Stoff, diese Energie. Man kann sie weder sehen noch greifen, doch Sie spüren, Gott weiß wie, wenn jemand in Ihrer Umgebung sie besitzt. Und natürlich wissen Sie ganz genau, ob Sie selbst sie haben. Als menschliche Wesen sind wir buchstäblich Energiesysteme. Es gibt tatsächlich nicht einen einzigen Vorgang, keine Aktivität des Körpers, der ohne Energie vonstatten geht. Alles, was Sie tun, was Ihr Körper leistet, erfordert Energie.

Doch zurück zum Vergleich mit dem Auto. Was würde Ihnen Ihr Auto nützen, wenn es keinen Motor hätte. Welchen Wert hätte der Motor für Sie ohne das Auto, in das er hineingehört? Entschlackung und Energie stehen in derselben Wechselbeziehung zueinander. So sehr, dass wir gleichsam in der Falle stecken, denn wir brauchen Energie, um uns zu reinigen, und wir müssen uns reinigen, um über mehr Energie zu verfügen. So wie der Körper aus seinem unergründlichen Wissen Energie für die Blutzirkulation und das Schlagen des Herzens aufwendet, trägt er auch dem Bedürfnis nach stetiger Entfernung schädlicher Schlacken Rechnung und hält automatisch eine bestimmte Energiemenge dafür bereit.

CARE

Überall in der Natur kündigen alle Lebensformen den Frühling mit Zeichen der Wiedergeburt, der Erneuerung an. Blumen blühen, Tiere, die Winterschlaf gehalten haben, erwachen, überall sprießt neues Leben. Und der Frühling belebt auch die uralte Tradition des Frühjahrsputzes; vom Dachboden bis zum Keller wollen wir uns vom Schmutz befreien und neu anfangen. Wir sollten solchen Eifer auch auf unser kostbarstes Gut, den Körper, ausdehnen. Sicherlich haben Sie sich für den Frühling einen gründlichen Hausputz vorgenommen. Lassen Sie auch Ihrem Körper eine Generalreinigung zuteil werden. Er wird Ihnen diese Mühe vergelten. Geben Sie dem Organismus Gelegenheit, seine allerhöchste Effektivität zu entfalten. Das kann er aber nur, wenn er von allem befreit und gereinigt ist, das ihn am reibungslosen Funktionieren hindert.

Ist das englische »care« für Fürsorge, Kümmern, nicht ein wunderschönes Wort? Man kann damit so viel zum Ausdruck bringen, vor allem positive Gefühle, die sich mit Begriffen wie Hilfe, Einfühlungsvermögen, Leidenschaft, Teilnahme, Liebe verbinden.

Doch jetzt möchte ich Sie mit einer ganz neuen Bedeutung des Wörtchens »CARE« bekannt machen, denn sie ist es, die mich vor allem dazu gebracht hat, dieses Buch zu schreiben. Wie wichtig es ist, auf dem Weg zu dynamischer Gesundheit den Körper innerlich zu reinigen und zu verjüngen, habe ich ja schon ausgeführt. Auch von der entscheidenden Rolle der Energie im Entschlackungsprozess ist schon die Rede gewesen.

In seinem neuen Sinn steht »CARE« für mich als Abkürzung von »**C**leanse **A**nd **R**ejuvenate **E**nergetically«. CARE ist für den Körper die beste Gesundheitsversicherung, die es gibt. Der Prozess, den ich CARE nenne, ist das optimale Mittel zur Vermeidung von Krankheit und zur Verhinderung von Schmerzen, er gibt Ihrem ganzen Leben neue Kraft.

Zu wissen, wie sich die Giftstoffe im Körper ansammeln und wie man sie wieder loswird, ist der Schlüssel zum Verständnis von CARE als integralem Bestandteil des Lebens.

Umgang mit Schlacken

Die Ansammlung und Beseitigung einer beachtlichen Menge giftiger Schlacken aus dem Körper gehört zu den physiologischen Tatsachen des Lebens. Da stellt sich die Frage: Woher kommt all der Dreck? Und wohin geht er?

Der Körper ist im wesentlichen eine Maschine, die Treibstoff benötigt, diesen in Energie umwandelt, um dann mit Hilfe der Energie ihre zahlreichen Funktionen wahrzunehmen; dabei werden Schlacken produziert. Es ist wie beim Auto. Im Körper fallen zweierlei Abfälle an; ein Teil stammt zur Gänze aus dem Körperinnern, der andere Teil kommt von außen.

Wenn von den inneren Schlacken die Rede ist, bezieht sich das auf die Regeneration der Zellen. Buchstäblich Hunderte von Milliarden alter Zellen werden täglich durch neue ersetzt. Die ausgemusterten Zellen sind giftig und müssen entfernt werden; der Körper nutzt dazu Ausscheidungsorgane – die Därme, die Blase, die Lunge und die Haut. Der Zellaustausch ist ein automatisch ablaufender Prozess und findet so spontan statt wie der Blutkreislauf oder die Verdauung der Nahrung. Wir haben keinerlei Kontrolle über die Schlackenproduktion im Innern unseres Körpers.

Was wir bis zu einem gewissen Grad kontrollieren können, ist die Produktion von Abfällen aus dem, was wir unserem Körper zuführen. Dabei handelt es sich um die Endprodukte aller

Stoffwechselaktivitäten, die in jeder Körperzelle ablaufen. Jede Zelle ist gleichsam ein eigener Mini-Organismus, der aufnimmt, was er braucht und die Schlacken wieder ausscheidet. Probleme treten dann auf, wenn sich mehr Giftstoffe ansammeln als der Körper durch die Ausscheidungsorgane eliminieren kann. Eigentlich ist es ganz einfach. Sobald mehr giftiger Abfall da ist als abgebaut wird, bleibt der Überschuss im Körper und kann dort die verschiedensten Probleme auslösen.

Schade nur, dass die vorherrschende Meinung in der Schulmedizin die Notwendigkeit einer inneren Reinigung einfach nicht zur Kenntnis nimmt. Dieses wahrlich tragische Versäumnis ist es, das zu all den verstopften und vergifteten Körpern führt, die dann mit eigentlich unnötigen Medikamenten und Operationen behandelt werden müssen. Es stimmt einfach nicht, wenn behauptet wird, dass unser Körper gar nicht mit Abfall vollgestopft sein könne und dass eine innere Entschlackung kein Thema ist. Es ist eine Tatsache, und der Beweis liegt auf der Hand.

Millionen Menschen quälen sich beispielsweise mit Blähungen, an denen die nicht ausgeschiedenen Schlacken Schuld haben. Ein Vermögen wird für Abführmittel ausgegeben, weil so viele Menschen die natürliche Darmentleerung ohne Medikamente gar nicht mehr kennen. Millionen leiden unter Hautproblemen und Bluthochdruck. Andere haben Nebenhöhlen- und Atemprobleme. All das kann auch mit mangelhafter innerer Entschlackung des Körpers zu tun haben.

Es wäre schön, sich vorzustellen, dass sämtliche Schlacken aus dem Körper verschwinden, doch der Körper kann nur eine bestimmte Menge wieder ausscheiden. Stellen Sie sich eine Badewanne mit Wasser vor. Wenn Sie den Stöpsel herausziehen, dabei aber den Wasserhahn aufdrehen und mehr Wasser einlassen, als ablaufen kann, ist das unausweichliche Resultat: die Wanne läuft über. Passiert dasselbe im Körper mit giftigen Schlacken, ruft dies Schmerzen und Krankheit hervor. Wenn es richtig wäre, dass sich der Körper stets von allen schädlichen oder unbrauchbaren Substanzen selbst befreit, müssten nicht

Millionen Menschen jährlich wegen verstopfter Arterien sterben. Diese Arterien sind verstopft mit üblem, giftigem Abfall, den der Körper eigentlich los werden *wollte* und *sollte*, aber nicht konnte.

Wenn Sie in einem Haus leben, in dem der Fußboden nicht gesäubert, die Abfalleimer nicht geleert, die Betten nicht gelüftet, die Teller nicht gespült und die Fenster nicht geputzt werden, können Sie zwar überleben, doch fragen Sie nicht wie. Vielleicht möchten Sie jetzt einwenden: »Welcher vernünftige Mensch würde denn seinen Haushalt so verkommen lassen?« Aber den eigenen Körper lassen viel zu viele Menschen genau so verkommen.

Die Prinzipien von CARE, die im zweiten Teil dieses Buches erläutert werden, stellen sicher, dass Sie nicht zu der Gruppe von Menschen gehören. Das Programm, das dort vorgestellt ist, gibt Ihnen die Möglichkeit, Ihre inneren Reinigungsmechanismen so effektiv wie möglich zu nutzen, um zu verhindern, dass Sie aufgrund einer Überschwemmung des Körpers mit Giftstoffen Beschwerden und Krankheit erleiden müssen.

Was steckt in einem Wort?

Ich verdiene meinen Lebensunterhalt mit Wörtern, damit, dass ich sie zu Papier bringe oder sie ausspreche. Mir gefällt die Tatsache, dass die richtigen Wörter in richtiger Zusammenstellung alle möglichen Gefühle hervorrufen können. Manche Wörter bewirken, dass es einem mollig warm wird, zu ihnen gehört z. B. das Wort »Liebe«. Andere Wörter lösen Besorgnis aus, etwa das Wort »Zusammenbruch«. Mit dem Wort »Rose« verbindet man etwas Süßes, Angenehmes; genau das Gegenteil mit dem Wort »Stinktier«. Manche Wörter haben je nach dem Zusammenhang, in dem man sie gebraucht, eine ganz unterschiedliche Bedeutung. Nehmen Sie das Wort »schrecklich«. Sie können damit ein Schreckensszenario, aber auch etwas ganz Tolles beschreiben. Manche Wörter wirken auch auf verschiedene Leute ganz unterschiedlich, je nachdem, welche Erinnerungen sich für sie daran knüpfen. Doch gibt es ein Wort, das auf jedermann dieselbe Wirkung hat und mit dem man niemals etwas Gutes oder Positives assoziiert. Es ist ein Wort, das die meisten Menschen gar nicht hören, nicht aussprechen und an das sie nicht denken wollen; doch ich sehe mich genötigt, es hier niederzuschreiben, um das Anliegen meines Buches wirklich verdeutlichen zu können. Ich sage Ihnen, es ist eine Herausforderung für mich, es auf die richtige Weise zu tun.

Ich weiß, ich habe nun schon mehrfach erwähnt, dass eine neue Art des Denkens notwendig ist, wenn Sie von diesem Buch tatsächlich profitieren wollen. Jetzt und hier kann ich Ihnen sagen, dass Ihre Fähigkeit, anders zu denken, bis an die Grenzen strapaziert wird, was dieses erwähnte Wort angeht. »Schon gut«, denken Sie jetzt sicher, »wie heißt das Wort?« – Krebs. Da ist es. Ich spucke dieses böse Wort aus. Was verbinden Sie mit dem Wort, wenn Sie es hören? Gewiss nichts Gutes.

Was wäre aber, wenn Sie erfahren würden, dass Krebs gar nicht das ist, was Sie bisher geglaubt haben? Was, wenn Sie sich ein Leben lang hätten einreden lassen, Krebs sei etwas ganz anderes, als er in Wirklichkeit ist? Sie wissen doch, es gibt in der Geschichte viele Beispiele dafür, dass sich die ganze Welt etwas vorgestellt hat, von dem dann herauskam, dass es eigentlich etwas ganz anderes ist. Die gesamte Bevölkerung musste umdenken, Fachliteratur neu geschrieben werden. Ich nenne Ihnen das klassische Beispiel. Es gab eine Zeit, in der jedermann davon überzeugt war, dass die Erde der Mittelpunkt des Universums sei und die Sonne sich um sie drehe. Als Wissenschaftler, Astronomen, zu erklären begannen, das Gegenteil sei der Fall, wurden sie schikaniert, verunglimpft und gefoltert – hinter Gittern! Man hielt, was sie sagten, für Blasphemie, und die war lebensgefährlich.

Ich will Ihnen ganz sicher nicht einreden, Krebs sei etwas Harmloses. Doch ich kann Ihnen sagen, dass die meisten Menschen keinen blassen Schimmer von dieser Krankheit haben. Sie sehen Krebs als eine Art Monster, das aus der Hölle hervorkriecht und seine Opfer aussaugt, bis von ihnen nichts mehr da ist als eine Leiche. Wir fürchten das, was wir nicht verstehen, und die Angst der Menschen vor Krebs ist genauso groß wie der Grad ihrer Unwissenheit in der Frage, was Krebs eigentlich ist.

Um etwas von der Gesundheit zu wissen, muss man den Krebs begreifen

Kennen Sie den Spruch »Jeder Stock hat zwei Enden«? Er bedeutet dasselbe wie »Zwei Seiten der Medaille«. Wer die eine Seite einer Sache verstehen will, muss auch die andere prüfen. Das gilt nicht zuletzt in diesem Fall. Ich erinnere mich, folgenden Satz oft gehört zu haben: »Zu wissen, was man nicht wissen will, ist genau so wichtig wie zu wissen, was man wissen will.« Wie ist es bei Ihnen? Will beispielsweise jemand wissen, welchen Beruf er oder sie wählen soll, würde ein erfahrener Ratgeber Folgendes sagen: »Machen Sie sich klar, was Sie auf keinen Fall Ihr Leben lang tun möchten; das hilft Ihnen, herauszufinden, was Sie wirklich wollen.«

Um klarzumachen, was dynamische Gesundheit wirklich ist und wie man sie erreichen kann, sollten wir feststellen, wie das Gegenteil aussieht. »Das andere Ende des Stocks« aber ist die für unseren Lebensstil typischste Krankheit, der Krebs. Wie ich feststellen konnte, haben die allermeisten Menschen keinen Schimmer, welche Faktoren den Krebs eigentlich begünstigen. Dabei tut man sich viel leichter, Risikofaktoren zu vermeiden, wenn man sie kennt.

Wer sich darüber informiert, was Krebs genau ist und wie er ausgelöst wird (und das werden Sie in Kürze wissen), weiß auch, was er tun kann, um das Risiko zu vermindern. Wenn man lernt, sein Leben so zu gestalten, dass das Ergebnis dynamische Gesundheit ist, wird die Krebsgefahr automatisch reduziert, denn offensichtlich vertragen sich die beiden Dinge nicht.

In Amerika ist Krebs die Todesursache Nummer zwei (nach den Herz-Kreislauf-Erkrankungen), er kostet hier jährlich mehr als eine halbe Million Menschen das Leben. Weltweit ist Krebs das Gesundheitsproblem Nummer eins, und dieses Problem hat sich im letzten Jahrhundert von Jahr zu Jahr vergrößert. Ein Grund dafür ist wohl die Tatsache, dass die Natur der Krankheit missverstanden und falsch interpretiert worden ist. Wie Sie in Kürze erfahren: *Krebs ist nicht das Problem selbst, sondern steht nur an seinem Ende.* Und weil diese einfache Wahrheit weltweit nicht verstanden worden ist, hat man Milliarden über Milliarden in vergebliche Versuche zur Behandlung und/oder Heilung gesteckt, als es dafür längst zu spät war und bereits Lebensgefahr für die Betroffenen bestand. Noch schlimmer aber ist, dass so viele Millionen Menschen unermessliche Leiden zu ertragen haben, bis sie an einer Krankheit sterben, der man hätte vorbeugen sollen. Wie man ja auch weniger schweren Krankheiten als Krebs vor allem durch Prävention begegnen sollte.

1998 gab es in Washington eine riesige Kundgebung unter dem Motto »Gemeinsam marschieren im Kampf gegen Krebs«, an der 150 000 Menschen teilnahmen. Dabei wurde darauf hingewiesen, dass der Tod von 1500 Personen auf der *Titanic* als schreckliche Tragödie gilt; genau so viele Menschen aber sterben *täglich* an Krebs. Die 150 000 Demonstranten forderten, Amerika solle der Heilung von dieser Krankheit allerhöchste Priorität einräumen[1]!! Doch nein, nein, nein! Allerhöchste Priorität gebührt der *Vorbeugung* von Krebs.

Ich möchte Ihnen sagen, wie Sie Krankheiten verhindern können, bevor sie eintreten. Krankheit oder Schmerzen können auch eine Art Auftakt zum Krebs bedeuten. Mit diesem Buch möchte ich Ihnen helfen zu verstehen, dass Schmerzen, Unwohlsein und labile Gesundheit die ersten, sanften Warnzeichen sind, dass etwas in Unordnung geraten ist und geändert werden muss, damit sich die Situation nicht verschlimmert. An diesem Punkt und rechtzeitig sind die richtigen Maßnahmen zu ergreifen, um die Ursachen von Beschwerden zu beseitigen. Wenn man aber die Ursachen nicht beachtet oder Medikamente einnimmt, um die Warnungen zum Verstummen zu bringen, hat man bereits die ersten Schritte auf einem Weg getan, der bei weiterer Missachtung von Krankheitsanzeichen zum schrecklichsten aller Leiden, zum Krebs, führen kann.

Wenn Sie dieses Buch zu Ende gelesen haben, wissen Sie nicht nur, was Sie zur Vorbeugung von Krebs, sondern auch von sonstigen Schmerzen und Krankheiten tun können. Bei einer Umfrage stellte sich heraus, dass Schmerz für die meisten Menschen das Gesundheitsproblem Nummer eins ist.

Sie werden bald ganz genau wissen, was Schmerz ist, eine wie wichtige Rolle er spielt, wie man ihn beseitigt und wie man sich vor dem Wiederauftreten von Schmerz schützen kann. Die Mittel, mit denen man ihm zu Leibe rückt, sind so einfach und so einleuchtend, dass man nur staunen kann, warum so oft darauf verzichtet wird.

Denken Sie daran, dass das Universum nach den Gesetzen von Ursache und Wirkung funktioniert. Die Dinge geschehen nicht einfach so, sondern haben einen bestimmten Grund. Auf eine Aktion folgt die Reaktion. In diesem Fall sind die Dinge, die wir bewusst oder unbewusst tun, um unsere Gesundheit zu gefährden, die Aktion, und der Krebs ist die Reaktion. Wenn wir den Krebs erforschen, der ja das Endergebnis von andauerndem Missbrauch oder von Unterlassung ist, reagieren wir wie der Geschädigte, der schnell die Garage absperrt, nachdem jemand sein Auto daraus gestohlen hat.

Wenn Sie sich auf die Wirkung konzentrieren, statt den Ursachen all Ihre Aufmerksamkeit zu widmen, bringen Sie sich in die wenig beneidenswerte Situation, etwas zu behandeln, das schon eingetreten ist, statt es zu verhindern; und das bedeutet: Sie haben die Krankheit bereits, und für die Vorbeugung ist es zu spät.

Das aber war es, was ich gemeint habe, als ich vom nagelneuen Denken über Gesundheit und Krankheit sprach. Früher wartete man, bis jemand krank wurde und behandelte dann die Krankheit mit allem, was der modernen Medizin zu Gebote stand. Das neue Denken geht dahin, dass man etwas über die Ursachen von Krankheiten in Erfahrung bringt und diese dann nach Möglichkeit verhindert, mit anderen Worten, man beugt der Krankheit vor. Sie sollen nun erfahren, wie dieses Ziel zu erreichen ist, etwas über die Ursachen lernen, nicht über die Wirkung. Vielleicht wird dabei einiges, was Sie bisher geglaubt haben, in Frage gestellt. Ich bitte Sie, weiterzulesen, Sie werden gewiss nicht enttäuscht.

Der Kampf gegen Krebs

Obwohl Herz- und Gefäßkrankheiten alljährlich zweimal so viel Menschen umbringen wie Krebs, so fürchten doch die meisten Leute den Krebs viel mehr. Wenn Sie Ihre Bekannten fragen, ob sie wissen, was Krebs ist, werden sie Ihnen antworten: »Natürlich, das weiß doch jeder.« Wenn Sie aber genauer nachfragen, müssen die meisten passen. Sie kennen zwar die *Folgen* von Krebs und auch die üblichen Therapien, doch wenn sie nicht im medizinischen Bereich arbeiten, sind ihre Kenntnisse mehr als vage. Und auch die Forscher, die Wissenschaftler, die es eigentlich wissen sollten, haben nicht viel mehr Ahnung. Natürlich gibt es Vermutungen, Annahmen, Schlussfolgerungen, Theorien und Hypothesen in rauen Mengen, doch bei gezielter Nachfrage stellt sich heraus, dass die »Experten« noch immer versuchen, den Krebs genauer zu ergründen.

1971 rief Präsident Richard Nixon mit dem »National Cancer Act« zum Kampf gegen Krebs auf. Das Budget des National Cancer Institutes wurde für 1972 mehr als verdoppelt[2], und man war zuversichtlich, bis zur 200-Jahr-Feier der Vereinigten Staaten im Jahr 1976 die Krankheit heilen zu können.

Die erste größere Auswertung dieses »Krieges« erfolgte 14 Jahre später. 1971 bekam einer von vier Amerikanern Krebs. 14 Jahre darauf hatte sich die Statistik auf einen von drei verschlechtert[3]. 1971 waren zwei von drei Familien betroffen, 14 Jahre später drei von vier. Die Sterblichkeitsrate lag 1971, und das ist nun die Wichtigste von all den Zahlen, bei einem von sechs Personen. 14 Jahre später lautete sie einer von fünf – eine Steigerung von 22 Prozent[4].

Der Biostatistiker Dr. John Bailor von der Harvard University, war Herausgeber des *Journal of the National Cancer Institute* und hatte 25 Jahre im Institut gearbeitet. Im Jahre 1986 beschrieb er zusammen mit seinem Koautor in einer Studie im *New England Journal of Medicine* die Ergebnisse des Kampfes gegen Krebs von 1950 bis 1985[5]. Darin hieß es, die Daten

»... lieferten keinen Beweis, dass rund 35 Jahre intensiver und wachsender Bemühungen, die Krebsbehandlung zu verbessern, insgesamt große Wirkung gehabt hätten auf die fundamentalste Maßeinheit klinischer Ergebnisse – also die Todesrate. Tatsächlich haben wir, was den Krebs insgesamt angeht, langsam an Boden verloren. Die Häufigkeit der Krebsfälle ist auch angestiegen, was ein Hinweis auf Mängel bei der Prävention oder Kontrolle neuer oder bestehender Krebsfälle ist.«

Die Forscher zogen daraus folgenden Schluss: »... rund 35 Jahre intensiver Bemühungen, die vorwiegend auf eine Verbesserung der Behandlung gerichtet waren, müssen als qualifizierter Fehlschlag beurteilt werden«. Deutlicher kann man es nicht sagen. In einem weiteren Beitrag des *New England Journal of Medicine* rief Dr. Bailor 1997 erneut auf, sich mehr auf die Prävention zu konzentrieren. Er lieferte zugleich einen weiteren düsteren Bericht über die Krebssituation in den Vereinigten Staaten.

Heute, fast 30 Jahre nach der Kriegserklärung an den Krebs, nach Ausgaben für die Forschung in Höhe von 35 Milliarden Dollar (nur öffentliche Gelder) und einer Billion an Behandlungskosten, nach mehr als acht Millionen Krebstoten sind wir der »Heilung« kaum näher gekommen als vorher. Damit ist auf eklatante Weise offenkundig, dass die besten und gescheitesten Ansichten, die die medizinische Wissenschaft zu bieten hat, vom Krebs durcheinandergewirbelt und irre gemacht worden sind. Als Carl Rochelle, Korrespondent von CNN die Frage stellte, ob wir die Schlacht gegen den Krebs verlieren würden, gab Dr. Samuel Epstein vom Medical Center der University of Chicago mit ernüchternder Direktheit zur Antwort: »Ich glaube, wir haben den Kampf gegen Krebs tatsächlich verloren. Es hat in den letzten vier Jahrzehnten bedeutende Zuwachsraten beim Krebs gegeben[6].«

Seit Richard Nixon 1971 dem Krebs den Krieg erklärt hat, haben die Vereinigten Staaten für die Krebsforschung Milliarden ausgegeben, doch die Sterblichkeitsrate ist um acht Prozent höher. Das führte dazu, dass die Experten dem Kongress berichten mussten, der Krieg gegen den Krebs sei stecken geblieben und wenn es nicht zu nachhaltigen Änderungen komme, sei Krebs in fünf Jahren in den USA Todesursache Nummer eins[7]. Menschenskinder! Und all die ins Auge springenden Schlagzeilen über Fortschritte, die man »im Kampf gegen Krebs« erzielt hat; all der technologische Fortschritt, all die Milliarden und Abermilliarden Dollars, die ausgegeben worden sind; und die neueste Nachricht anlässlich der Jahrtausendwende besagt, dass alles schlimmer ist als je zuvor und sich weiter verschlimmert!

Halten Sie sich das folgendes Zitat aus der *London Daily News* vor Augen: »Ein Mensch in mittleren Jahren hätte große Schwierigkeiten, all die Heilverfahren gegen Krebs aufzuzählen, die zu seinen Lebzeiten aufgekommen und wieder in der Versenkung verschwunden sind. Millionen Tiere wurden auf der ganzen Welt gequält, um ein Heilmittel gegen die Krankheit zu finden, die in den letzten 50 Jahren stete Zuwachsraten hatte. Schlagzeilen in den Tageszeitungen verkünden oder suggerieren zumindest, dass wir kurz vor der sensationellsten medizinischen Entdeckung unserer Zeit stehen.« Das klingt doch irgendwie bekannt. Wenn Sie diese Meldung heute in Ihrer Morgenzeitung läsen, würden Sie ihr gewiss nicht mehr als einen flüchtigen Blick schenken. Dabei stammen diese Sätze vom 1. Februar 1924! Mehr als ein Dreiviertel Jahrhundert später hören wir immer noch denselben Unfug.

Was Krebs wirklich ist

Die Dramatik dieser harten Fakten macht eine Konzentration auf die Prävention immer dringlicher. Und da es in diesem Buch um genau diese geht, erübrigt sich die genaue Erklärung dessen, was Krebs eigentlich ist. Ich will ganz kurz das Wesen von Krebs beschreiben, aber nur so weit, dass Sie verstehen, wie und warum die in diesem Buch ausgeführten Prinzipien

zu dynamischer Gesundheit führen können. Ich verspreche
Ihnen, dass ich die einfachste, verständlichste Beschreibung
liefere, die Sie je darüber gelesen haben.

Manche Menschen mögen der Meinung sein, die Entmysti-
fizierung und Vereinfachung von Krebs sei eine kaum zu bewältigende Aufgabe. Das Thema ist mit einer solchen Lawine
von Fachbegriffen zugeschüttet worden, dass die meisten Menschen es viel zu schwierig, verwirrend und unklar finden und
längst aufgegeben haben, es zu verstehen. Sie sind der Meinung, man solle es den Fachleuten überlassen, dieses grund-
lose Feld zu durchwaten und sich darin zurechtzufinden.
Falsch. Solche Denkungsart überlassen wir den Experten; wir
würden uns damit von den entscheidenden Prozessen, die
auch unser Leben betreffen könnten, einfach ausschließen.

Es gibt Leute, die meine Behauptung, dass Krebs, diese oft
missverstandene Krankheit, eigentlich ein ganzes Stück un-
komplizierter und verständlicher ist, als man uns glauben gemacht hat. Es kommt immer auf den Standpunkt an. Die fach-
liche Erklärung, und mit ihr allein waren Sie bis jetzt sicher vor
allem konfrontiert, ist etwas ganz anderes als die der natürlichen Gesundheitslehre, mit der ich mich so eingehend befasst
und die ich studiert habe.

Fangen wir dort an, wo alles unstrittig ist. Ihr Körper besteht aus Zellen. Zahllosen Zellen. 100 Billionen Zellen (eine
1 mit 14 Nullen!). Jedes kleinste Teil an Ihnen besteht aus Zellen, die so zusammengefügt sind, dass sie Haut, Knochen, Muskeln, Organe, Zähne, Haare, Fingernägel, Stimmbänder, Aug-
äpfel und überhaupt alles bilden. Alle diese Zellen stehen bis
zur letzten und kleinsten unter dem Kommando des Gehirns.
Sie flitzen nun nicht etwa einzeln durch den Körper, streben
nicht hierhin und dahin, tun auch nicht, was sie wollen. Es ist
nicht so, dass eine Leberzelle sagen könnte: »Heute möchte ich
einmal eine Augapfelzelle sein und sehen, was da oben passiert; hier unten ist es so dunkel.« Jede Zelle hat das zu tun,
wozu sie bestimmt ist. Meiner Meinung nach ist das Erstaunlichste in diesem ganzen Universum, dass jede dieser hundert

Billionen Zellen ständig Botschaften an das Gehirn schickt wie auch von dort ihre Instruktionen abruft, und ebenso bemerkenswert ist, dass das Gehirn jede einzelne dieser Botschaften empfängt und beantwortet. Die Billionen Botschaften werden unaufhörlich, 24 Stunden am Tag, hinauf- und zurückgesandt, und die unzähligen Funktionen des Körpers mit minutiöser Perfektion und alle gleichzeitig ausgeführt.

Jede Zelle erwartet wie ein Soldat ständig Befehle. Jede Tätigkeit, und sei sie noch so unbedeutend, geschieht unter Leitung und Überwachung durch das Gehirn. Alles läuft geordnet und vorhersehbar ab. Keine Zelle tut jemals einseitig, also von sich aus, irgendetwas.

Doch es gibt, wie bei fast allen Dingen im Leben, auch Ausnahmen. Die Ausnahme in diesem Fall: Krebs. Eine Krebszelle ist eine normale Zelle, die durch giftige Substanzen so durcheinandergebracht worden ist, dass sie den Kontakt zum Gehirn verloren hat und auch nicht mehr unter seiner Kontrolle steht. Durch Vergiftung wurde sie buchstäblich »verrückt« und ist nun »ganz auf sich gestellt«. Während sich normale Zellen teilen und nach einer bestimmten, festgelegten Zeit mit dem Teilen aufhören, ist das bei Krebszellen anders. Sie wuchern auf ordnungswidrige Weise. Zwei normale Zellen auf einem Objektträger hören zu wachsen auf, wenn sie sich berühren, Krebszellen wachsen unter denselben Bedingungen weiter, wild und unkontrolliert. In fast allen Krebsfällen führt das unkontrollierte Zellwachstum zum Aufbau von Tumoren, die normale Zellen zerstören und vernichten.

Alle Welt möchte nun wissen, was normale Zellen dazu veranlasst, verrückt zu spielen. Wer das herauskriegt, weiß zugleich, was Krebs ist. Nach Auffassung der natürlichen Gesundheitslehre sind es die Giftstoffe, mit denen normale Zellen zwangsweise und unerbittlich jahrelang in Kontakt kommen, die schließlich einige dieser Zellen so völlig derangieren. Und Sie haben ja im letzten Kapitel gehört, woher all diese Toxine kommen. Krebs könnte das Endergebnis einer langen, krankhaften Entwicklung sein, die lange vor dem Auftauchen der ersten Anzeichen von Krebs bereits begonnen hat. Mit anderen Worten, wir müssen uns unbedingt vergegenwärtigen: *Krebs greift nicht an, sondern er entwickelt sich.*

Es gibt ein weit verbreitetes Missverständnis über Krebs, das ich sofort aufklären muss: Krebs ist Krebs, gleichgültig, welcher Körperteil von ihm befallen wird. Das Einzige, wodurch sich die verschiedenen Krebsformen voneinander unterscheiden, ist die Stelle, an der sie auftreten, nicht aber ihre Beschaffenheit. Der Körperteil, in dem sich Krebs entwickelt, ist nebensächlich angesichts der Tatsache, das sich überhaupt Krebs entwickelt. Die Leute sprechen von Brustkrebs oder Prostatakrebs oder Krebs an anderen Körperteilen, als handele es sich um ganz verschiedene Krankheiten. Das sind sie aber nicht. Noch einmal: Krebs ist Krebs, unabhängig vom Körperteil, an dem er auftritt. Wenn die Menschen so leben, dass ihre Körperzellen gezwungen sind, jahrelang ein unaufhörliches Bombardement von Giftstoffen auszuhalten, ist die Wahrscheinlichkeit groß, dass irgendwo im Körper Zellen verrückt werden.

Wo das passiert, ist nicht der allerwichtigste Aspekt. *Warum* es geschieht, ist die strittige Frage.

Zu glauben, Brustkrebs sei etwas ganz anderes als Prostatakrebs oder Darmkrebs, wäre dasselbe, als würde man sagen, Regen, Schnee, Eis, Graupeln, Raureif, Tau und Hagel seien ganz unterschiedliche Stoffe, wo es sich doch nur um unterschiedliche Konsistenzen von Wasser handelt. Regen und Schnee mögen unterschiedlich aussehen, aber sie sind beide Wasser, und zwar in der einen oder anderen Erscheinungsform. Ebenso sind Brustkrebs und Prostatakrebs verschiedene Erscheinungsformen von Krebs.

In meiner örtlichen Zeitung fand ich einen Artikel, in dem drei Krebskranke über ihre Erfahrungen schrieben. Eine Frau berichtete von »ihren drei Krebsarten«[8]. 1983 hatte sie einen Lungenflügel durch Krebs verloren; 1986 wurde ihr wegen Brustkrebs eine Brust abgenommen, und 1992 mußte ihr ein Hautkrebs entfernt werden. Für ihren Lungenkrebs übernahm sie selbst die Verantwortung, weil sie 34 Jahre geraucht hatte, stand in dem Artikel. »Doch der Brustkrebs – warum habe ich Brustkrebs bekommen? Warum?«

Ihr war gar nicht bewusst, dass Rauchen, meiner Ansicht nach die giftigste Attacke gegen die Gesundheit, ihren ganzen Körper angegriffen hat, und nicht nur ihre Lungen. Natürlich werden die Lungen wahrscheinlich als erste Körperregion durch das Rauchen betroffen, doch die gesamte Lebensführung eines Menschen bestimmt, ob Zellen verrückt werden oder nicht. Etwas an sich so Giftiges wie Rauchen greift *alle* Körperzellen an, nicht nur die der Lunge. Das Rauchen der Frau war ein Faktor, ein schwerwiegender Faktor für die Entstehung von Lungenkrebs, aber auch von Haut- und Brustkrebs. Ausgelöst durch das Rauchen und andere negative Lebensgewohnheiten, begann der Zusammenbruch ihres Körpers an den empfindlichsten Schwachstellen.

Krebs bekommt man nicht einfach so. Er ist das unvermeidliche Resultat von Ursachen, die über einen langen Zeitraum nicht beseitigt wurden. Der Prozess, während dem manche Zellen verrückt werden, ist ein ganz langsamer. Schließlich dauert es ein Jahr, bis aus einer einzelnen Krebszelle zwölf geworden sind. Bei dieser Geschwindigkeit des Wachstums braucht es sechs Jahre, bis ein Krebs die Größe einer Bleistiftspitze[9] hat, und ungefähr zehn Jahre, bis er feststellbar[10] ist. Zu diesem Zeitpunkt ist er etwa erbsengroß. Deshalb behaupte ich, dass Krebs eine klassische Lifestyle-Krankheit ist. Im folgenden Kapitel erfahren Sie genau, wieso. Mit Hilfe der traditionellen Therapien wie Operation, Bestrahlung und Chemotherapie geht man das Problem in einem fortgeschrittenen Stadium des Wachsens an, also nachdem der Fall bereits eingetreten ist. Es handelt sich also um die Bekämpfung der Wirkung anstelle der Ursache. Wenn man jemandem einen Tumor entfernt und die oder der Betroffene danach die Ursachen nicht beseitigt, sondern genauso weiterlebt wie bisher – also im selben Lebensstil, der das Problem verursacht hat – kann die betreffende Person nicht gesund werden, und die individuelle Krebssituation wird »wiederkehren«. Dann bekommt sie

zu hören: »Sie haben einen Rückfall«, oder »Er ist erneut auf-
getreten« oder »Wir haben offenbar nicht alles entfernt.« Doch
der Krebs ist nicht »zurückgekehrt«, er war gar nicht weg! Zu
glauben, durch das Entfernen der Vorsteherdrüse oder die Amputation einer Brust ohne Beseitigung der Ursachen für den
Krebs sei die Krankheit besiegt, ist genau so naiv, als wenn man
meint, durch das Abpflücken aller Äpfel von einem Baum
könne man bewirken, dass der Baum nie mehr weitere Äpfel
hervorbringt.

Nur wenn die gefährliche Situation, die zu abnormem Zellwachstum geführt hat, beseitigt ist, kann die Gesundheit wiederhergestellt werden. Voraussetzung dafür ist aber ein Zustand, der noch nicht zu einem irreparablen Schaden geführt
hat. Irreparabler Schaden bedeutet aber, dass die negativen
Bedingungen ohne Unterbrechung angedauert haben und
die Zellen außer Rand und Band geraten sind. Wenn jener
Krebs bereits Metastasen gebildet, also auch andere Körperregionen befallen hat, sind präventive Maßnahmen zwecklos,
und es muss sofort gehandelt werden. Das ist natürlich die
deprimierende Seite. Doch es gibt auch einen hoffnungsvol-
len Aspekt.

Erinnern wir uns: Krebs braucht ungefähr zehn Jahre, um sich
zu entwickeln. Die Krankheit hat sieben verschiedene Stadien,
und wenn die Ursache des Problems während der ersten sechs
Phasen beseitigt wird, kann die Gesundheit wiederhergestellt
werden und der Krebs, das siebte und letzte Stadium, wird sich
nicht entwickeln. Mit anderen Worten, da sind Jahre, in denen
man eine Kehrtwendung machen und alles tun kann, was nötig ist, um die Zellen vor dem Wahnsinn zu bewahren. Außerdem ist Ihr Körper immer bereit, bei vernünftigen Maßnahmen mitzuspielen.

Die Selbstheilungskräfte des Körpers

Aus der natürlichen Gesundheitslehre wissen wir, dass der Körper immer, *wirklich immer*, um optimale Gesundheit bemüht ist. Der menschliche Körper nimmt selbständig Reparaturen vor, heilt und erhält sich selbst, und selbstverständlich setzt er unermüdlich seine Truppen ein, um gesund zu bleiben oder zu werden. Eine Beeinträchtigung der Gesundheit ist abnormal und unnatürlich. Wenn Sie gesund sind, richtet Ihr Körper automatisch alle seine Kräfte darauf, diesen angenehmen Zustand auch zu erhalten. Fühlen Sie sich krank, ist der Körper eifrig bemüht, Ihre Gesundheit wiederherzustellen. Jede einzelne der Billionen Funktionen des Organismus werden bei Tag und bei Nacht ausgeführt, als Teil der nie erlahmenden Bemühung, für Gesundheit zu sorgen und sie auch zu erhalten.

Wie der mit Luft gefüllte Ball sofort, wenn er unter Wasser losgelassen wird, wieder an die Oberfläche schießt, so kümmert sich der Körper unter allen denkbaren Umständen um optimale Gesundheit. Ein Ball läßt sich nur mit Gewalt unter Wasser halten, und den Körper bringt von seinem Ziel – Erhaltung der dynamischen Gesundheit – nur ab, wenn er überfordert ist und seine Abwehrkräfte überstrapaziert werden. Doch selbst dann gibt er noch nicht auf. Solange in einem Körper Leben ist, kämpft er um Gesundheit.

Zum Glück für uns alle besitzt er einen eingebauten Mechanismus, der Alarm schlägt, wenn Gefahr im Verzug ist. Je größer das Problem, desto intensiver die Warnungen. Leider nehmen die meisten Menschen gar nicht wahr, dass ihr Körper versucht, ihre Aufmerksamkeit zu wecken. Seine Signale werden einfach überhört oder durch Medikamente unterdrückt. Eine Situation, die man anfangs noch hätte bereinigen können, gerät schließlich außer Kontrolle, wird lebensbedrohlich, und endet allzu oft damit, dass Zellen verrückt spielen.

Während der ersten sechs Stadien einer Krankheit beginnt der Körper mit seinen Warnungen, doch der springende Punkt ist, dass man sie überhört, weil man gar nicht weiß, um was es sich handelt und was sie bedeuten. Wenn man aber fähig ist, die Alarmsignale als solche zu erkennen, kann man geeignete Mittel zum Schutz ergreifen und die Krankheit, das Endergebnis ständiger Nichtbeachtung, verhindern.

Im folgenden Kapitel sind die sieben Stadien einer Krankheit ebenso beschrieben wie die vom Körper ausgesendeten Warnsignale. Lesen Sie es mit aller Aufmerksamkeit, am besten zwei- oder dreimal. Wenn Sie sich mit diesen Informationen vertraut machen, sind Sie besser gerüstet, sich Kummer, Ängste, Schmerzen und Leid zu ersparen, und sich schließlich das Leben zu retten. Bescheid wissen ist ein wichtiger Faktor auf dem Weg zur dynamischen Gesundheit.

Die sieben Stadien der Krankheit

Dynamische Gesundheit	1	2	3	4	5	6	Krankheit

Sie sehen hier den Stock mit seinen zwei Enden, von dem bereits die Rede war. Wir alle wünschen uns, am richtigen Ende, also bei dynamischer Gesundheit, zu sein. Es ist Sinn und Zweck dieses Buches, Ihnen zu helfen, dieses Ziel zu erreichen.

Haben Sie nicht, wenn irgendjemand krank wurde oder starb, manchmal gesagt: »Kaum zu glauben, sie oder er sah so gesund aus«? Oder: »Als ich ihn das letzte Mal traf, hat man ihm seine Krankheit noch gar nicht angesehen.« Und doch müssen wir festhalten, dass eine Krankheit niemals aus heiterem Himmel über den Menschen kommt. Nein, es dauert lange, und viele Versäumnisse oder stetiger Missbrauch gehören dazu, bis sie schließlich ausbricht. Vom ersten Stadium bis zum siebten (also Krebs) können viele Jahre vergehen. In jedem Stadium lässt sich das Fortschreiten der Krankheit aufhalten, und zugleich kann man die Beschwerden, Schmerzen und gesundheitlichen Probleme beenden, die der Körper als warnenden Aufruf zur Änderung der Lebensweise ausgesandt hat. Indem Sie sich über die sieben Stadien der Krankheit und ihre warnenden Anzeichen informieren, übernehmen Sie Verantwortung für Ihre Gesundheit. Sie engagieren sich, nehmen Einfluss.

Ich möchte noch einmal die Tatsache betonen, dass diese Stadien nicht von heute auf morgen kommen. Es dauert nicht sieben Tage, sieben Wochen und auch nicht sieben Monate, alles geht ganz langsam. Ein Stadium kann Jahre dauern, manchmal sogar viele Jahre, bevor es ins nächste übergeht.

Während der ersten sechs Stadien kann, wenn die Ursache des Problems gefunden und beseitigt ist, der Schmerz aufhören, der Krankheitsprozess gestoppt werden, der betroffene Mensch wieder gesund werden. Sind Medikamente im Spiel, um Beschwerden zu lindern (der übliche Ablauf), bleibt der Fall ungeklärt, die Krankheit schreitet fort (auch wenn Medikamente das Leiden verschleiern und den falschen Eindruck vermitteln, die Situation bessere sich), und unerbittlich tritt die Krankheit in ihr nächstes Stadium.

Eins: Schwäche

Das erste Stadium der Krankheit führt zu gewisser Entkräftung. Das menschliche Dasein hängt von der Energiemenge ab, die dem Organismus zur Erfüllung seiner Funktionen jederzeit zur Verfügung steht. Schwäche ist ein Zustand, in dem der Körper entweder nicht genügend Energie erzeugt, um seine Aufgaben zu erfüllen, oder überfordert wird, weil die Funktionen, die er auszuführen hat, mehr Energie verlangen, als normalerweise produziert wird. Wenn es dazu kommt, leidet der Körper und erzeugt noch weniger Energie. Alle Körperfunktionen sind beeinträchtigt und auch die Prozesse zur Ausscheidung giftiger Abfallprodukte des Stoffwechsels wie der erwähnten 70 Tonnen Nahrungsmittel betroffen. Eine gewisse Menge an Giftstoffen im Körper ist durchaus normal. Schwierigkeiten treten dann auf, wenn mehr Giftiges produziert als abgebaut wird. Dies führt dazu, dass der Körper nicht in ausreichendem Maße vergeudete Energie ersetzen kann und mit toxischem Material überfrachtet ist. Da die Energie im Schlaf erneuert wird, bedeutet es ein erstes Warnsignal, wenn Sie sich schwach fühlen, häufig müde oder schlapp sind, tagsüber öfter ein Nickerchen machen müssen und/oder nachts länger schlafen als sonst.

Unter allen Symptomen, die darauf hinweisen, dass der Körper in einer Notlage ist und versucht, sich daraus zu befreien, ist Appetitlosigkeit oft ein besonders markantes Zeichen. Es gibt kein deutlicheres Warnsignal. Für die Verdauung wird eine beträchtliche Energiemenge benötigt. Wenn aber Energie verbraucht wird, um sofortige Heilungsfunktionen zu erfüllen, weiß der Körper, dass er den Wunsch nach Nahrung reduzieren muss. Dadurch wird Energie frei, die eigentlich für die Verdauung bestimmt war, nun aber dort verwendet werden muss, wo sie nötiger ist. Deshalb gehört Appetitlosigkeit zu den Symptomen fast jeder Krankheit. Sie kann im ersten Stadium auftreten, doch auch in allen weiteren. Die Schwächung des Körpers aber führt direkt ins zweite Stadium.

Zwei: Toxikämie

Zur Toxikämie oder Blutvergiftung kommt es, wenn das nicht abtransportierte giftige Material, von dem schon die Rede war, Blut, Lymphknoten und Gewebe durchdringt. Der Körper erkennt, dass diese Situation bereinigt werden muss, und in einem Versuch zur Selbstreinigung beginnt er, die Toxine auszuschwemmen. Das kann zu zweierlei Ergebnissen führen: Erstens gibt der Körper noch deutlichere Warnungen in Form von Unwohlsein, und zweitens läßt die Energieversorgung weiter nach. Wenn Sie dazu noch überarbeitet sind, unter Stress stehen oder zu wenig Schlaf bekommen – lauter Dinge, die Energie kosten – wird das Gefühl von Müdigkeit und Abgeschlagenheit verstärkt. Und sobald die Blutvergiftung den Punkt erreicht hat, an dem die Giftstoffe entfernt werden müssen, geht die Entwicklung in Richtung des zweiten Stadiums der Krankheit.

Ein klassisches Symptom liefert den deutlichsten Hinweis darauf, dass die Toxine einen Punkt erreicht haben, an dem der Körper sie wieder los werden muss, damit sie keinen Schaden anrichten. In diesem zweiten Stadium wie auch in allen weiteren ist es zu beobachten und das deutlichste Zeichen, dass der Körper dabei ist, sich von Giftstoffen zu befreien. Doch wird gerade dieses Symptom oft sträflich missverstanden; dabei ist es für mich und alle, die mit den großartigen Selbstheilungsfähigkeiten des menschlichen Körpers vertraut sind, der wichtigste Indikator für eine Überfrachtung mit Giftstoffen. Lange Zeit hat man dieses einfache und offensichtliche Symptom so falsch interpretiert, dass man sich heute an den Kopf greift. Sicher wissen Sie längst, worauf ich hinaus will, und Sie haben höchstwahrscheinlich selbst schon Erfahrungen damit gemacht. Wie jeder andere auch. Mit dem *Fieber* natürlich.

Gleichgültig, welche Einstellung Sie in der Vergangenheit zum Fieber gehabt haben, egal, was Ihrer Meinung nach Fieber bedeutet, sollen Sie jetzt wissen, dass Fieber Ihr Freund und Verbündeter ist. Ich will damit nicht sagen, dass mit dem Fieber zu spaßen wäre oder dass man sich darüber freuen soll, aber es ist eine Aktion des Körpers, die zu seinem Schutz in Gang gesetzt wird.

Wenn Sie einen Menschen sehen, der über und über mit Blut besudelt ist und ein Messer in der Brust stecken hat, wissen Sie zweifellos sofort, wieso dieser Mensch so stark blutet. Und wie würden Sie reagieren, wenn jemand, der als medizinische Autorität gilt, sich in dieser Situation den Kopf kratzen und fragen würde: »Woher mag all das Blut nur kommen?« Sie würden ihn sicherlich verblüfft ansehen. Und genauso geht es mir jedes Mal, wenn ich höre, dass Fieber eines jener tiefen, dunklen Geheimnisse ist, aus dem bislang noch keiner schlau geworden ist. Wäre es in seinen Auswirkungen nicht so tragisch, könnte eine so unbegreifliche Ignoranz im Zusammenhang mit der Erklärung und Behandlung von Fieber Stoff für eine Groteske liefern.

Fieberpatienten wurden früher *zur Ader gelassen*! Man behandelte sie mit Kalomel und Chinin, zwei wirklich brutalen Medikamenten. Fieber galt immer als etwas Furchterregendes, als Dämon, als unbarmherziger Feind, der um jeden Preis bekämpft und unterdrückt werden musste, auch wenn's der Patient mit dem Leben bezahlte! Mitte des 19. Jahrhunderts verweigerte man Fieberpatienten einen Schluck kaltes Wasser, da der vermeintlich schadete. Kinder flehten, bis kein Laut mehr aus ihren ausgedörrten Kehlen drang, *bettelten* um Wasser, doch es wurde ihnen verweigert, bis sie starben. Manchmal, wenn man glaubte, das flehende Opfer sei sowieso verloren, gewährte man ihm sozusagen als letzten Wunsch das Glas Wasser. Sie oder er wurden dann dank des Wassers »wie durch ein Wunder« gesund; doch man blieb bei dem Glauben, dass kaltes Wasser »äußerst schädlich für das kranke Volk«[12] sei. Wie etwas so Segensreiches wie Fieber, ein Selbstschutz des Körpers, so schrecklich missverstanden werden konnte, bleibt ein Rätsel der Jahrhunderte.

Fieber mobilisiert die Abwehrkräfte des Organismus. Wenn es zu einem Notfall kommt, beispielsweise zur Anreicherung von Giftstoffen im Körper, wird der Stoffwechsel durch Erhöhung der Körpertemperatur beschleunigt und damit der Heilungsprozess unterstützt. Dabei macht der Hypothalamus als eine Art menschlicher Thermostat den Kontrolleur.

Der Stoffwechsel besorgt die Aufnahme der Nährstoffe und Ausscheidung der Schlacken (Toxine). Hitze ist notwendig, um die Eliminierung der Giftstoffe zu beschleunigen, die sich über das vom Körper zu bewältigende Maß hinaus angesammelt haben und mit denen er ohne außergewöhnliche Maßnahmen (also Fieber) nicht fertig werden kann. Hitze wirkt als Katalysator, der die Giftstoffe veranlasst, sich zu verflüssigen und in den Blutstrom überzugehen, der sie dann zu den Ausscheidungsorganen (Därme, Blase, Lunge und Haut) transportiert, von denen sie aus dem Körper befördert werden.

Ich hab aus einer Zeitung einen Artikel ausgeschnitten, dessen Überschrift lautet: »Fieber ist immer noch ein Rätsel.« Der Autor, der dieses Stück Blödsinn verzapft hat, antwortete damit auf die Frage eines Lesers, der wissen wollte, was Fieber eigentlich sei und was es bewirken könne. Die Antwort des »Experten« lautete: »Das weiß kein Mensch so ganz genau. Wie Fieber beginnt und warum es abklingt, ist immer noch ein Geheimnis.«[13] Ja, ungefähr so rätselhaft wie die Tatsache, dass es tagsüber hell und nachts dunkel ist.

Am Fieber ist nichts Geheimnisvolles. Im Gegenteil, es ist

Teil der Größe und Erhabenheit des menschlichen Körpers, die die Wissenschaft, weder in der Vergangenheit noch in der Gegenwart, ergründet hat. Es handelt sich dabei um eine vernünftige, erklärbare, absolut verständliche Reaktion des extrem intelligenten Organismus, der damit nur eine seiner zahlreichen Möglichkeiten zur Selbstheilung nutzt.

Doch die Unwissenheit über das Fieber hat sich bis in unsere Tage gehalten. Ich kenne gescheite, vernünftige Leute, die in Panik geraten, wenn ihr Kind Fieber hat. Dann rennen sie zum Doktor, um Pillen zu holen, damit der Körper ihres Kindes nicht verbrennt oder das Fieber gar Gehirnschäden auslöst. Der menschliche Körper ist doch kein stumpfsinniger Klumpen Lehm, sondern weit über unsere Vorstellungen hinaus intelligent. Die Idee, dass er seine eigene Temperatur erhöhen würde, bis das Gehirn Schaden leidet, ist das Absurdeste, was ich je gehört habe.

Was meinen Sie, wie groß die Chance ist, dass der Körper, der ständig Blut erzeugt, einfach vergisst, die Blutproduktion zu regeln und so viel Blut produziert, dass er darin ertrinkt? Oder kann es so weit kommen, dass der Organismus nach der Verdauung einer Mahlzeit vergisst, mit dem Verdauen aufzuhören und seinen eigenen Magen verdaut? Oder, dass der Körper, statt normal ein- und auszuatmen, plötzlich so viel Luft in die Lungen saugt, bis diese platzen? Lächerlich, absurd, ungeheuerlich! Oder?

Die Regulierung der Temperatur ist eine der fundamentalen Funktionen des menschlichen Körpers. Sie wird vom Körper wahrgenommen, von ihm kontrolliert, vernünftig und sorgfältig als Abwehrmittel eingesetzt. Die Vorstellung, dass dieser ausgeklügelte Mechanismus in Gang gesetzt wird, um Leben zu retten, sich dann aber versehentlich nicht ausschaltet, bis das eigene Gehirn gebraten ist, kann nur als Unsinn bezeichnet werden. Und trotzdem antwortet im Jahre 1999 ein Fachmann dem Leser zum Thema Fieber dies: »Sie haben da ein Thema angeschnitten, das die größten Geister der Medizin seit Jahrhunderten beschäftigt hat.«[14]

Ist es wirklich so schwer zu akzeptieren, dass etwas so Fundamentales wie die Wärmeregulation, die *in jeder Sekunde des Lebens* erfolgt, als Abwehrmittel und zum Schutz eingesetzt wird? Hat diese auf der Hand liegende Erklärung tatsächlich die größten Geister der Medizin über Jahrhunderte beschäftigt?

In meiner dreißigjährigen Erfahrung habe ich niemals von einem Menschen gehört, der, jung oder alt, an Fieber gestorben wäre, außer wenn ein Fieberpatient mit Arzneimitteln behandelt wurde. Fieber hat den Zweck, den Abtransport von Giftstoffen zu erleichtern. In manchen Fällen kommt nämlich zu den im Körper übermäßig vorhandenen Giftstoffen noch ein toxisches Medikament mit seinen eigenen Nebenwirkungen hinzu, und beides zusammen schadet dem Fieberpatienten oder bringt ihn um. Die Medikamente haben in solchen Fällen geschadet, doch schuldig gesprochen wurde das Fieber. Wissen Sie eigentlich, was das Wort »Antibiotikum« wörtlich heißt? Es bedeutet: »Gegen das Leben gerichtet«!

Keine Angst vorm Fieber! Es ist eines der gebräuchlichsten und einleuchtendsten Mittel, die der Körper zum eigenen Schutz besitzt. Wenn Sie scheinbar grundlos Fieber haben, können Sie sicher sein, dass Ihr Körper sich mindestens im zweiten Stadium der Krankheit befindet, andernfalls träte kein Fieber auf. Ein Fieberpatient sollte *keine* Medikamente einnehmen, nur ganz leichte Speisen essen (am besten ausschließlich frisches Obst und Obstsäfte) nach Wunsch Wasser trinken, ruhen und den Körper ohne Einmischung das Seine tun lassen. Dann kann das Fieber seine Aufgabe erfüllen und wieder verschwinden.

Drei: Reizzustand

Während beim Schwächezustand die einzigen Warnsignale Müdigkeit und Appetitmangel sind, kommt es bei Toxämie und der daraus folgenden Reizung zu deutlicheren Warnzeichen. Dieses Stadium der Krankheit macht Sie auf den Anstieg der Toxine im Körper aufmerksam, natürlich in der Hoffnung, dass Sie sich um die Warnung kümmern und entsprechende Gegenmaßnahmen einleiten.

Im Reizzustand setzt der Körper bestimmte Verteidigungsmechanismen in Gang und steigert die innere Aktivität, um die angestauten Giftstoffe loszuwerden. Das kann in mehreren Körperregionen geschehen. Auch wenn ein Reizzustand nicht so schmerzhaft sein mag, dass man gleich zum Arzt geht, ist er doch unangenehm genug, um nach Abhilfe zu suchen. Mit dem Reizzustand spornt Sie der Körper jedenfalls zum Handeln an.

Ein offensichtliches Zeichen der Reizung ist Harndrang oder starker Drang zur Stuhlentleerung. Dieser Drang muss nicht mit Schmerzen verbunden sein, außer wenn man ihn über lange Zeit unbeachtet lässt; dann kann er solche Schmerzen verursachen, dass Sie sich nichts anderes mehr wünschen, als sich zu erleichtern. Därme und Blase sind natürlich die wichtigsten Organe, um Schlacken und Giftstoffe aus dem Körper hinaus zu befördern. Die Entfernung der Toxine über andere Organe ist nicht so offensichtlich.

Viele Warnzeichen, die auf einen Reizzustand schließen lassen, sind Ihnen sicher bekannt. Ein häufiger Hinweis auf Reizung durch Blutvergiftung ist beispielsweise Juckreiz. Die Haut ist nicht nur das größte Körperorgan, sondern auch ein wichtiges Ausscheidungsorgan. Der Körper benutzt oft und regelmäßig die vier Milliarden Hautporen von Kopf bis Fuß, um Giftstoffe auszuscheiden. Wenn also Ihre Haut an irgendeiner Stelle juckt, ist das ein deutliches Zeichen dafür, dass Toxine entfernt werden. Sobald sie an die Hautoberfläche dringen, kommt es in diesem Bereich zu einer Reizung. Der Zustand ist in diesem Stadium weder ernst noch schmerzhaft, aber doch irgendwie unangenehm; eben dadurch weckt der Körper Ihre Aufmerksamkeit. Nur wenn Sie darauf nicht Acht geben und nichts gegen die Ursachen unternehmen, führt dieser Juckreiz zu Schlimmerem. Doch darauf kommen wir beim nächsten Stadium, der Entzündung.

Nicht bei jedem führt Hautjucken zu einem Reizzustand. Manche Menschen empfinden scheinbar grundlos irgendein Unwohlsein und Übelkeit, und zwar zu verschiedenen Tageszeiten, vor allem aber am Morgen, wenn der Körper in der Ausscheidungsphase ist. Eine andere Form der Reizung ist auch ein Kitzeln in der Nase. Wieder andere fühlen sich nervös und unbehaglich, so dass sie scheinbar ganz ohne Grund »aus der Haut fahren«. Wenn Sie einmal besonders schlecht gelaunt oder ärgerlich sind, weist auch das auf einen Reizzustand hin. Sicher haben Sie schon Leute über jemanden sagen hören: »Die oder der ist immer so gereizt« oder »Reiz ihn nicht, er hat schlechte Laune.« Solche Menschen fühlen sich unwohl, weil ihr Körper in einem Reizzustand ist. So einfach ist das.

Zu den weiteren Warnsignalen in dieser Phase gehören Nervosität, Niedergeschlagenheit, Ängstlichkeit und Sorgen, vor allem wenn solches Verhalten für eine Person sonst gar nicht typisch ist. Vielleicht haben Sie plötzlich öfter Kopfschmerzen oder kleinere Beschwerden in anderen Körperregionen. Einschlafstörungen oder unruhiger Schlaf sind weitere Anzeichen für eine Reizung. Auch Gewichtszunahme gehört dazu. Sonstige klassische Indikatoren sind eine belegte Zunge, Mundgeruch, starke Ausdünstung der Haut und ungesunde Gesichtsfarbe, vor allem dunkle Ringe unter den Augen. Frauen bekommen unter Umständen eine unregelmäßige Menstruation oder stärkere Blutungen.

Sie denken jetzt sicher: »Was ist eigentlich kein Warnsignal?« Ganz recht. Leider leben viele Menschen jahrelang im Zustand der Reizung und wissen gar nicht, was sie da aufrütteln will. Das Unbehagen ist nicht so stark, dass sie zur Behandlung gehen, sondern weiter »damit leben«. Doch wenn man die Wirkung von Schwäche, Toxämie und Reizzuständen lange genug ignoriert und die giftigen Rückstände, die den ganzen Prozess in Gang gesetzt haben, eine immer stärkere Konzentration annehmen, ist das Ergebnis unweigerlich das vierte Stadium.

Vier: Entzündung

Der intensivste Versuch des Körpers, sich zu entschlacken und wiederherzustellen, ist die Entzündung. Wenn es dazu kommt, sollte Ihnen in aller Schärfe klar werden, dass es ein Problem gibt, denn dieses Stadium ist bereits mit Schmerzen verbunden. Schmerz aber tritt niemals planlos und ohne Ursache auf. Ist auch nicht Strafe für irgendeine Unbesonnenheit. *Schmerz dient einem bestimmten Zweck.*

Wie ich Ihnen schon sagte, möchte ich Sie durch dieses Buch zu einer anderen Wahrnehmung von Gesundheit und Krankheit bringen. Ein entscheidender Teil dieser neuen Sicht der Dinge besteht darin, dass man die wahre Natur des Schmerzes und die Rolle, die er spielt, verstehen lernt. Schmerz ist unser Freund. Was das für ein neuer Ansatz ist? Vielleicht kein ganz bequemer. Er ist vielleicht nicht der Freund, den Sie oft auf Ihrer Türschwelle sehen möchten, aber ein Freund ist er gewiss. Wenn Sie lernen, den Schmerz auf diese neue Weise zu sehen, ist Ihnen vielleicht für den Rest Ihres Lebens gedient. Natürlich will ich Sie nicht dazu überreden, Schmerz zu mögen. Ich selbst mag ihn ja auch nicht. Doch nur, wenn Sie ihn verstehen, sind Sie in der Lage, ihn zu verhindern.

Nur weil es wehtut, wissen Sie, dass Sie Ihre Hand versehentlich auf den heißen Ofen gelegt haben. Nur weil es wehtut, wissen Sie, dass Sie barfuß auf Glasscherben getreten sind. Schmerz ist eine Schutzmaßnahme. Er warnt uns nicht nur, die Hand lieber anderswohin zu legen als auf den heißen Ofen, er schlägt auch Alarm, wenn für unsere Gesundheit, unser Leben Gefahr besteht. Er ist das wirksamste Warnzeichen des Körpers, meldet sich, wenn Sie, ohne Gegenmaßnahmen zu ergreifen, in Gefahr sind. Doch erkennen wir, weil wir nicht dazu erzogen worden sind, den Schmerz eben nicht als wohlmeinenden Botschafter. Wenn der Schmerz chronisch und unerbittlich wird, weist das darauf hin, dass der Körper immer verzweifelter versucht, die zunehmende Vergiftung des Blutes los zu werden, bevor sie verheerenden Schaden anrichtet. Der Schmerz ist das Mittel, mit dem Ihr gescheiter Körper Sie auf die Situation aufmerksam macht. Weckt Schmerz endlich Ihre Aufmerksamkeit?

Nur ganz wenige Menschen merken, dass Schmerz ein reinigender, heilsamer Zustand ist, während dem der Organismus versucht, sich selbst zu reparieren. Doch man betrachtet ihn als Angriff auf das Wohlbefinden und rennt zum Arzt, um ihn loszuwerden. Und möglicherweise findet der dann Anzeichen für einen pathologischen Befund, der mehr oder weniger oft mit Medikamenten behandelt wird. Natürlich gibt es da Krankheitsanzeichen, darauf will uns der Schmerz ja warnend hinweisen. Medikamente aber können die Ursache der Beschwerden kaum *beseitigen*. Sie lindern nur den Schmerz, den das eigentliche Problem ausgelöst hat. Und leider vergrößern sie noch die Giftansammlung im Blut und vermitteln zudem den falschen Eindruck, dass man das Problem im Griff hat. Schmerz, Unbehagen und gesundheitliche Schwierigkeiten könnten ja auch Warnzeichen vor etwas sein, das schließlich die Zellen dazu bringt, auszurasten.

Beim Auftreten von Entzündungen haben sich die Giftstoffe im Organismus meist in einem bestimmten Organ oder einem Körperbereich konzentriert, um massiv auf eine Ausscheidung hinzuwirken. Es kommt aufgrund der ständigen Reizung durch Giftstoffe zu einer starken Entzündung. Wenn die Entzündung bereits gegeben ist, wird eine Krankheit mit der Endung »itis« diagnostiziert. *-itis* am Ende eines Wortes bedeutet aber »Entzündung von etwas«. Tonsillitis ist die Entzündung der Tonsillen oder Mandeln, Appendizitis die Entzündung des Appendix oder Blinddarmanhangs, Hepatitis die Entzündung der Leber, Nephritis die Entzündung der Nieren. Arthritis die Entzündung der Gelenke, Kolitis die Entzündung des Dickdarms. Eine Erkältung mit Entzündung der Nebenhöhlen heißt Rhinitis oder Katarrh mit Sinusitis oder Nebenhöhlenentzündung. Die Liste der »itis«-Erkrankungen ist endlos. Wenn sich ein Lymphknoten entzündet, vergrößert er sich und wird empfindlich. Man spricht dann von einer »Lympha-denitis«[15] oder entzündliche Lymphknotenschwellung. Das Anschwellen eines Lymphknotens oder einer Drüse aber ist eines der deutlichsten Hinweise des Körpers, dass eine Reinigung des Systems von Giftstoffen überfällig ist. (Vom Lymphsystem wird im folgenden Kapitel noch ausführlich die Rede sein.)

Wenn eine Hautreizung weiter fortschreitet, ist das Ergebnis Dermatitis, eine Entzündung der Haut. Ekzeme, Schuppenflechte oder Psoriasis und eine bestimmte Form von Lupus sind besonders ernste Formen von Dermatitis und ein klarer Hinweis darauf, dass der Körper all seine Selbstheilungskräfte mobilisiert, um die Giftstoffe mit Gewalt aus dem Körper zu verdrängen, und zwar über die Haut. Zu diesem Zeitpunkt können korrigierende Maßnahmen zur Senkung des Giftstoffpegels im Körper wieder für Ordnung sorgen. Ich konnte das in vielen Fällen beobachten.

Doch leider handeln viele Menschen auch dann noch nicht. Lieber unterdrücken sie die schmerzhaften Symptome mit Medikamenten. Das lindert vorübergehend die Schmerzen, doch das Problem bleibt. Wenn die Versuche des Organismus zur Reinigung mit Hilfe von Arzneimitteln unterdrückt werden, steigt der Giftstoffpegel so weit an, dass auch andere Organe betroffen sind, so dass der Körper es, wie erwähnt, nicht nur mit den körperimmanenten Toxinen, sondern auch mit den Giftstoffen aus den verabreichten Medikamenten zu tun hat.

Stadium vier der Krankheit ist der Dreh- und Angelpunkt, an dem sich durch entsprechendes Handeln entscheidet, ob Sie Ihre Gesundheit vollständig wiederherstellen und zur Dynamik zurückfinden können oder immer tiefer in die Krankheit schlittern. Hier sind wir genau in der Mitte der sieben Stadien, und was wir jetzt tun, ist entscheidend. Hält die allgemeine Vergiftung des Organismus an, stehen wir an der Schwelle zum nächsten Stadium.

Fünf: Geschwürbildung

Im fünften Stadium, in dem der Körper schon ziemlich lange Zeit unter Beschuss steht, sind bereits Zellen und Gewebe in beträchtlicher Menge zerstört. Dieser Zustand ist wegen der ungeschützten Nerven oft schon sehr schmerzhaft. Es kann zur Bildung von Wunden und Geschwüren kommen, innerlich wie äußerlich. Beispiel für ein inneres Geschwür ist das Magengeschwür – dabei öffnet sich buchstäblich ein Loch im Magen. Wer schon einmal unter dieser Krankheit leiden musste, weiß nur zu gut, welche Schmerzen damit verbunden sind. Ein häufig auftretendes äußerliches Geschwür ist Soor an den Lippen oder ein offenes, nässendes Geschwür an Armen oder Beinen. Der Körper benutzt ein solches Geschwür, um sich von Giftstoffen zu befreien; sobald der Giftstoffpegel im Organismus gesenkt ist, heilt das Geschwür ab. Der Geschwürbildung folgt der Prozess, den der Körper zur Wundheilung in Gang setzt, auf dem Fuße.

Sechs: Verhärtung

Bei der Bildung von Narben verhärtet sich das Gewebe, oder verloren gegangenes Gewebe wird wie nach dem Abklingen eines Geschwürs ersetzt. Doch hat diese Verhärtung einen wichtigen Zweck. Das toxische Material, das das körperliche Wohlbefinden stört, wird in einen Sack aus verhärtetem Gewebe eingekapselt. Auf diese Weise macht es der Körper unschädlich, fesselt es an einer Stelle, damit es sich nicht weiter ausbreiten kann. Dieser Sack ist eine Art Tumor und wird oft sogar als Krebs diagnostiziert, auch wenn tatsächlich gar kein Krebs vorhanden ist.

Es handelt sich hier um das letzte Stadium, in dem der Körper seine Zellen noch unter Kontrolle hat. Wenn man den zerstörerischen Kräften, die den Organismus so weit gebracht haben, auch weiterhin freien Lauf lässt, beginnen die Zellen, »verrückt zu spielen«. Sie werden parasitär, zehren von allen Nährstoffen, die sie erreichen können, tragen aber nichts zur Erhaltung des Systems bei. Die anhaltende Vergiftung verändert schließlich ihre genetische Kodierung, sie werden »wild« und desorganisiert. Sobald aber Zellen auf diese Weise »verwildern«, spricht man von Krebs.

Sieben: Krebs

Hier haben wir den Schlusspunkt einer langen Krankheitsentwicklung, und wenn die Ursachen, die bis hierher geführt haben, auch weiterhin nicht beseitigt werden, ist der Ausgang meist tödlich. Zu diesem Zeitpunkt ist die Lebenskraft des Körpers meist schon stark herabgesetzt. Die Zellen stehen nicht mehr unter der Kontrolle des Gehirns, sondern vermehren sich wild und auf ganz unorganisierte Weise. Und doch kann unter günstigen Umständen und bei gesunder Lebensweise der Krebs aufgehalten, die Entwicklung noch umgekehrt werden; dazu ist aber gewissenhaftes, andauerndes Bemühen notwendig. Dieses Buch aber möchte aufzeigen, wie sich diesem Stadium vorbeugen lässt.

Anders als die überwältigende Mehrzahl der Menschen glaubt, vor allem diejenigen, bei denen Krebs diagnostiziert wurde, ist der beste Freund und wichtigste Verbündete beim Versuch, dynamische Gesundheit zu erreichen und die Zellen am Verwildern zu hindern, Ihr eigener Körper. *Daran sollte auch für Sie kein Zweifel bestehen, niemals.* Sie glauben nicht, wie oft ich gehört habe, dass Leute einen Teil Ihres Körpers wie einen Gegner beschreiben, so als handele es sich um etwas völlig von ihnen Abgesondertes, Abgetrenntes. Hier ist beispielsweise die Äußerung einer Frau, die in einer Fernsehsendung über Brustkrebs sagte: »Ich hatte das Gefühl, ich müßte meine Brüste loswerden, sie waren meine Feinde geworden. Ich wollte sie nicht mehr, weil sie mich umbringen würden.«[16]

Nichts auf der Welt ist weiter von der Wahrheit entfernt. Nichts!

Viele mögen den menschlichen Körper als eine mehr oder weniger zufällige Zusammenstellung verschiedener Einzelteile sehen, doch der Körper selbst sieht das ganz anders. Jeder Körperteil ist ihm gleich heilig und wichtig und verdient, beachtet und geschützt zu werden. Jedes Organ hat seine Bedeutung und erfährt dieselbe heilende Zuwendung wie alle anderen Körperteile, ob es sich um Brüste, Prostata, Herz, Lunge, Zähne, Haut, Augen oder Darm handelt. Keines findet mehr oder weniger Aufmerksamkeit als ein anderes. Auch die Sonne scheint ja auf jeden gleich. Es gibt keine Bevorzugung. Wenn irgendwo im Körper etwas nicht stimmt, richtet sich alle Energie auf diesen Bereich, um das Problem zu beseitigen. Dank des in jeder Zelle verankerten Wissens schickt der Körper Botschaften aus, um uns vor drohenden Gefahren zu warnen.

Während der ersten sechs Stadien der Krankheit beschert uns der Körper zunehmendes Unwohlsein als Alarmzeichen. Wenn dieses Signal verstanden und korrigierende Maßnahmen ergriffen werden, enden die Warnungen, und das körperliche Unbehagen schwindet. Werden aber die Körpersignale nicht gehört und tritt auch im Verhalten keine Änderung ein, verstärken sich die Signale immer mehr. Der Schmerz dauert an und wird intensiver. Dieser eingebaute Warnmechanismus hat eine Automatik wie das Augenzwinkern oder das Strömen des Blutes in den Adern. Auch dies ein Beweis dafür, wie wunderbar der menschliche Körper funktioniert. Doch der Organismus kann nichts anderes tun als eine Korrektur anmahnen; er hat keine Möglichkeit, eine solche Korrektur an unserer Statt vorzunehmen.

Haben Sie jemals erlebt, wie beim Autofahren plötzlich ein rotes Lämpchen am Armaturenbrett aufleuchtete, um anzuzeigen, dass irgendwas nicht stimmt? Nehmen Sie das Lämpchen einfach nicht zur Kenntnis und hoffen, es würde schon wieder aufhören zu leuchten? Oder bringen Sie Ihr Auto sobald wie möglich in die Werkstatt, um feststellen zu lassen, was los ist?

Die Autohersteller haben ein Warnsystem ausgetüftelt, um Schäden am Auto zu verhindern. Glauben Sie, dass der liebe Gott bei uns einen solchen Warnblinker vergessen hat? Nein, er hat ihn nicht vergessen. Auf keinen Fall hat der Schöpfer in seiner unendlichen Weisheit und Intelligenz versäumt, unserem Körper eine so wichtige Komponente wie das Warnsystem zur Verhinderung von Schäden mitzugeben.

Denken Sie daran, dass Gesundheit der natürliche Zustand für uns ist und nicht Krankheit. Der Körper hat immer das Bestreben, die Gesundheit aufrechtzuerhalten. Leuchtet erst einmal die Warnleuchte auf, so zeigt dies an, dass ihm nicht die beste Pflege und die günstigsten Umstände zuteil geworden sind und dass er versucht, die Überfrachtung mit Giftstoffen loszuwerden. Wenn in diesem Augenblick sinnvolle Maßnahmen einsetzen, ein gesunder Lebensstil praktiziert wird, kann die Krankheit nicht fortschreiten. Die Warnungen hören auf (der Schmerz schwindet), und der Mensch wird wieder gesund. Unterdrückt er aber die Körpersignale mit Medikamenten oder ignoriert sie einfach, bleibt die Überlastung mit Toxinen bestehen. Es kommt zu ernsteren Krankheiten und endet schließlich damit, dass die Zellen ausrasten.

Gefahr durch Medikamente

In diesem ganzen Kapitel habe ich immer wieder darauf hingewiesen, dass die richtigen Schritte zur Beseitigung der *Ursachen* von Schmerz oder Unwohlsein Ihnen bis ans Ende Ihres Lebens nützlich sein würden, nicht aber eine Beschwichtigung durch Medikamente.

Lassen Sie mich noch einmal ganz klar festhalten: Medikamente sind in vielen Fällen ungeeignete Hilfsmittel. Schon beim ersten Anzeichen des Unwohlseins Arzneien zu schlucken, beweist das Verharren in alten Denkmustern. Wir alle sind so erzogen worden, dass die Antwort auf Schmerzen für die meisten in der Einnahme von Pillen besteht. Das ist ja so einfach. Irgendetwas tut weh, Sie schlucken eine Tablette, der Schmerz verschwindet. »Hurra den Pillen!«

Doch Medikamente werden nicht heilen. Dr. Paul Yanick jr. hat es so formuliert: »Im Großen und Ganzen wirken Medikamente nicht gegen die einer Krankheit zu Grunde liegenden Ursachen. Auch wenn sie Symptome verhindern können, die lebensbedrohlich sind, so werden sie doch in den meisten Fällen überdosiert und missbraucht.« Medikamente verschleiern Symptome, sie halten uns davon ab, für uns selbst das Richtige zu tun, denn sie geben uns ein falsches Gefühl der Sicherheit: »Wenn der Schmerz weg ist, muss auch das Problem verschwunden sein.« Das Problem ist aber nur verdeckt, das ist es, warum die Leute von einem Stadium der Krankheit bis zum nächsten weitermachen.

Für mich war es nicht überraschend, als 1996 eine führende Ärztezeitschrift, der *Townsend Letter for Doctors,* berichtete: »Die biologische Wirksamkeit von rezeptpflichtigen Arzneimitteln kann durch Nahrungsergänzungsmittel tatsächlich verdoppelt werden.«[17] Mehr und mehr Ärzte sind der Meinung, dass qualitätvolle, richtig ausgewählte Nährstoffe und Nahrungsergänzungsmittel sehr wohl die Aufgaben von verordneten Medikamenten übernehmen könnten, und zwar ohne die so oft bei Arzneimitteln auftretenden Nebenwirkungen. Trotzdem aber bleiben wir eine mit Medikamenten betäubte Gesellschaft. Wie gesagt, wir geben Milliarden und Abermilliarden für die Gesundheit aus, und die Kosten sollen sich nach Schätzungen bis zum Jahr 2007 noch verdoppeln. Medikamente sind ein gutes Geschäft. Art Buchwald hat das in »Pill-Pushing for Fun and Profit« so gesagt: »Vor Jahren wurden in den Vereinigten Staaten die großen Profite mit Öl gemacht, in unseren Tagen aber mit Pharmazeutika.«[18] In den USA kommen mehr als elf verordnete Medikamente auf jeden Mann, jede Frau und jedes Kind.[19] Milliarden also. Wie bestürzend diese Zahlen auch sein mögen, so sind doch die frei verkauften Arzneimittel darin noch gar nicht enthalten.

Natürliche Alternativen zu Arzneimitteln

Ich habe den führenden Biochemiker und Ernährungswissenschaftler Robert J. Marshall, Ph.D., CCN, gebeten, einige Anmerkungen zu machen über Alternativen für Arzneimittel, die bei uns gebräuchlich sind. Hier sein Kommentar:

Unsere Gesellschaft hat Arzneimittel als gegebene Tatsache akzeptiert, auch da, wo tatsächlich auch verschiedene ungiftige Alternativen vorhanden sind. Viele Forscher glauben, dass es sichere Ernährungsalternativen anstelle verordneter Medikamente gibt. Sehen wir uns die Siatuation anhand einiger Beispiele an:

Medizinische Studien zeigen, dass die Substanz Terfenadin, ein verbreitetes Mittel mit antiallergischer Wirkung, durch Vitamin C und Quercitin, ein Antioxidans[20], ersetzt werden könnte. Eine gebräuchliche Heilpflanze, nämlich Ingwer, ist wirksamer als das normalerweise verordnete Mittel gegen Kinetose (Bewegungs- oder Reisekrankheit)[21]. Die berühmten Multimillionen-Dollar-Medikamente gegen Krebs, Tagamet und Famodinin, könnten wirkungsvoll durch DGL, ein Süßholzwurzelextrakt[22], ersetzt werden. Tatsächlich ist die Praxis, Geschwüre mit säurehaltigen Blockern zu behandeln, in Frage zu stellen, da eine niedrige Salzsäure-Sekretion die Verfügbarkeit von höchst wichtigen Mineralstoffen wie Eisen, Zink und Kalzium im Körper vermindert[23]. Tauschen Patienten, die säurehaltige Blocker einnehmen, etwa ein Symptom gegen viele andere ein?

Coleus (Buntlippe), ein Minzeextrakt, kann den Augeninnendruck senken, und zwar ohne die Nebenwirkungen, die durch Beta-Blocker-Augentropfen hervorgerufen werden[24]. Viele Frauen haben erfolgreich das möglicherweise Krebs erregende Mittel Presomen abgesetzt und verwenden statt dessen Yamswurzelcremes mit natürlichem Progesteron, um postmenstruale Probleme und Symptome der Menopause unter Kontrolle zu halten[25].

Depression

Amitriptylin, ein häufig verschriebenes Antidepressivum, kann bei vielen unangenehme Nebenwirkungen haben. Eine europäische psychiatrische Zeitschrift hat eine ganze Ausgabe Berichten über Heilpflanzenprodukte wie Johanniskraut gewidmet, die sicherer und wirksamer sind als Amitriptylin.[26] Wir hatten ausgezeichnete klinische Erfolge bei der Behandlung von Depressionen durch Ernährungsumstellung und qualitätvolle Nahrungsergänzungsmittel und bei Bedarf Entfernung von toxischen Substanzen (etwa Quecksilbervergiftung durch Amalgam-Zahnfüllungen oder andere Formen der toxischen Kontamination).

Herzprobleme

Magnesium scheint ähnlich zu wirken wie die kalziumblockierenden Arzneimittel, und das zu etwa zehn Prozent oder gar nur einem Prozent der Kosten.[27] Viele Leute leiden unter Magnesiummangel, dabei ist dieser Mineralstoff für die Herztätigkeit und die Gesundheit des Herzens wichtig. In einer Studie der University of Washington über 2600 Patienten mit hohem Blutdruck stellte sich heraus, dass das Risiko eines Herzanfalls um rund 60 Prozent erhöht ist, wenn die Patienten Kalziumblocker wie Diltiazem, Verapamcil oder Dilzem einnahmen. Bei höheren Dosen stieg das Risiko noch weiter an. Setzen Sie aber trotzdem auf keinen Fall Medikamente eigenmächtig ab; plötzliches Absetzen kann lebensbedrohlich sein. Beraten Sie sich mit Ihrem Arzt, um vielleicht harmlosere Alternativen zu finden.

Hohes Cholesterin

Knoblauch[28] sowie Kalzium/Magnesiumkarbonatergänzung hilft bei zu hohem Cholesterinspiegel ohne die gefährlichen Nebenwirkungen des teuren Mevinacor. Zu den schlimmsten Nebenwirkungen von Mevinacor gehört Lebervergiftung. Wenn Sie dieses Medikament einnehmen, sollten alle sechs Wochen Leberfunktionstests gemacht werden. Im Tierversuch verursachte Mevinacor Krebs; beim Menschen kann es schwere Entzündungen, Muskelschmerzen sowie Magen- und Darmprobleme auslösen. Tatsächlich blockieren viele Cholesterinsenker die Aufnahme der fettlöslichen Vitamine A, D und K, und das kann zu weiteren Gesundheitsproblemen führen.

Ängste

In ihrem Buch *Worst Pills, Best Pills* besprechen Sidney M. Wolfe, M.D. und eine renommierte Gruppe von Ärzten Hunderte von rezeptpflichtigen Arzneimitteln und ihre Alternativen. Sie empfehlen beispielsweise, statt Rivotsil gegen Ängste, Schlaflosigkeit oder Panikattacken lieber sichere Alternativen wie Atemtraining, Ablenkung, Entspannung und Ernährungsumstellung einzusetzen. Zu den zahlreichen Nebenwirkungen von Rivotsil gehören Depression, Verwirrung, Muskelschwäche, Schmerzen, Schwindel, Blutanomalien, Gewichtsverlust, allgemeine Verschlechterung des Gesundheitszustandes, Harnprobleme, verlangsamte Reflexe und Schlaflosigkeit. Da Rivotsil abhängig macht (wenn es länger als mehrere Wochen eingenommen wird), darf es nicht abrupt abgesetzt werden. Arbeiten Sie im Gespräch mit Ihrem Arzt einen Plan zur allmählichen Verringerung des Medikaments um fünf oder zehn Prozent der bisherigen Dosis aus, und finden Sie gemeinsam eine weniger gefährliche Alternative.

Wie Sie gesehen haben, gibt es zahlreiche Alternativen, die preiswerter sind und weniger Nebenwirkungen haben als viele verordnete Arzneimittel. Was Sie auch immer einnehmen, halten Sie sich an gut informierte, auch im Bereich der Ernährung kundige Ärzte, um eine sichere, wirksame und angemessene Wahl treffen zu können.

Und bei dem, was jetzt kommt, halten Sie sich fest! Das *Journal of the American Medical Association* berichtete mit Bezug auf die Ergebnisse der größten und vollständigsten Studie ihrer Art: »Alljährlich werden mehr als zwei Millionen Amerikaner ernstlich krank, und 106 000 von ihnen sterben durch verschreibungspflichtige Medikamente«.[29] Denken Sie darüber einmal nach: 1995, auf dem Höhepunkt der AIDS-Epidemie in Amerika, starben 43 000 Menschen, zugleich gibt es jedes Jahr mehr als zweimal so viele Todesfälle durch rezeptpflichtige Medikamente! Als ob das nicht auch eine Epidemie wäre! Und ich möchte wetten, die meisten von Ihnen haben darüber nichts gewusst. Oder doch?

Wissen Sie, warum so viele Menschen an rezeptpflichtigen Medikamenten sterben? Weil diese Arzneimittel giftig sind, darum. Es gibt praktisch kein Medikament ohne Nebenwirkungen. Die Studie stellt ganz klar fest, dass die Todesursache »toxische Reaktionen auf korrekt verordnete und ordnungsgemäß eingenommene Arzneimittel« sind. Es handelt sich also *nicht* um Unfälle. In den 90er Jahren, also innerhalb eines Jahrzehnts, starben in den USA mehr als *eine Million* Menschen, weil sie rezeptpflichtige Medikamente eingenommen haben; und diese Statistik erfasst nur die Fälle von zur richtigen Zeit und auf korrekte Weise eingenommenen Arzneimitteln.

Damit ist die Medizin, zu deren Rüstzeug ja nicht zuletzt Medikamente gehören, in einem Dilemma. Denn immerhin gilt ja noch das alte Motto der Ärzteschaft, der lateinische Spruch *Ubi virus, ibi virtus*, den man übersetzen kann mit » Wo Gift ist, ist auch Wirkung«.[30]

Dass die Interessen der Pharmazeutischen Industrie, an der

natürlich auch zahllose Arbeitsplätze hängen, eine wichtige Rolle spielen, steht gewiss außer Frage. Wie gesagt, durchschnittlich jeder Mann, jede Frau und jedes Kind in den Vereinigten Staaten nehmen elf rezeptpflichtige Medikamente ein.

Die Übermedikation unserer Bevölkerung beginnt ja schon im Kindesalter. Es gibt Medikamente gegen Ohrenschmerzen, Erkältungen und Grippe, gegen Fieber und Koliken. Schon früh werden unsere Kinder daran gewöhnt, dass es bei allen möglichen kleinen oder größeren Beschwerden ein paar Tröpfchen oder eine Pille gibt, die Schmerzen vertreiben. Und das geht im Jugendalter und Erwachsenenleben weiter.

Wohin aber führt uns solches Übermaß an Medikamenten? Viele Medikamente bekämpfen gar nicht die Ursachen sondern die Symptome. Wenn die Leute dann ein Alter von 65 Jahren erreicht haben, sind sie nach den lebenslang gewohnten Pillen nur zu empfänglich für weitere Medikation. Es ist höchst unerfreulich, wie im reichen Amerika ältere Leute, die immerhin ein festes Einkommen oder eine soziale Absicherung haben, in der Apotheke stehen, ihre Groschen zusammenkratzen, um das Säckchen mit Medikamenten zu bezahlen. Oft müssen sie sich bei der Ernährung einschränken, um ihre Arzneimittel finanzieren zu können.

Wussten Sie eigentlich, dass ältere Menschen, die nur 12 Prozent der amerikanischen Bevölkerung ausmachen, mehr als 33 Prozent aller rezeptpflichtigen Medikamente und mehr als 50 Prozent aller nicht verschreibungspflichtigen Arzneimittel konsumieren?[31] Mitte der 80er Jahre sagte der Abgeordnete Claude Pepper, selbst ein älterer Herr, beim Hearing vor der Joint Aging Commission aus, dass der durchschnittliche amerikanische Bürger über 65 Jahre 13 Medikamente pro Jahr verordnet bekommt.[32]

Oft bewirken zu große Dosen verschiedener Medikamente bei älteren Menschen eine Vielzahl von Symptomen, die entweder unerkannt bleiben oder als natürlicher Altersabbau diagnostiziert werden. Warum? Weil noch nicht genügend erforscht ist, welche negativen Auswirkungen so viele gleichzeitig eingenommene Medikamente im Körper eigentlich haben.

Im August 1999 schoss eine 68-jährige Frau auf ihre Tochter und deren Freund. Sie wurde wegen Mordes angeklagt, weil die Tochter starb. Doch man musste sie freisprechen, weil festgestellt wurde, dass sie unfreiwillig durch all die ihr verordneten Medikamente unzurechnungsfähig geworden war.[33] Ein Einzelfall natürlich, aber was für Folgen. Unsere Alten verblöden unter der Medikamentenflut.

Doch der Hammer kommt erst. Erinnern Sie sich an die Berichterstattung über eine Gesundheitsreform in den USA? Wissen Sie, was die größte Streitfrage war? Erschwingliche Medikamentenpreise für ältere Mitbürger. Und wie reagierte die Pharmazeutische Industrie? Eine Anzeigenkampagne, die der Präsident der Vereinigten Staaten eine »millionenschwere Angstmache« gegen die Reformen nannte. Die Industrie jammerte, »wenn sie den älteren Mitbürgern Nachlässe gewährte, müssten die Mittel für Forschung und Entwicklung gekürzt werden«.[34]

Eines aber möchte ich hier so klar wie möglich machen. Ich rate niemandem und auf keinen Fall, die Einnahme von verordneten Medikamenten einfach einzustellen und nie mehr welche zu nehmen. Medikamente haben natürlich ihre Daseinsberechtigung. Notfälle erfordern Notmaßnahmen, und unter bestimmten Bedingungen sind Arzneimittel lebenswichtig.

Doch das ist der Punkt: *unter bestimmten Bedingungen*, nicht immer. Wir in den Vereinigten Staaten setzen schon beim geringsten Anlass Medikamente ein, fangen in der Kindheit damit an und fahren im Jugend- und Erwachsenenalter weiter fort.

Sie selbst sollten sensibel werden für die oben beschriebenen Warnsignale des Körpers und alles tun, um solche Alarmzeichen überflüssig zu machen, damit Sie Schmerz, Gesundheitsprobleme und Krankheit verhindern können. Das richtige Mittel dazu ist CARE.

Ihr bester Freund

Ich hoffe von Herzen, Sie wissen wie wunderbar Sie sind, wie perfekt Ihr Körper funktioniert und über welchen Wissensschatz er verfügt. Er kann Aufgaben in so erstaunlicher Fülle und mit solcher Perfektion erfüllen, dass man seine Intelligenz gar nicht hoch genug einschätzen kann. Sie und wir alle sind wahre Wunder der Schöpfung.

Viele Biologen und Physiologen sind überzeugt davon, dass wir das den Körper lenkende unermessliche Wissen niemals völlig erfassen können. Allein die Fähigkeiten des Gehirns sind unbegreiflich. Selbst der höchst entwickelte Computer hält den Vergleich mit dem menschlichen Gehirn nicht aus. Zusammen mit allen anderen Organen ist Ihr Körper unschlagbar, was Kraft, Fertigkeiten und Anpassungsfähigkeit angeht.

Von den 100 Billionen menschlicher Zellen ist schon die Rede gewesen, und sie alle wirken in großartiger Harmonie zusammen. Jedes Organ ist ein Wunder für sich. Das Herz pumpt fast sechs Liter Blut durch rund 155 000 Kilometer Blutgefäße. Der Verdauungstrakt wandelt die aufgenommene Nahrung in Fleisch und Blut um. Das Gleichgewicht wird stetig aufrecht, die Körpertemperatur stabil gehalten. Die Lunge versorgt die Zellen mit Sauerstoff. Mehr als 200 Knochen und mehr als 600 Muskeln wirken zusammen, damit Sie sich jederzeit in jede gewünschte Richtung bewegen können. Ihre Ohren ermöglichen Ihnen, Musik zu hören, Ihre Augen, die Pracht eines Sonnenuntergangs zu bewundern. Ihr Geschmackssinn, den Duft einer Rose wahrzunehmen und zu genießen. Die Geschmacksknospen verhelfen Ihnen zum Genuss Ihrer Nahrung. Und da sind noch viel, viel mehr Aktivitäten, die man gar nicht alle aufzählen kann, die sämtlich mit außergewöhnlicher Genauigkeit ablaufen, gleichzeitig und, wenn's sein

muss, 100 Jahre oder länger. Es ist Schwindel erregend, die unendliche Intelligenz zu erfassen, die notwendig ist, um all
diese Aktivitäten und die Präzision des menschlichen Körpers
zu koordinieren. Wir können nur mit Scheu und Demut davor-
stehen.

Unser wunderbarer Körper

Es gibt eine Kraft, eine Energie, die jedem von uns innewohnt,
die uns leitet und regiert bei all den oben beschriebenen Funktionen. Diese Energie war es, die uns aus einem unendlich
kleinen Bisschen Protoplasma zu dem erstaunlichen Wesen gemacht hat, das wir heute sind. Diese Energie »weiß« augenblicklich, was zu tun ist, wenn wir uns in den Finger schnei-
den. Ohne dass wir selbst bewusst etwas tun, gerinnt das Blut,
bildet sich Schorf, die Wunde versiegelt sich selbst, der Schorf
fällt ab und fertig, der Schnitt ist weg. Wodurch wird der ge-
brochene Knochen wieder geheilt. Vielleicht durch Gips und
Schlinge? Natürlich nicht. Weisheit und Macht des Körpers
heilen ihn. Eine Substanz, die wirksamer ist als jeder Klebstoff,
wird vom Knochen zu beiden Seiten der Bruchstelle ausge-
schieden und die beiden Teile sind dadurch genauso fest oder
fester verbunden als vor dem Bruch. Dabei handelt es sich weder um einen chemischen noch um einen physikalischen Vorgang (also etwas von Menschen Gemachtes). Es ist ein biologischer Prozess!
    Selbst wenn Sie stürzen und sich mehrere Knochen brechen,
wenn Sie mehr als eine Wunde erleiden, so können doch alle
gleichzeitig geheilt werden; daneben muss der Körper auch
seine zahllosen anderen Aufgaben weiter erfüllen. So ist eben
die der Energie zu Grunde liegende Kraft beschaffen, die alle
Aktivitäten des menschlichen Organismus steuert.
    Sie steht Ihnen von Anbeginn Ihres Lebens zur Verfügung
und verlässt Sie nicht, solange Sie leben. Energie ist integraler
Teil Ihrer Existenz. Sie kann wunderbarerweise Wunden heilen

und selbst größere Schäden beheben. Vertrauen Sie also darauf, dass sie ganz ohne Ihr Zutun für Ihren optimalen Gesundheitszustand sorgt. Mein Ziel besteht darin, Ihre Ehrfurcht für diese machtvolle Energie zu wecken, damit Sie Ihren Körper bei all seinen Funktionen unterstützen und sich dynamischer Gesundheit erfreuen können.

Wir sollten unaufhörlich über unseren Körper staunen, dabei nehmen wir so vieles selbstverständlich. Er verdient für seine unvergleichliche Heilkraft unsere uneingeschränkte Wertschätzung.

Gerade was die Würdigung der Selbstheilungskräfte unseres Organismus angeht, haben es die »Experten« unerklärlicherweise geschafft, das erstaunlichste Versäumnis in der Geschichte der Medizin zu begehen. Auch das ist eines dieser ungeklärten Geheimnisse.

Das Lymphsystem: Müllschlucker des Körpers

Ich wüsste gern, ob Sie auch manchmal bestimmte Erinnerungen haben; ich entsinne mich z. B. folgender Szene: Als junger Kerl wurde ich bei Tisch von meiner Mutter gebeten, die Butter aus dem Kühlschrank zu holen. »Natürlich, Mama«, gab ich zur Antwort, sprang auf, ging zum Kühlschrank, öffnete ihn, und zwischen mir in der Küche und meiner Mutter im Esszimmer entspann sich folgendes Gespräch:

»Sie ist nicht da, Mama.«

»Ganz bestimmt, ich hab sie hineingestellt.«

»Aber ich sehe sie nirgends. Sie ist nicht da.«

»Mach die Augen auf. Gleich vornean liegt sie.«

»Ich sag dir doch, sie ist nicht da.«

»Muss ich selbst nachschauen?«

»Jemand muss sie herausgenommen haben.«

Jetzt kam meine Mutter in die Küche, zum weit offenen Kühlschrank, warf einen halben Blick hinein, nahm die Butterdose heraus, die im mittleren Fach *ganz vorne* stand. Ich konnte es einfach nicht glauben. Ich hatte genau auf die Dose geschaut und sie nicht gesehen. Wenn ich noch näher herangegangen wäre, hätte ich mir einen Fettfleck im Hemd geholt. Nie werde ich das Gesicht meiner Mutter vergessen, mit dem sie die Butterdose herausnahm. Es zeigte eine Mischung aus Sorge und Ärger, so als sähe sie jemanden, der seine Nase abnimmt, um sie sich im Ärmel abzuputzen.

Was die Experten übersehen haben, wäre für sie so offensichtlich gewesen wie die Butterdose für mich. Der einzige Unterschied war, dass mein Versäumnis keine so schwerwiegenden Folgen hatte.

Nur einen einzigen, aber den wichtigsten Faktor bei der Prävention von Krankheiten wie auch von jahrelangen Beschwerden aller Art hat man übersehen. Er gehört in die Kategorie »Dynamik des menschlichen Körpers«. Darin liegt der wichtigste Unterschied zwischen den Methoden der Schulmedizin und denen der natürlichen Gesundheitslehre. Letztere sieht den menschlichen Organismus als dynamisch, leistungsfähig und ständig bemüht, alle auftretenden Probleme wahrzunehmen und mit ihnen richtig umzugehen. Der Schulmedizin erscheint der Körper als das unselige Opfer, das auf Gedeih und Verderb den Attacken übel wollender Bestien ausgeliefert ist.

Die Rede ist jetzt vom wunderbaren Lymphsystem des Körpers. Seinen Zweck hat man lange missverstanden, seine Aktivitäten falsch gedeutet. Ein Beweis für die unglaubliche Intelligenz des Organismus ist, dass es mehrere Systeme gibt, die auf großartige Weise ihre Aufgaben erfüllen: das Nervensystem, das kardiovaskuläre (Blutkreislauf-) System, das Atmungssystem, das Verdauungssystem und das Lymphsystem als wichtiger Teil des Abwehrsystems.

Unser Körper besitzt die grenzenlose Fähigkeit, Gefahren abzuwehren und sich zu schützen. Zum Glück hat der liebe Gott also nicht vergessen, uns etwas so Wesentliches und Wichtiges mitzugeben wie den Mechanismus, der uns vor Krankheiten bewahrt. Es handelt sich um das Abwehrsystem, das irrtümlich Immunsystem genannt wird. Es gibt nämlich gar kein »Immunsystem«. Wenn wir »immun« gemacht werden könnten, so wäre das natürlich fein, aber leider funktioniert das nicht. Sie denken vielleicht, ich betriebe Haarspalterei, indem ich vom »Abwehrsystem« statt vom »Immunsystem« spreche. Das ist nicht der Fall.

Wenn Sie sich eine geladene Pistole an die Stirn halten und abdrücken, gibt es keine Immunität, Ihr Gehirn wird weggeblasen. Es gibt auch keine Immunität gegen die Verletzung der Naturgesetze über Jahre; der Preis dafür ist immer fällig. Die Menschen waren lange überzeugt davon, man könne ruhig über die Stränge schlagen, notfalls zum Arzt gehen und sich das Allheilmittel in Form von Pillen oder Spritzen abholen, ganz so als ließen sich auf wundersame Weise die früheren Verstöße mit ein paar Pülverchen wegfegen. Dieses falsche Denken ist es, was schließlich sein trauriges Ende findet. Deshalb spreche ich in diesem Buch niemals vom »Immunsystem«, sondern immer vom Abwehrsystem.

Wenn es darum geht, Krankheit zu verhindern und dynamische Gesundheit zu schaffen, hängt ganz viel vom Verständnis des Lymphsystems ab, das sozusagen Herz und Seele des Abwehrmechanismuses ist. Dieses System ist keineswegs eine komplizierte Angelegenheit. Das meiste, was Sie vom »Immunsystem« wissen, ist eigentlich das Werk des Lymphsystems.

Wie schon im Kapitel *Die sieben Stadien der Krankheit* besprochen, tragen Giftstoffe bei der Entwicklung von Krankheiten die Hauptschuld. Wenn man daher die Rolle von Toxämie und des Lymphsystems nicht versteht, werden Krankheiten nicht verständlich.

Haben Toxine die Möglichkeit, sich im Körper aufzubauen und dort zu verweilen, können sie den Organismus schädigen, die Probleme von allgemeinen Beschwerden oder ständigen Schmerzen bis hin zu fehlgeleiteten Zellen reichen. Wenn die giftigen Schlacken aber regelmäßig aus dem Körper entfernt werden, bleibt der Körper so weit intakt, dass er sich gegen Krankheiten wehren kann. Deshalb macht es so viel Sinn, alles nur Mögliche zu unternehmen, um die Mechanismen im Körper, die Giftstoffe ausleiten können, nach Kräften zu unterstützen.

Ein Glück, dass unser Körper über so viel Intelligenz verfügt. Sie haben vielleicht noch nicht darüber nachgedacht, aber es ist doch wirklich staunenswert, wie er es versteht, einen Apfel in Blut zu verwandeln. In unserer hoch technisierten Welt ist kein Wissenschaftler in der Lage, in ein Laboratorium zu gehen und aus einem Nahrungsmittel Blut zu erzeugen. Doch der Körper schafft das ebenso bravourös, wie er auch andere bemerkenswerte Leistungen vollbringt.

Mit derselben Präzision, die der Organismus bei allen seinen Funktionen an den Tag legt, gelingt es ihm, Giftstoffe zu entfernen. Und damit kommen wir zum Lymphsystem.

Vor Jahren streikte die New Yorker Müllabfuhr, kein Abfall wurde mehr abgeholt, der Müll häufte sich in der Stadt zu Bergen, die Gehsteige und teilweise sogar die Straßen waren mit Müll bedeckt; dazu der unerträgliche Gestank. Täglich brachten die Nachrichten Bilder von der sich stetig verschlimmernden Krise sowie die Kommentare der angeekelten New Yorker. Warum ich darauf komme? Das Lymphsystem ist sozusagen der Müllsammler des Organismus. Und zum Glück tritt diese Müllabfuhr auch bei starker Überlastung niemals in einen Streik. 24 Stunden täglich ist sie im Dienst und versucht, den Körper sauber und frisch zu erhalten.

Das Lymphsystem ist ein erstaunliches Netzwerk von Flüssigkeiten, Organen, Knoten und Knötchen, Gängen, Drüsen und Gefäßen, die immer während und gründlich das System von Schlacken reinigen. Millionen und Abermillionen Knoten, einige von ihnen winzig, manche groß, bewachen die Passagen des Körpers gegen eindringende zerstörerische Substanzen. Wenn man sie in einer geraden Linie aufstellen wollte, würden die Lymphgefäße des Körpers über eine Entfernung von mehr als hunderttausend Kilometern reichen und den Erdball viermal umspannen.[35] In unserem Körper gibt es dreimal so viel Lymphflüssigkeit wie Blut.[36] Das gibt Ihnen eine Vorstellung von ihrer Bedeutung.

Anders als der Blutkreislauf befördert das Lymphsystem Flüssigkeit nur vom Gewebe weg. Es reinigt die Zellen von Schlacken, spaltet diese Abfälle in komplizierten Prozessen auf und sorgt für ihren Abtransport aus dem Körper. Das Lymphsystem ist auch beteiligt bei der Produktion der weißen Blutkörperchen (Leukozyten), die fremde Substanzen, wie Bakterien und andere »Eindringlinge«, ausfindig machen, einfangen, zerstören und sie dann ebenfalls aus dem Körper befördern.

Die Lymphzirkulation bewirkt, dass die Giftstoffe mit den mächtigen Reinigungszellen, den Makrophagen (»Fresszellen«) und Lymphozyten, unliebsame Bekanntschaft machen. Mehr als 99 Prozent der löslichen Giftstoffe (Antigene genannt) können in den Lymphknoten des Körpers eingefangen werden.[37]

Physiologie des Lymphsystems

Abgesehen von Knorpeln, Nägeln und Haaren ist der ganze Körper in Lymphflüssigkeit gebadet. Wenn Sie ein Bild vom Netzwerk der Drüsen und Knoten im Inneren Ihres Körpers sehen könnten, würden Sie etwas wahrnehmen, das wie eine extrem feine Hülle aus Spitzen aussieht, die alles bedeckt und durchtränkt. Sie können manche Lymphknoten, die gleich unter der Hautoberfläche sind, auch fühlen, z. B. die zu beiden Seiten des Halses, unter dem Kinn, unter den Armen und am Ansatz der Beine.

Wenn Sie besonders große Lymphknoten sehen möchten, brauchen Sie nur den Mund zu öffnen und Ihre Mandeln anzuschauen. Viele aber sind von diesem Anblick ausgeschlossen, denn bevor man festgestellt hatte, wie extrem wichtig und segensreich die Mandeln sind, hat man ihnen die Mandeln entfernt, so als handele es sich dabei um einen Irrtum der Natur. Da man aber nun weiß, dass sie Teil des Lymphsystems sind und einen Ring von Lymphflüssigkeit um die Öffnung zwischen Nasen- und Mundhöhlen legen, der gegen Bakterien und anderes schädliche Material[38] schützt, dürfen sie wieder dort bleiben, wo Gott sie vorgesehen hat.

Die traditionelle Meinung, dass die Mandeln entbehrlich sind, zeigt, wie wenig Verständnis und wohlverdienten Respekt man dem Lymphsystem, diesem Wunder der Schöpfung, entgegenbrachte. Man hat es in seiner Schutzfunktion einfach unterschätzt.

Als ich im Jahr 1988 Zeitung lesend durch London fuhr, stieß ich auf einen Artikel mit der Überschrift »Mandel-Sonderangebot«. Offenbar opferten Ärzte, im Bemühen, das Entfernen dieser lästigen und offenbar überflüssigen Organe zu erleichtern, ihre freie Zeit, um in einer Fließbandaktion Kindern sehr billig die Mandeln herauszuoperieren. Dazu die Aussage des zuständigen Beamten im Gesundheitsministerium: »Letztes Jahr operierten wir 128 Kinder, und es war ein solcher Erfolg, dass wir der Meinung waren, man müsste die Aktion wiederholen.«[39] Bei mir wurden die Mandeln herausgenommen, als ich drei Jahre alt war. Damals (in den späten 40er Jahren) entfernte man sie fast automatisch. Mandeln galten als so etwas wie eine Laune der Schöpfung. Man empfand sie als Plage, war froh, sie los zu sein. Es ist wirklich tragisch.

Wenn sich die Mandeln vergrößern und die Schwellung unangenehm wird, will uns der Körper damit sagen: »Hallo, stell doch mal das Essen kurz ein, damit ich wieder Ordnung machen kann.« Doch statt dass man uns beibringt, die Botschaft der Mandeln und ihre Gegenmaßnahmen zu verstehen, reißt man sie mit den Wurzeln aus und verabreicht uns einen großen Eisbecher als Belohnung, weil wir die Prozedur so brav hinnehmen.

Sie brauchen kein tieferes Verständnis aller physiologischen Funktionen des Lymphsystems. Um Gesundheitsproblemen ganz allgemein und einer Krankheit im Besonderen vorzubeugen, wissen Sie damit eigentlich schon alles, was Sie wissen müssen. Das Wichtigste: In Ihrem Körper bauen sich Giftstoffe auf. Wenn sie nicht entfernt werden, verursachen sie Schmerzen, machen Sie krank und können unter Umständen Zellen dazu bringen, verrückt zu spielen, also zu Krebszellen zu werden. Und die ausdrücklicke Aufgabe des unendlich wirksamen Lymphsystems liegt darin, Giftstoffe aufzuspalten und aus dem Körper zu entfernen, bevor sie Schaden anrichten können.

Am besten lässt sich das eindrucksvolle Wirken des Lymphsystems an einem Beispiel verdeutlichen, und zwar an einem Fall von Brustkrebs. Ich will Ihnen auch sagen, warum. Erstens weil man ständig von dieser Krankheit hört; zudem beschäftigt sich das folgende Kapitel ganz speziell damit. Zweitens, weil ich so am besten meine früher geäußerte Meinung untermauern kann, dass Krebs gleich Krebs ist, gleichgültig, in welcher Körperregion er auftritt und wie er heißt. Ich hätte als Beispiel auch Prostatakrebs oder Darmkrebs oder eine andere Krebsart nehmen können. Sie wissen ja, an welcher Stelle im Körper die Zellen verrückt spielen, ist nicht von Bedeutung. Wichtig ist nur, dass Zellen wegen ständiger Vernachlässigung und fortwährendem Missbrauch »ausrasten«; da Lymphknoten und das Lymphsystem bei Krebs immer involviert sind und im Zusammenhang mit Brustkrebs stets erwähnt werden, scheint mir dieses Beispiel am einleuchtendsten.

Das Wort »Krebs« ist natürlich nur ein Wort, nichts anderes. Wir können ihm jede Bedeutung zumessen, die wir wollen, ihn als Horror betrachten, der wie eine Seuche über uns kommt, oder ihn als etwas Verständliches und Vermeidbares begreifen. Sie sollten mit dem Wort »Krebs« etwas ganz anderes verbinden als bisher, nicht daran denken, dass die Krankheit sich irgendwie in Ihren Körper einschleichen und ihm Schaden zufügen könnte. Krebs ist vielmehr das Ergebnis jahrelanger Missachtung der Warnsignale des Körpers, die Sie einfach durch Medikamente unterdrückt haben, so dass die Krankheit von Stadium zu Stadium voranschreiten und Ihr Körper schließlich die Zellen nicht mehr schützen konnte.

Der deutlichste Beweis für den Kampf, den der Organismus gegen die Giftstoffe führt, sind die Geschwülste (geschwollene Lymphknoten) irgendwo im Körper, denn ein solcher Knoten steckt voll mit Toxinen, die der Körper ausgesperrt hat, um zu verhindern, dass sie im System kreisen und Schaden anrichten.

Sie brauchen keine Angst davor zu haben, dass irgendwo in Ihrem Körper Knoten gefunden werden, denn es gehört zur Natur des Lymphsystems, dass immer mal geschwollene Knoten da sind und wieder verschwinden, meist ohne dass Sie etwas davon bemerken. Es gibt also keinen Grund zur Panik, wenn Sie einen entdecken. Sie sollten dankbar sein, dass Ihr Körper die Fähigkeit hat, die Lymphknoten einzusetzen, um die Giftstoffe darin in Schach zu halten, bis Sie selbst die richtigen Maßnahmen treffen, um sie wieder loszuwerden. Und hier setzt das CARE-Prinzip an.

Lymphknoten füllen und leeren sich ständig; die Häufigkeit, mit der das geschieht, hängt vom Grad der Toxikämie und von der Fähigkeit und Vitalität des Körpers zur Beseitigung der Gifstoffe ab. Eben darum sagt Dr. Susan Love auch: »Wenn Sie einen Knoten spüren, sollten Sie zuerst einmal tief durchatmen. Es gibt keinen Grund zur Panik. Selbst die Diagnose Krebs ist keine Katastrophe, um wie viel weniger ein Knoten. Auf jeden Krebs kommen zwölf gutartige Knoten.«[40]

Ich finde es geradezu kriminell, dass man die Frauen in solche Hektik und Angst treibt, mit der sie dann Knoten in ihrer Brust suchen und finden sollen. Man hat die Frauen dazu gebracht, die normalen Körpervorgänge mehr zu fürchten als zu verstehen und zu akzeptieren. Wir haben Angst vor dem Unbekannten. Wenn Sie erst wissen, was die Knoten bedeuten, warum sie auftauchen, und wie leicht man sie zum Verschwinden bringen kann, würden sie nicht länger von Ängsten gepeinigt. Das gilt natürlich nicht nur für geschwollene Lymphdrüsen in der weiblichen Brust, sondern für Knoten und geschwollene Drüsen im ganzen Körper.

Da ich ein Freund von Analogien bin, will ich Ihnen mit einem Vergleich die Geschwülste und Lymphknoten erklären. Stellen Sie sich einen Springbrunnen mit einer Wasserfontäne in der Mitte vor. Wenn das Wasser ganz oben ist, stürzt es in eine Reihe flacher Schalen. Der Brunnen hat die Form eines Weihnachtsbaums, dessen obere Ast-Etage im Durchmesser kleiner ist als die unteren. Wenn das Wasser die obere kleine Schale gefüllt hat, läuft es über in die nächstgrößere darunter und so weiter, bis alle Schalen voll sind und sich das Wasser von der untersten in das Becken ergießt, aus dem es mit der Kraft einer Pumpe wieder nach oben befördert wird. Ich habe auch Miniaturausgaben solcher Springbrunnen gesehen, die bei Partys benutzt wurden, um Fruchtsäfte auszuschenken. Wenn Sie sich das Glas anfüllen wollen, halten Sie es einfach unter eine der Schalen und lassen den Saft hineinfließen. Das ist vielleicht eine Vereinfachung, aber die Tätigkeit des Lymphsystems mit seinem Netzwerk aus Lymphknoten arbeitet ganz ähnlich wie ein Springbrunnen: Die Schlacken in Ihrem Körper sind das Wasser und Lymphknoten die Schalen, die sich füllen und überfließen.

Sie wissen doch, Abfälle, Giftstoffe werden ständig erzeugt und aufgebaut, dann vom Lymphsystem aufgenommen und schließlich aus dem Körper entfernt. Die Lymphknoten aber wirken tatsächlich als eine Art kleiner weiterverarbeitender Anlagen. Als unentbehrlicher Teil der Körperabwehr filtern die Lymphknoten Bakterien und anderes Fremdmaterial aus der Lymphflüssigkeit, die ständig durch die Knoten strömt. Diese Schlacken werden aufgespalten, zerlegt und zur Ausscheidung weitergeschickt. Wenn sich die Schlacken im Körper schneller aufbauen, als sie weggeschafft werden können, sind die Lymphknoten überlastet und schwellen an. Oft werden solche vergrößerten Knoten chirurgisch entfernt, vor allem wenn man Krebszellen darin aufgespürt hat. Doch mit der Entfernung der Knoten ist man das Problem selbst ja keineswegs los. Die Schwierigkeit liegt nämlich im ständigen Ansteigen von Giftstoffen und nicht darin, dass die Knoten versuchen, sie aufzunehmen und unschädlich zu machen.

Noch einmal zurück zum Vergleich mit dem Springbrunnen. Haben Sie auch nur für einen winzigen Augenblick daran gedacht, dass das Entfernen einer der oberen Schalen am Springbrunnen das Wasser daran hindern könnte, nach unten in die tiefer liegenden Schalen zu strömen? Auch der Abbau sämtlicher Schalen könnte den Wasserstrom nicht aufhalten. Die einzige Möglichkeit, zu verhindern, dass sich die Schalen mit Wasser füllen, besteht nicht darin, sie zu entfernen, sondern im Abstellen des Wassers. Genauso wenig kann man dem Anschwellen der Lymphknoten dadurch vorbeugen, dass man sie wegoperiert, sondern man muss den Strom der Giftstoffe eindämmen. Stellen Sie sich vor, alle Lymphknoten würden entfernt, damit sie nicht anschwellen können. Das Abwehrsystem wäre damit so schwer geschädigt, dass ein vorzeitiger Tod unvermeidlich wäre, da die Giftstoffe freie Bahn im wehrlosen Körper hätten. Unser Körper ist eine Festung für das Leben. Die Lymphknoten sind die Soldaten, die Wächter, die Ihnen unschätzbare Dienste leisten und Sie schützen. Ohne sie kann man nicht leben!

Der Weg zur Wahrheit

Da ist noch etwas, was ich Ihnen sagen wollte. Immer wenn ich beim Schreiben dieses Buches irgendeine Information oder auch Hilfe benötigte, wurde mir genau das, was ich brauchte wie durch göttliche Gnade zuteil. Ich glaube, es war mehr als Zufall, dass mir manches auf ganz unerwartete Weise zufiel. Genau das bisschen Information, das mir gerade gefehlt hatte, fand ich in meiner Post; jemand schickte mir irgendeinen Zeitungs- oder Zeitschriftenartikel, von dem sie oder er dachte, er könnte mich interessieren. Oder ich bekam einen Hinweis, fand, was ich gesucht hatte, auf der Titelseite einer Zeitschrift, in einer Buchhandlung.

Als ich schon darüber grübelte, ob es sich um lauter Zufälle oder göttliche Eingriffe handele, berichtete mir eine Freundin von einem Buch, von dem sie glaubte, es würde mir gefallen: *The Celestine Prophecy* (Die Prophezeiung von Celestine) von James Redfield. Ich las damals vor allem Dinge, die mit meiner Arbeit zu tun hatten, doch nahm ich das Buch zur Hand und blätterte darin, denn ich begann zu glauben, dass all diese »Zufallsfunde« gar keine Zufälle wären. Das Buch beschrieb neun Schlüsseleinsichten des Lebens, die den Leser zu tieferem spirituellen Bewusstsein verhelfen sollten. Die erste dieser Einsichten schilderte, dass alles im Leben nach einem Plan ablaufe, einen bestimmten Zweck verfolge und dass es keine Zufälle gebe. Ich war verblüfft.

Ich wusste von Anfang an, dass dieses Kapitel des Buches das wichtigste und zentrale sein würde. Zunächst musste ich erklären, was Knoten im Körper und das so unglaublich gut funktionierende Lymphsystem, das dahinter steckt, eigentlich bedeuten; das Verständnis dieses Systems ist immens wichtig, wenn Sie begreifen wollen, wie die drei Prinzipien von CARE (siehe Teil II) bei der Vorbeugung von Krankheiten und zur Erlangung dynamischer Gesundheit funktionieren. Und von nicht geringerer Bedeutung ist die Tatsache, dass die »Experten« versäumt haben, etwas so Wesentliches wie das Lymphsystem zur Prävention von Krankheiten zu nutzen, es sogar zum Sündenbock erklärt haben. Der Beweis für diese Behauptung ist die Tatsache, dass oft bei Brustkrebs Lymphknoten aus der weiblichen Brust, aus der Seite und unter den Armen entfernt werden. Ich kenne viele Frauen, die von ihren Ärzten gedrängt wurden, die Entfernung der Lymphknoten unter den Armen »als Sicherheitsmaßnahme« zuzulassen. Doch das wäre so, als würden Sie zu Hause Ihre Alarmanlage abmontieren, um sich besser gegen Einbruch zu sichern.

Eines Tages saß ich am Schreibtisch über diesem Kapitel, als mich ein Freund anrief, mit dem ich schon lange nicht in Kontakt gewesen war und der weit entfernt wohnte. Nachdem ich von meinem Projekt berichtet hatte, erwähnte er nachdenklich, er habe ein wirklich ausgezeichnetes Buch mit dem Titel *Anatomie und Physiologie* gelesen, das als Lehrbuch benutzt werde und sehr gut geschrieben und illustriert sei. Ihm fiel ein, dass er darin eine Menge über das Lymphsystem gelesen hatte. Nach allerlei ähnlichen Erlebnissen ordnete ich seinen Anruf und das von ihm erwähnte Buch ebenfalls unter diesen seltsamen »Zufällen« ein. Ich fand den Band nicht gleich in den Buchhandlungen der Stadt, weil es sich um ein Hochschullehrbuch handelte, doch konnte ich es bestellen.

Schon am nächsten Tag hielt ich das Buch in Händen, setzte mich sofort hin und las das Kapitel *Lymphatische Organe und Immunität*. Haben Sie schon einmal im Kino einen spannenden Thriller gesehen, in dem jemand versucht, ein verlorenes oder verstecktes Beweisstück zu finden, um ein Geheimnis zu lüften? Nachdem ich so vielen Hinweisen gefolgt war, hatte ich hier das rätselhafte Beweisstück tatsächlich auf dem Tisch. Im Film steigert sich die Spannung zu einem nervenaufreibenden Crescendo, und in dem Augenblick, da der Held das Gesuchte findet, schwenkt die Kamera zu einer Großaufnahme auf sein Gesicht. Eine Fanfare ertönt, und die Person, die so lange und mühevoll gesucht hat, stößt die geballte Faust in die Luft und schreit: »Ja!« Ich war im Kapitel über das Lymphsystem zu einer Stelle gekommen, bei der ich von einer Woge der Erregung erfasst wurde, mich nach der Filmkamera umsah und die Fanfare zu hören vermeinte. In diesem Augenblick hätte es mich kein bisschen gewundert, wenn Steven Spielberg in Person vor mir gestanden wäre und gesagt hätte: »Schnitt! Das war's!« Dieser kurze, einfache Abschnitt sprach Bände. Zuerst wollte ich meinen Augen nicht trauen, deshalb las ich es langsam wieder und wieder. Es war, als würde all meine Arbeit und Mühe mit einem schlichten Satz belohnt, den ich an einer Stelle fand, wo ich ihn niemals vermutet hätte, in einem medizinischen Lehrbuch. Der Absatz lautet:

»Krebszellen können sich durch das lymphatische System von einem Tumor aus auf andere Bereiche des Körpers ausbreiten. Bei ihrem Weg durch das Lymphsystem werden sie aber zuerst in den Lymphknoten eingefangen, in denen die Lymphflüssigkeit gefiltert wird. Bei Krebsoperationen entfernt man häufig Lymphknoten mit bösartigen Krebszellen, um die Ausbreitung des Krebses zu verhindern.«[41]

Was daran so bedeutsam ist? Gute Frage. Lassen Sie mich den Satz, der mir entgegensprang wie der Kampfhund auf ein Stück Fleisch, einmal genau beleuchten und Ihnen erklären, warum er mir so wichtig ist:

»Bei ihrem Weg durch das Lymphsystem *werden sie aber zuerst in den Lymphknoten eingefangen*, in denen die Lymphflüssigkeit gefiltert wird.«

Dieser Satz bestätigt, was ich gesagt habe. Oder? Er zeigt, dass die Schulmedizin zwar ein tiefes Verständnis der technischen Funktionen des Lymphsystems besitzt, nicht aber von den praktischen Aufgaben, die es wahrnimmt. Wie gesagt, während die natürliche Gesundheitslehre den Körper als etwas Dynamisches, Handelndes betrachtet, sieht die traditionelle Medizin ihn als passives Opfer. Deshalb hören wir so viel darüber, wie Krebs sich ausbreitet und sich bis in einen Lymphknoten vorarbeitet. Dabei ist in diesem Abschnitt des zitierten Lehrbuchs ganz klar gesagt, dass nicht die Krebszellen sich bis in die Lymphknoten vorarbeiten, sondern dass sie von den Lymphknoten »eingefangen« werden.

Gelangt eine Krebszelle nicht vielmehr in den Lymphknoten wie eine Staubflocke in den Staubsauger? Der Lymphknoten macht etwas mit den Krebszellen. Nicht umgekehrt! Kein Wunder also, dass man »nicht genau weiß«. Sie haben die Ordnung der Dinge auf den Kopf gestellt. (Nicht nur sieht man die Butter im Kühlschrank nicht, man nimmt den ganzen Kühlschrank nicht wahr.) Es ist so ähnlich wie damals, als man glaubte, die Erde sei im Weltraum fixiert und die Sonne drehe sich um sie, denn man sah ja, wie sich die Sonne über den Himmel bewegte. Natürlich wissen wir längst, dass es nur *scheint*, als bewege sich die Sonne; tatsächlich tut sie es nicht. Es scheint auch nur so, als griffen Krebszellen die Lymphknoten an; tatsächlich tun sie es nicht, sondern werden eingefangen.

Die Krebszellen werden, transportiert von der Lymphflüssigkeit, zu den Lymphknoten gebracht, wo sie in der Falle sitzen. Immer wieder habe ich gesagt, wie bewundernswert intelligent der menschliche Körper ist. Er »weiß«, was er tut. Er führt Billionen von Aktionen und Reaktionen durch; nichts was er tut, ist umsonst, nichts überflüssig, für alles gibt es einen Grund. Der Organismus hat viel zu viel zu tun, um sich mit Dingen zu beschäftigen, die nicht zu seinem eigenen Überleben beitragen. So gibt es nicht die Spur eines Zweifels, dass der Körper, wenn er Krebszellen in seinen Lymphknoten einfängt, verdammt gute Gründe dafür hat!

Die Lymphknoten enthalten Phagozyten oder Fresszellen. Diese Zellen können fremde Substanzen verschlingen und abbauen. Die Krebszellen werden in dieser letzten Verteidigungslinie des Körpers eingefangen. Sie erinnern sich doch, Krebs ist das siebte und letzte Stadium einer Krankheit. Während der ersten sechs Stadien, in denen man dem Krebs noch mit bestimmten Änderungen in der Lebensführung hätte vorbeugen können, es aber nicht getan hat, folgte ein Stadium dem anderen, bis schließlich die Zellen verrückt geworden sind. Mit äußerster, allerletzter Anstrengung sperrt der Körper die Krebszellen, die sich offenbar von ihrem Ausgangsbereich gelöst haben und sich durch das Lymphsystem auszubreiten bemüht sind, in den Lymphknoten ein.[42]

Es gibt keinen anderen Grund, warum der Körper sich sonst diese Mühe machen sollte. Er gibt den Kampf niemals auf, ganz gleich, wie ungünstig die Dinge stehen, wie ernst die Situation ist, wie anhaltend die Versäumnisse waren. Solange der Mensch lebt, kämpft der Körper um Homöostase, also die Selbstregulation des Systems im dynamischen Gleichgewicht. Wie das Wasser im Krug, das sich seinen eigenen Pegel sucht, in welcher Position sich der Krug auch befindet, versucht der Körper zu normalisieren, zu korrigieren und das Gleichgewicht unter allen Umständen zu erhalten. Selbst wenn nach langem Missbrauch und vielen Versäumnissen die Zellen außer Rand und Band geraten, hat der Körper immer noch die nötigen Mittel, sein letztes Aufgebot zu den Waffen zu rufen, um sich seine

Gesundheit zu bewahren: eben diese erstaunlichen, Krebszellen einfangenden, schützenden Lymphknoten.

Und wie geht man mit diesen kostbaren Lymphknoten um! Und warum? Weil sie genau die Funktion wahrnehmen, für die sie geschaffen sind.

Nichts, aber auch gar nichts, könnte rückwärts gewandter sein. Würden Sie zulassen, dass man Ihnen die Blase entfernt, weil sie Urin enthält? Möchten Sie sich den Dickdarm wegen der darin enthaltenen Fäkalien wegoperieren lassen? Sollte man Ihnen die Lunge wegoperieren, weil sie Kohlendioxid enthält? Können Sie sich einen absurderen Vorschlag vorstellen als diesen? Die Entfernung von lebenswichtigen Organen allein aus dem Grund, weil sie die Aufgaben, für die sie da sind, erfüllen? Und das Herausschneiden eines Lymphknotens, der seine Funktion erfüllt, ist genau so absurd wie das Wegoperieren von Blase, Dickdarm oder Lunge.

Staunend und ungläubig blicken wir zurück in die Zeiten, als unsere Vorfahren gegenüber der Dynamik des Körper so blind waren, dass sie den Kranken routinemäßig Blut abgezapft haben. Patienten zur Ader zu lassen, war eine allgemein geübte Praxis. Man glaubte, die Krankheit würde so aus dem Körper herausfließen wie das Blut. Verglichen mit dem Entfernen von Lymphknoten, die ihre Aufgabe erfüllen, in genau dem Augenblick, da sie am dringendsten benötigt werden – um nämlich die wilde, unkontrollierte Ausbreitung von Krebszellen zu verhindern – ist das Schröpfen geradezu ein Meilenstein wissenschaftlicher Erkenntnis.

Und wohin, um Himmels willen, sollen die Schlacken und Krebszellen wandern, wenn diese Lymphknoten entfernt sind? Natürlich zum nächsten erreichbaren Lymphknoten. Wenn man eine der Schalen eines Springbrunnens herausreißt, stürzt das Wasser in die nächste Schale, und wenn man ein ganzes Bündel von Lymphknoten herausschneidet, hindert das den Krebs nicht, zum nächsten erreichbaren Knoten weiterzuziehen. Und darum heißt es dann so oft: »Sie haben einen Rückfall«, oder: »Wir haben noch nicht alles entfernt«.

Bevor die Anhäufung und der Fluss von Schlacken und Giftstoffen im Körper nicht gebremst wird, kann auch das Herausschneiden sämtlicher Lymphknoten keinen Nutzen bringen. Deshalb ist ein geschwollener Lymphknoten nur das Symptom von etwas, das man mit seinen Maßnahmen noch gar nicht erreicht hat. Unter solchen Bedingungen ist ein »Rückfall« unvermeidlich.

Ich war sehr ermutigt, als ich im Jahr 1996 einen Artikel in der Zeitschrift *Surgical Oncology Clinics of North America* las, in dem es heißt: »Die Entfernung von Lymphknoten bei einer wachsenden Zahl von Brustkrebsfällen ist keine medizinische Notwendigkeit, sondern hat eher mit Tradition und Geschichte zu tun.« Die Autoren berichten in diesem Beitrag, dass manche Frauen »unnötigerweise ein Leben lang unter geschwollenen oder tauben Armen leiden und ein hohes Infektionsrisiko haben, weil die Ärzte beim Entfernen von Lymphknoten nicht sehr wählerisch waren.« Und weiter heißt es: »Früher dachte man, Krebs könnte sich mit der Lymphflüssigkeit von den Lymphknoten auf andere Organe oder Gewebe ausbreiten. Inzwischen ist nachgewiesen, dass die Lymphknoten nicht Krebs verbreiten, sie melden nur dem Arzt, dass sich der Krebs bereits ausgebreitet hat.« Die Autoren gingen sogar so weit, festzustellen, dass es »selbst bei manchen invasiven (ins Nachbargewebe hineinwachsenden) Krebszellen möglich oder sogar ratsam sein könnte, auf das Entfernen des Lymphknotens zu verzichten.« Damit könnte man »vielen Frauen die unangenehmen Nebenwirkungen der Lymphknotenentfernung ersparen.« Ich war froh, dass die Autoren weiter konstatierten: »Man sollte den Mut haben, die Lymphknoten nicht routinemäßig zu entfernen.«[43]

So ermutigend all das auch ist, so liegt doch bis zum völligen Verständnis des Lymphsystems noch ein weiter Weg vor uns.

Als O. J. Simpson in der Haft auf seine Verhandlung wartete, wurde ihm ein Lymphknoten unter dem Arm entfernt, um festzustellen, ob er von Krebs befallen war. Das war nicht der Fall. Der behandelnde Arzt diagnostizierte den geschwollenen

Lymphknoten als »gutartige reaktive Lymphozyten-Hyperplasie«, also ein abnormales Wachstum normaler weißer Blutzellen, das zur Vergrößerung des Knotens geführt hatte.

Auch wenn man nur die elementarsten Kenntnisse von der Funktion der Lymphknoten und ihrer Rolle im Lymphsystem hat, begreift man, was hier geschehen war. Der Körper hat die Erzeugung weißer Blutzellen erhöht, um mit einer Überfrachtung durch Giftstoffe fertig zu werden, die angefangen hatten, sich in den Lymphknoten zu sammeln. Das körpereigene Abwehrsystem war in Aktion getreten. Ganz einfach. Offensichtlich. Elementar. Doch die Medien meldeten, dass »weitere Untersuchungen« gemacht würden, um »die Ursache der Schwellung zu bestimmen«.[44] Untersuchungen? Das wäre ungefähr so, als würde man eine zappelnde Person aus einem Schwimmbad ziehen und dann »weitere Untersuchungen« vornehmen, um festzustellen, warum die Person so triefend nass geworden ist.

Ich bin froh, dass unter meinen Freunden auch mehrere Schulmediziner sind; sie haben keine Angst davor, wenn ich sie, obwohl ich kein medizinisches Hochschulstudium absolviert habe, zum Nachdenken über bestimmte Aspekte medizinischer Behandlungsweisen herausfordere. Einer dieser Ärzte, den ich länger als ein Jahrzehnt kenne und mit dem ich eng befreundet bin, fragte mich, was ich den Menschen sage, wenn sie mich fragen, wie man die Zellen daran hindern kann, auszurasten. Ich erzählte ihm von meiner Einstellung zum Lymphsystem, das man nur von Giftstoffen freihalten müsse, um Tumore zu verhinden. Nachdem ich ihm die Meinung der natürlichen Gesundheitslehre zur Funktion des Lymphsystems erklärt hatte, fragte ich ihn geradeheraus: »Wie kommt es, dass Mediziner nach 12-jähriger Ausbildung nichts gelernt haben von der wichtigen Rolle, die das Lymphsystem bei der Prävention von Krankheiten spielen kann?« Er dachte eine Weile nach und meinte dann: »Weißt du, Harvey, ich weiß nicht warum. Man legt nicht so viel Wert darauf. Wir lernen etwas über den Mechanismus, aber nicht über die praktische Anwendung.« Ob das der Grund dafür ist, dass so viele Experten nicht wissen, wie man verhindern könnte, dass Krebszellen verrückt spielen.

Hier ist meine Botschaft an Sie, liebe Leser! Wenn Sie die Prinzipien von CARE (siehe Teil II) anwenden, lernen Sie auch, mit Krebs umzugehen, denn sobald Sie die Funktion und die Bedürfnisse Ihres Lymphsystems kennen, werden Sie die richtigen Schritte zur Prävention tun können, damit es gar nicht erst so weit kommt.

Schritt halten

Verzeihung, mein Herr? Wollten Sie etwa dieses Kapitel übergehen, weil Sie sich für Brustkrebs nicht interessieren? Würde Ihr Interesse, wenn es um Prostatakrebs geht, gleich wieder erwachen? Dann lesen Sie ruhig weiter, denn auch darum handelt es sich hier. Ich weiß, dass ich Gefahr laufe, mich zu wiederholen. Doch nagelneue Ideen müssen ständig wiederholt werden, damit sie sich wirklich einprägen. Und ich will lieber etwas zu viel sagen als zu wenig.

Doch weiter. Es gibt keinen Unterschied zwischen Brustkrebs und Prostatakrebs, außer, dass der eine in einem weiblichen Körper auftritt, der andere in einem männlichen. Abgesehen davon handelt es sich um dasselbe Phänomen, das nur in unterschiedlichen Körperregionen passiert. Wenn Sie Ihr Auto aus der Garage fahren und dann auf einem Parkplatz abstellen, ist es doch immer noch ein Auto, oder? Aus ihm ist weder ein Traktor noch ein Bus geworden, nur weil es den Platz gewechselt hat.

Wenn man sich allzu lange nicht um sie kümmert, können Zellen ausrasten – irgendwo im Körper. Sobald es dazu kommt, geben wir der Sache einen Namen. Wir könnten dieses Phänomen auch irgendwie anders bezeichnen, aber wir nennen es Krebs. In unseren Betrachtungen hier gehen wir davon aus, dass Krebs das Endergebnis eines jahrelangen Versäumnisses ist. Die Betroffenen haben die Arbeit des Lymphsystems nicht optimal unterstützt, es eben nicht so sauber wie möglich erhalten. Das aber hätte die Zellen daran hindern können, verrückt zu spielen und jahrelangen Beschwerden, gesundheitlichen Problemen und Krankheit vorgebeugt, die dem fraglichen Phänomen ja immer vorausgehen.

Es ist sicher interessant, sich das an einem Beispiel genauer anzusehen, und ich habe als Beispiel Brustkrebs gewählt. Ein Grund dafür ist, dass dieser Krebs in der öffentlichen Wahrnehmung immer mit den Lymphknoten assoziiert wird, und das Lymphsystem ist ja unser wichtigstes Thema.

Der zweite Grund: Fragen Sie zehn Frauen, denen Sie zufällig begegnen, vor welchem gesundheitlichen Problem Sie am meisten Angst haben, und wundern Sie sich nicht, wenn alle zehn ohne Zögern Brustkrebs sagen; für die meisten Frauen ist das eben das Gesundheitsproblem des Alters. Man spricht bei Brustkrebs sogar schon von »der anderen Epidemie«. Doch wenn Sie bei Frauen alle Todesfälle durch Brustkrebs, andere Krebskrankheiten, durch AIDS, Diabetes oder sonstige Leiden zusammenrechnen würden, kämen Sie bei weitem nicht an die Zahl der Todesfälle allein durch Herz-Kreislauf-Erkrankungen heran. Und doch haben Frauen vor Brustkrebs die größte Angst. Es ist nicht schwer zu erklären, warum. Sie brauchen nur die Behandlung und die Folgen der Behandlung bei Herz-Kreislauf- Erkrankungen denen bei Brustkrebstherapien gegenüberzustellen. In der Wahrnehmung der Frauen ist das, als würden Sie einen Mückenstich mit dem Biss eines Grizzlybären vergleichen.

Das Gespenst Brustkrebs

Wenn Ihr Arzt feststellt, dass Ihr Cholesterinspiegel viel zu hoch ist und Sie bedenkliche Ablagerungen in den Arterien haben, ist das keine erfreuliche Mitteilung, denn es bedeutet ein hohes Risiko für einen Herzinfarkt. Natürlich schreckt Sie eine solche Diagnose auf, aber die Angst, die sie auslöst, ist, verglichen mit der Diagnose »Krebs«, wie ein Spaziergang am Strand. Die Behandlung zur Vorbeugung eines Herzinfarktes ist ziemlich geradlinig: Sofort die Zufuhr von Fett und Cholesterin einschränken, auf Salz und scharf Gebratenes verzichten, Tabak und Alkohol meiden; regelmäßiges Bewegungstraining in den Tagesplan einbeziehen. Im Grunde hat es damit sein Bewenden. Nicht so bei Krebs.

Die Krebsbehandlung kann so quälend sein wie der Krebs selbst. Dazu die schmerzliche, entstellende Operation. Die Bestrahlungen, die Löcher in die Haut brennen können; und die Chemotherapie, bei der es sich um eine der qualvollsten Behandlungsarten handelt. Der Schlag, mit dem einen die Diagnose »Krebs« trifft, ist fast so schockierend wie die Mitteilung, dass man dem Teufel in der Hölle einen Besuch abstatten und einen Kampf mit glühenden Mistgabeln bestehen soll. Das gilt für Krebs ganz allgemein. Die Diagnose Brustkrebs ist für jede Frau aber wahrscheinlich noch schlimmer, denn da kommt zu den Belastungen durch Krebs und seine Behandlung noch die Qual der Brustoperation hinzu. Für manche Frauen ist der Verlust einer Brust oder gar beider Brüste der verheerendste Aspekt.

Hier ist ja nicht die Rede von der Entfernung irgendeines Organs. Eine Gallenblase, die Milz, den Blinddarm wegzuoperieren ist unangenehm, und jede Operation bedeutet eine Belastung. Doch nach einer Phase der Ruhe und Rekonvaleszenz heilen die Narben solcher Operationen, und das Leben geht ungefähr so weiter wie vorher. Bei einer Brustoperation aber kommen noch andere Dinge ins Spiel. Die psychischen und emotionalen Narben bleiben, auch wenn die körperlichen längst verblasst sind. Die Entfernung der Brust hat in jedem Fall Auswirkungen auf das Selbstwertgefühl einer Frau.

Warum das so ist? In Amerika wie in vielen anderen Ländern gibt es eine besondere Fixierung auf die weibliche Brust. Wem das nicht auffällt, der kommt von einem anderen Stern. Die weiblichen Formen, deren wichtigster Teil die Brüste der Frau sind, werden durch alle Epochen der Geschichte in der bildenden Kunst, der Musik und Literatur gepriesen. Mit ihnen verbinden sich Begriffe wie Weiblichkeit, Erotik, Körperlichkeit, Selbstwertgefühl und Schönheit. Frauen haben mir berichtet, dass sie Angst hatten, ihre Männer würden sie nicht mehr anziehend finden, wenn ihnen die Brüste fehlten. Sie fühlen sich nicht mehr vollwertig und attraktiv. Das alles ist so enorm beunruhigend für eine Frau, wie es sich ein Mann sicherlich nicht vorstellen kann.

Warum Brustkrebs?

Im Jahr 1979 hatte ich in Zusammenhang mit Brustkrebs ein Erlebnis, das mein Leben verändert hat. Aufgrund dieser Geschehnisse wusste ich, dass ich zu diesem Thema einmal etwas schreiben würde. Ich hatte mich bereits neun Jahre lang mit dem Bereich der natürlichen Gesundheitslehre befasst, und die Veröffentlichung von *Fit for Life* lag schon sechs Jahre zurück. Damals war ich so fest davon überzeugt wie heute, dass Menschen, die die Prinzipien der natürlichen Gesundheitslehre begriffen haben und sich einigermaßen danach richteten, ziemlich sicher sein durften, ein langes Leben ohne Schmerzen und Krankheit genießen zu können.

Seit 1971 hatte ich Hunderte von Menschen erlebt, die den einfachen Grundsätzen der natürlichen Gesundheitslehre folgten, nachdem ich sie ihnen in Beratungsgesprächen nahe gebracht hatte. Ich sprach sehr gern mit jedermann, der mir zuhören wollte, über Fragen der Gesundheit, meine Begeisterung für dieses Thema war grenzenlos. Jede Herausforderung nahm ich an, wollte den Menschen zeigen, wie man auch scheinbar katastrophale Situationen meistern kann. Dabei lernte ich viele Leute mit ernsten Gesundheitsproblemen kennen, und mein Engagament brachte oft genug Menschen dazu, sich auf die einfachen Veränderungen ihres Lebens, die ich vorschlug, einzulassen. Ich hatte und habe immer noch größtes Vertrauen, dass der menschliche Körper dank seiner Selbstheilungskräfte – wenn auch die Umweltbedingungen danach sind und sofern er nicht schon irreparable Schäden davongetragen hat – jedes Leiden überwinden kann.

Genau bis zu diesem Punkt war ich gekommen, als mich an jenem Tag des Jahres 1979 eine Frau anrief, mit der ich schon bei mehreren Gelegenheiten über die großen und erstaunlichen Fähigkeiten des menschlichen Körpers zur Selbstheilung gesprochen hatte. Unsere Unterhaltungen müssen einen gewissen Eindruck hinterlassen haben, denn ihr Anruf kam aus dem Krankenhaus. Ich konnte ihren Worten entnehmen, dass sie sehr aufgewühlt war. Ihre Stimme zitterte, sie war so erregt, dass ich sie kaum verstehen konnte. Bei der Mammographie hatte man einen ziemlich großen Knoten in ihrer Brust entdeckt, etwa von der Größe einer Walnuss.

Ein Teil des Problems bestand darin, dass ihr Arzt beim Telefonieren neben ihr stand. Er machte ihr Vorwürfe, weil sie irgendeinen »Ernährungsberater« konsultierte, nachdem er ihr doch gerade klargemacht hätte, sie müsse sich sofort zur Entfernung der Brust entschließen, oder sie werde sterben.

Stellen Sie sich das vor: Sie geht zum Arzt, um eine Mammographie machen zu lassen; er zeigt ihr auf dem Röntgenbild einen riesigen Knoten und versetzt sie dann in Panik, indem er feststellt, ohne sofortige Mastektomie wäre sie eine Todeskandidatin.

Er machte keine Biopsie, entnahm keine Gewebeprobe, nichts. Er konnte gar nicht wissen, ob es sich um Krebs handelte oder nicht. Sagte auch nicht, dass es lebensgefährlich sein *könnte* oder dass man es bei einem Knoten dieser Größe *möglicherweise* mit Krebs zu tun habe, an dem man auch sterben *könne*. Nein. Er sagte einfach: »Ohne Mastektomie sind Sie tot!«

Darauf sagte sie ihm, sie kenne jemanden, der eine Menge über Ernährung wisse; den wolle sie jetzt anrufen. Er meinte vorwurfsvoll: »Was versprechen Sie sich davon? Und gerade jetzt, da Ihr Leben auf dem Spiel steht? Jetzt ist nicht die Stunde der Ernährungsberatung, es muss operiert werden. Sie tun besser, was ich Ihnen sage, statt herumzulavieren.« Schimpfend und auf sie einredend stand er ganz dicht neben ihr beim Telefon, als sie versuchte, mir zu erklären, was los war. Eine dramatische Szene. Schließlich erklärte ich ihr, wenn sie einen Knoten der beschriebenen Größe in der Brust habe, sei der über einen Zeitraum von mindestens zehn bis zwölf Jahren gewachsen. Wie immer ihre Entscheidung aussehe, sie habe ganz sicher noch 24 oder 48 Stunden Zeit, um nach Hause zu gehen, nachzudenken, sich mit Freunden zu besprechen und dann zu einem vernünftigen Entschluss zu kommen; aber ohne den Arzt, der ihr permanent ins Gesicht sage, sie müsse entweder tun, was er sage, oder sterben. Ich schlug ihr vor, den Hörer jetzt aufzulegen, dem Arzt zu sagen, sie würde ihn in ein, zwei Tagen anrufen und danach direkt in mein Büro zu kommen, damit ich ihr etwas über eine Alternative sagen könnte, die sie von ihrem Doktor nicht zu hören bekäme.

Innerhalb einer Stunde war sie bei mir. Sie sah schrecklich aus, das Gesicht aschfahl. Das Entsetzen stand ihr in den Augen. Immer noch zitterte ihre Stimme, und sobald sie zu sprechen begann, musste sie bitterlich schluchzen. Ich nahm an, sie weinte wegen der Krebsdiagnose und weil ihr eine Operation oder Chemotherapie oder beides bevorstand, und weil sie Angst hatte. Doch es waren gar nicht so sehr Diagnose und mögliche Behandlung, die sie erregten; sie fürchtete sich vor dem Schnitt mit dem Skalpell. Ich spreche nicht von der normalen Angst oder Sorge, die man vor jeder Operation hat. Nein, sie hatte eine geradezu lähmende Angst, geschnitten zu werden, dass ihr alles andere weniger schlimm erschien als eine Operation.

Ich sagte ihr, dass die natürliche Gesundheitslehre, mein Fachgebiet, ganz anders an Knoten in der Brust herangehe als die Schulmedizin. Vor allem erklärte ich ihr das Lymphsystem (das natürlich mit Knoten in der Brust zu tun hat) und schlug ihr vor, sich an die Prinzipien der natürlichen Gesundheitslehre zu halten, um den Knoten wieder loszuwerden. Ich meinte, in vier bis fünf Wochen würde sie den absoluten Beweis haben, ob dieser Ansatz erfolgreich wäre. Nach dieser Zeit nämlich könnte man mit Sicherheit feststellen, ob der Knoten noch genauso groß oder kleiner geworden sei. Da sie alles lieber tun wollte, als sich operieren zu lassen, willigte sie ein.

Als Erstes half ich ihr, ein positives Gefühl gegenüber ihrem eigenen Körper und seiner Fähigkeit zur Selbstheilung zu entwickeln. Die bedrohliche Botschaft ihres Arztes war nicht gerade der optimale Ausgangspunkt für eine Selbstheilung. Ich erklärte ihr, dass bestimmte Umstellungen in der Ernährung nötig wären, damit sich das Lymphsystem selbst wieder in Ordnung bringen und heilen könnte. Sie versprach mir, sich diszipliniert zu verhalten und meinen Ratschlägen exakt zu folgen.

Als sie mein Büro verließ, lächelte sie und war voller Hoffnung. Jeden Tag bekam sie Anweisungen von mir, und sie folgte meinen Vorschlägen bedingungslos. Nach den ersten zehn Tagen war sie sicher, dass der Knoten irgendwie kleiner geworden war und sich nicht mehr so leicht ertasten ließ. Innerhalb von drei oder vier Wochen hatte er nicht mehr Walnussgröße, sondern erschien so groß wie ein Zehncentstück. Nach weiteren vier Wochen war er verschwunden. *Weg!* Sie ließ nochmals eine Mammographie machen, und nicht die Spur eines Knotens war zu finden.

Natürlich war sie überglücklich. Ein ständiges Lächeln lag auf ihrem Gesicht. Ihr war das Leben neu geschenkt worden. Sie rief ihren Arzt an und teilte ihm die gute Nachricht mit. Auch besorgte sie sich irgendwie eine Kopie des ersten Mammogramms, und so konnte ich die beiden Röntgenbilder vergleichen, das eine mit dem Knoten, das andere ohne Befund.

Die meisten Leute denken sicher, dass der Arzt barfuß über glühende Kohlen und Glasscherben gegangen wäre, um mehr darüber zu erfahren, wie seine Patientin ohne Operation den Knoten losgeworden war, um diese Information an Patientinnen und Kollegen weiterzugeben. Sie meinen wohl auch, er würde die gute Nachricht vom höchsten Berg herab in die Welt hinausposaunen. Doch dieser Arzt war nicht einmal bereit, mit ihr zu telefonieren. Er nahm ihr übel, dass sie seinem Rat nicht gefolgt war. Seine Sprechstundenhilfe empfahl ihr, sich einen anderen Arzt zu suchen. Und sie könne auch keine Kopie der ursprünglichen Röntgenaufnahme bekommen.

Der Kontakt zu dieser Frau riss dann ab, und ich sah sie erst mehrere Jahre später wieder. Sie lächelte noch immer, und sie sah wunderbar aus. In den zwei Monaten, in denen ich mit ihr gearbeitet hatte, schaffte sie es, mehr als zwölf Kilo abzunehmen und konnte ihr Gewicht auch danach offensichtlich halten. Doch viel wichtiger war, dass sie keine Knoten mehr in der Brust hatte. Was aber mein Ziel anging, die Menschen zu mehr Verantwortung für ihre eigene Gesundheit zu erziehen, so bekam ich von ihr die höchste Anerkennung, die ich je erhofft hatte. Sie sagte, sie habe nun nicht mehr das Gefühl, dass ihr der eigene Körper fremd sei und dass sie ihren Körperfunktionen mit viel mehr Verständnis gegenüberstehe. Sie fühle sich verantwortlich für ihre Gesundheit und habe sie unter Kontrolle. Immer wenn sie an Gewicht zulege oder sich unwohl fühle, wisse sie ganz genau, was zu tun sei, um eine Wende herbeizuführen. Sie dankte mir für alles, was ich für sie getan hätte, ohne zu wissen, einen wie großen Dienst sie mir mit ihren Worten erwies.

Eine andere Bekannte litt an Brustkrebs, bevor wir uns kennen lernten, und die Behandlung hatte ihr Leben mehr oder weniger zerstört. Man hatte einen kleinen Knoten in ihrer rechten Brust gefunden, in dem auch Krebszellen festgestellt wurden. Sie wollte nur den Knoten entfernen lassen, nicht aber die Brust. Doch ihr Arzt meinte, es sei zu gefährlich, die Brust nicht auch abzunehmen. Als sie der Operation zugestimmt hatte, empfahl er ihr, um sicherzugehen, auch gleich die andere Brust entfernen zu lassen. Denn mit einiger Wahrscheinlichkeit würde auch die betroffen. »Warum sollten Sie dann die ganze Prozedur noch einmal über sich ergehen lassen? Erledigen wir das Ganze auf einmal, und Sie haben nie wieder etwas mit Brustkrebs zu tun. Und wenn wir schon dabei sind, sollten wir *vorsichtshalber* auch die Lymphknoten an Brust und Armen entfernen.«

Sie ließ sich überreden und machte dann insgesamt sieben operative Eingriffe durch, einschließlich der radikalen Amputation der einen Brust. Sie war nicht versichert und musste alles selbst bezahlen. Ihr Körper war mit hässlichen Narben bedeckt, und sie war dazu auch noch bankrott. Das alles wegen eines Knotens von Erbsengröße!

Sicherlich denken Sie jetzt: »Aber Krebs ist Krebs. Egal, welche Größe er hat, man muss ihn behandeln.« Natürlich behandeln. Doch auf vernünftige und sanfte Weise. Nicht mit totalem Sturmangriff, nicht im Übermaß. Am Ende dieses Buches werden Sie wissen, dass ein Knoten in der Brust, ob er nun walnuss- oder erbsengroß ist, nicht unbedingt zur Verstümmelung Ihres Körpers führen muss und auch nicht notwendig zu Bestrahlung und Chemotherapie. Zumal manche Mediziner, Experten auf chirugischem Gebiet, zugeben müssen, dass sie nicht einmal wissen, was Brustkrebs eigentlich ist. Sie kennen die Ursachen nicht, wissen nicht, wie er zu heilen und ihm vorzubeugen wäre. Um das fehlende Wissen zu kompensieren, nimmt man den Kampf mit dem Krebs auf und hofft, dass ein Angriff auf den Körper den Krebs eliminieren wird, ohne den Patienten umzubringen.

Diese beiden Erlebnisse spornten mich an, in Erfahrung zu bringen, wie viele Frauen der quälenden Prozedur von Operation und anschließender Chemotherapie und Bestrahlung ausgesetzt wurden. Ich sammelte alles, was ich in den folgenden fünfzehn Jahren über Brustkrebs auftreiben konnte, und das Ergebnis dessen, was ich dabei erfuhr, lege ich Ihnen hier vor.

Es wäre sicherlich stark untertrieben, festzustellen, dass Frauen praktisch alles tun würden, um zu verhindern, dass sie je mit Brustkrebs, seiner Behandlung und den Folgen zu tun bekommen. Es gibt aber nur einen Weg dazu: Prävention. Sicher steht außer Frage, dass Frauen, wenn sie wüssten, wie sie dem Brustkrebs vorbeugen könnten, alles Erforderliche unternehmen würden. Doch die entsprechende Information hat sie noch nicht erreicht. Man hat das Ganze so weit kompliziert, dass die Frauen auf den Rat der »Experten« auf diesem Gebiet angewiesen sind. Doch das ist nur die eine Seite der Geschichte. Noch etwas anderes muss ans Licht kommen. Sie haben bis jetzt immer von der tödlichen Gefahr der Krankheit Krebs, ihrer Allgegenwart, gehört, und Sie kennen die schrecklichen Statistiken. Angst! Die Menschen leben ja nicht auf Erden, um Angst vor ihrem eigenen Körper zu haben! An dieser unnatürlichen und ganz unnötigen Situation sollte sich unbe-

dingt etwas ändern. Vielleicht kennen Sie das Sprichwort:
»Wenn sich nichts wandelt, kann sich nichts wandeln.« Dynamische Gesundheit ist möglich, und Wandel ist der Schlüssel
dazu.

Den Status quo unterbrechen: zum Glück für die Gesundheit

Wandel ist ein interessantes Phänomen. Einerseits wollen wir
alle den Wandel. Wir brauchen und wünschen ihn, wir verlangen danach. Stellen Sie sich eine Welt ohne Wandel vor, also
ohne Elektrizität, ohne Flugzeuge, Telefon, Computer, Fernsehen und Autos. Ohne regelmäßigen Wandel wäre es unerträglich langweilig auf der Welt. Andererseits ist neue Information,
die Wandlungen verkündet, nach denen wir verlangen, allzu oft
mit Verweigerung und mit Widerstand verbunden. In keinem
Bereich ist das verbreiteter als in der Wissenschaft, also dort, wo
man es am wenigsten erwarten würde. In der Geschichte gibt es
genügend Beispiele für solch merkwürdige Ironie:

- Sie reicht von Galilei, der verleumdet wurde, weil er erkannte, dass die Sonne und nicht die Erde Mittelpunkt
  unseres Sonnensystems ist, bis zu Ignaz Semmelweis, der
  aus seiner Stellung gejagt wurde, weil er verlangte, dass
  sich die Ärzte vor jedem Eingriff die Hände gründlich reinigen sollten.
- Von einer Zeit, als die Experten davor warnten, den ganzen Körper öfter als einmal pro Woche zu waschen, bis zur
  Empfehlung an die Patienten, sich in Ställen aufzuhalten,
  wo sie zur Heilung der Tuberkulose den Geruch des Dungs
  einatmen sollten.
- Von der Weigerung, Fieberpatienten zu trinken zu geben,
  weil ihnen das schaden könnte, bis zur Behauptung, frische Luft sei schädlich für bettlägrige Patienten.
- Von der Mahnung, nur gut gekochte Speisen zu essen und

frische Nahrungsmittel zu meiden, bis zu dem Aufruf, Bananen nur auf Rezept zu verkaufen, weil sie eine starke Droge seien.

- Und als Höhepunkt die Idee, dass man einem Kranken Blut abzapfen müsse, um ihn gesund zu machen.

Viele dieser »eingeführten, bewährten Methoden« und Ansichten sind schließlich auf dem Misthaufen der Geschichte gelandet; allerdings nicht ohne heftigen Widerstand gegen das Neue, das den Wandel auslöste. Wenn man bedenkt, dass mehr als 98 Prozent alles dessen, was je gelehrt und gelernt wurde durch neue Informationen ersetzt worden ist, erkennt man, wie dumm und sinnlos der Widerstand gegen das Neue ist.

Manches in der gegenwärtigen Behandlung von Krebs sollte ebenso überdacht werden. Aber auch gegen diesen Wandel gibt es Widerstand. Doch das macht nichts, der Wandel ist unaufhaltbar. Wenn Sie überlegen, dass während der letzten 100 Jahre das Problem Brustkrebs immer größer geworden ist, wird Ihnen deutlich, dass die Dinge nach etwas Neuem geradezu schreien. Der einzig sichere Weg, Frauen vor der so genannten »anderen Epidemie« zu bewahren, besteht wahrscheinlich darin, sich nicht allein auf Früherkennung und Behandlung zu verlassen, sondern auf Prävention.

Millionen Frauen leben in Angst und in der Erwartung, dass eines Tages die Axt auf sie niederfällt. Sie haben Angst vor ihrem Körper, davor, dass er sich irgendwann gegen sie wenden könnte. Angst vor Krebs. Angst vor der Mammographie und dem, was sie als Ergebnis zeigen mag. Ich kenne Frauen, die schon eine Woche vor der Röntgenuntersuchung wahre Nervenbündel sind. Ist das Ergebnis negativ, seufzen sie so erleichtert, als wären sie soeben dem Tod entronnen. Doch die Angst sitzt ihnen weiter im Nacken, bis zur nächsten Untersuchung, bei der, Gott verhüte, ein Knoten entdeckt werden könnte. Das ist doch kein Leben. Daran muss sich etwas ändern.

Grund für die Furcht und Not liegt auch darin, dass Knoten in der Brust so oft missdeutet werden. Die Maßnahmen, die Frauen ergreifen können, um ihnen vorzubeugen oder sie wieder zum Verschwinden zu bringen, wenn sie auftreten, sind weitgehend unbekannt. Die Frauen verfallen deshalb in eine solche Panik, weil die bloße Erwähnung der Diagnose »Brustkrebs« sie mit Angst und Schrecken erfüllt und für viele zu früh und unnötigerweise »unters Messer« bedeutet. Diese Angst ist so groß, dass sich Frauen beide Brüste entfernen lassen, bevor noch Krebs festgestellt wird oder gar, bevor noch ein Knoten vorhanden ist![45]

Es gibt auch andere Möglichkeiten für Frauen als die Operation; doch über die werden die Frauen bei uns in den USA oftmals nicht aufgeklärt. Wenn eine Frau alle Optionen kennt und sich dann für die traditionelle Methode entscheidet, ist das ihre Sache. Dann hatte sie aber immerhin die Chance, auch andere Möglichkeiten in Betracht zu ziehen. Doch wenn man von alternativen Methoden gar nichts weiß und zur Operation gedrängt wird, so ist das nicht akzeptabel. Es wäre etwas ganz anderes, wenn die Fälle und vor allem die Todesraten von Brustkrebs ständig zurückgingen, aber das Gegenteil ist der Fall. Die Situation ist ja in den letzten *50 Jahren* schlimmer geworden. In Anbetracht dieser Fakten wie auch der Tatsache, dass die Verantwortlichen die Ursachen von Brustkrebs gar nicht kennen, meine ich, dass für einen anderen Weg als den bislang eingeschlagenen jedermann aufgeschlossen sein müsste – *vorurteilslos!*

Es gibt einfache, ganz konkrete Maßnahmen, die eine Frau selbst treffen kann, um die Möglichkeit, an Brustkrebs zu erkranken, *dramatisch* zu verringern; auch sind bestimmte Schritte möglich, um Knoten in der Brust ohne chirurgischen Eingriff zu entfernen, Schritte, deren Wirkung sich relativ schnell erweist, so dass, wenn nötig, danach auch noch andere Therapieformen angewandt werden können. Doch denken Sie daran, die erste Verteidigungslinie kann das Problem beseitigen, bevor es zum Problem wird, ohne Operation, ohne Bestrahlung, ohne Chemotherapie. Die Menschen sind ja von Geburt an mit gesundem Menschenverstand und bestimmten Grundinstinkten gesegnet, die ihnen helfend die Richtung weisen. Zudem vermögen die meisten viel besser selbst zu erkennen, was das Beste für sie ist.

Ich behaupte, dass Brustkrebs gar kein solcher Killer ist, als der er immer dargestellt wird; dass die Zahl der Todesfälle drastisch gesenkt werden kann; dass viele der chirugischen Eingriffe, einschließlich der Brustentfernung, unterbleiben könnten; dass auch die Zahl der diagnostizierten Brustkrebsfälle drastisch reduziert werden kann; dass es Schutzmaßnahmen gibt, mit denen Knoten in der Brust und ihrer Entwicklung zu bösartigen Geschwülsten vorgebeugt werden kann; dass Sie alle Ihr Leben frei von der Angst verbringen könnten, selbst ein Opfer von Brustkrebs zu werden.

Doch jetzt treten all jene auf den Plan, die meine Behauptung, dass Brustkrebs (oder Prostatakrebs oder Darmkrebs usw.) etwas viel weniger Kompliziertes, dass Prävention weniger schwierig ist, als wir geglaubt haben, heftig bestreiten. Man wird mich nach meiner Kompetenz, der Lehrbefugnis, nach Zeugnissen fragen. Wer bin ich denn, dass ich so etwas sagen darf? Wo habe ich studiert? Welche Beweise kann ich vorlegen?

Dass ich nicht Doktor der Medizin bin, ist – so glaube ich – ein Vorteil. Auch für Sie. Es hat mir Gelegenheit gegeben, die *Behandlung vorher* zu studieren statt der *Behandlung danach*. Doch dass ich nicht auf die übliche, formale und traditionelle Weise ausgebildet bin, heißt nicht, dass ich nicht studiert habe. Ich hatte nie das Bedürfnis, mich durch ein Stück Papier zu legitimieren, bin vielmehr der Meinung, dass formales, traditionelles Lernen aus Lehrbüchern und Lernen aus Erfahrung und Beobachtung gleichwertig sind. Und Letzteres habe ich 30 Jahre lang ausgeübt.

Eigentlich ist es irrelevant, was ich studiert oder nicht studiert habe. Was wirklich zählt, ist die Antwort auf die Frage, ob Ihnen die Informationen dieses Buches helfen können; einziges Kriterium ist, ob es funktioniert. Deshalb berichte ich Ihnen nicht nur aus meiner eigenen Erfahrung, sondern auch über Erfahrungen und Beobachtungen von Ärzten, die diese Prinzipien in ihren Praxen und im Umgang mit Tausenden Patienten anwenden.

Am Ende aber gilt nur, ob sie sich bei Ihnen bewähren oder nicht. Alle Experten der Welt mögen eine Therapie oder ein Programm rauf und runter loben und preisen – es muss auch funktionieren. Man kann aber eine Methode auch der Lächerlichkeit preisgeben, und sie erweist sich in manchen Fällen am Ende doch als die richtige Lösung. So etwas passiert immer wieder. Warum sollten Sie nicht etwas, das sich vielleicht später als Geschenk des Himmels erweist und keine Kehrseite hat, ausprobieren, wenn Sie die Möglichkeit dazu haben?

Vorbeugung oder Früherkennung?

Ich habe dieses Buch geschrieben, um Ihnen Kraft zu geben, Sie in die Lage zu versetzen, dass Sie Ihr Leben leben, ohne ein Fall für die medizinische Statistik zu werden. Mit Sorge und Angst soll es aus und vorbei sein. Und ich erzähle Ihnen das alles nicht, um Sie zu beeindrucken oder Ihnen falsche Hoffnungen zu machen. *Sie können Krankheiten wirklich vorbeugen!*

Ich möchte, dass Ihnen eines ganz klar ist. Wenn die Leute, an die Sie sich um eine Antwort auf Ihre Fragen gewandt haben, Ihnen keine Auskunft geben konnten, so bedeutet das nicht, dass es keine Antworten gibt oder dass nicht andere sie Ihnen geben können. Es *gibt* Antworten, und viele Menschen auf der ganzen Welt haben sie schon für sich entdeckt. Dabei handelt es sich nicht um irgendeinen geschlossenen Zirkel; Sie können ohne weiteres dazustoßen. Das Einzige, was Sie daran hindert, Ihr Leben frei von Krankheit und Angst vor Leiden zu leben, ist der Mangel an Information. Ich hoffe sehr, dass mein Buch daran etwas ändern kann. Überall hat man Ihnen gesagt, dass Früherkennung der Schlüssel im Kampf gegen Brustkrebs

sei. Dabei ist doch *Vorbeugung* der entscheidende Faktor bei der
Bekämpfung von Brustkrebs und auch anderen Krebsarten.
Früherkennung hat etwas Defätistisches und Negatives. Wenn
man an der Vorstellung festhält, dass Früherkennung der
wichtigste Aspekt im Kampf gegen Krebs ist, so heißt das doch,
dass es nichts anderes gibt als Warten, bis die Krankheit da ist
und früh erkannt wird. Dann hofft man, dass möglichst wenig
wegoperiert werden muss und möglichst wenig Chemotherapie und/oder Bestrahlungen nötig sind. Beugen Sie dem Problem lieber vor, dann ist keine Früherkennung nötig. Deshalb
ist das, was ich schreibe, vor allem ein Buch über Prävention.
Respekt und Bewunderung für den eigenen Körper statt ständiger Angst vor ihm. Wichtig ist ein ganz neues Bewusstsein
von den großartigen Fähigkeiten Ihres Körpers, sein eigenes
Wohlbefinden sicherzustellen.

»Die andere Epidemie«

Einer der wichtigsten Schritte zur Überwindung eines Problems ist, dass man das Problem als solches erkennt. Deshalb
denke ich, ein kurzer Überblick über den gegenwärtigen Stand
der Brustkrebsforschung und -behandlung könnte nützlich
sein. Da die Frauen sich um Antwort und Anweisungen an die
Experten wenden, ist es vielleicht eine ziemlich schockierende
Tatsache, zu erfahren, dass die Experten in demselben Dilemma sind wie sie selbst. Sie sind ratlos! Natürlich möchten
sie eine Handhabe gegen diese Krankheit bekommen, und sie
versuchen alles, aber sie sind praktisch nicht in der Lage, die
so verzweifelt gesuchten Antworten zu geben. Natürlich gibt
das niemand gern offen zu, denn ein solches Eingeständnis
würde vielleicht eine Panik auslösen. Doch Fakten sind Fakten,
und was ich sage, ist die Wahrheit, die sich absolut und leicht
beweisen lässt, wie Sie gleich sehen werden.

Ein besonders beunruhigender Aspekt ist die Tatsache, dass
Brustkrebs in den letzten 50 Jahren zu einem immer größeren

Problem geworden ist. Nicht nur hier bei uns in Amerika, sondern auch in anderen reichen und armen Ländern, in Industrie- wie Agrarstaaten. In den USA ist Brustkrebs bei Frauen die häufigste Krebsart. (Auch in Deutschland ist laut Auskunft des Deutschen Krebsforschungszentrums das Mammakarzinom die häufigste Krebsart bei Frauen.) Jedes Jahr werden in den Vereinigten Staaten etwa 185 000 Fälle von Brustkrebs diagnostiziert, von denen 46 000 tödlich ausgehen.[46] (Übrigens sind die Zahlen für Prostatakrebs fast die gleichen.)

Seit 1950 hat sich die Häufigkeit von Brustkrebs um 60 Prozent erhöht; damit gehört diese Krankheit zu den am schnellsten angestiegenen Todesursachen in den USA.[47] Die Zahl der seit 1960 in den Vereinigten Staaten an Brustkrebs verstorbenen Frauen ist mehr als doppelt so hoch wie die Anzahl der im 1. und 2. Weltkrieg, im Koreakrieg, im Vietnamkrieg und im Golfkrieg gefallenen Amerikaner. Die Hälfte dieser Frauen starb in den Jahren von 1983 bis 1993;[48] 1962 bekam 1 von 20 Frauen Brustkrebs, 1982 war es 1 von 11.[49] Im Jahr 1993 betrug die Zahl 1 von 8,[50] und für das Jahr 2000 erwartete man, dass 1 von 7 Frauen an Brustkrebs erkranken würde.[51] An diesen Zahlen ist die *ansteigende* Tendenz bei den Todesraten zu erkennen.

In der Sendung »Nightline« von ABC wurde Cindy Pearson, die Programmchefin des National Women's Health Network, gefragt: »Gibt es eine Brustkrebs-Epidemie in diesem Land?« Ihre Antwort lautete: »Wie sonst sollte man einen Zustand nennen, der sich in den letzten 40 Jahren unerklärlicherweise und ohne wirksame Heilbehandlung Jahr für Jahr verschärft hat? Ich denke, man kann ihn nur als Epidemie bezeichnen.«[52]

Krebs-Dokumentation

Sie haben sicher schon festgestellt, dass der größte Teil meiner Dokumentation aus jedermann zugänglichen Quellen stammt. Doch greife ich selbstverständlich auch auf wissenschaftliche

Veröffentlichungen zurück. Natürlich liest die große Mehrheit solche Publikationen nicht, weil sie in einem den Laien, also den meisten Menschen unverständlichen wissenschaftlichen Jargon abgefasst werden. So bevorzuge ich Medien, die fast jedermann zugänglich sind: Fernsehen, Rundfunk, Zeitungen und Zeitschriften. Bei wissenschaftlichen Studien, die in Fachzeitschriften erscheinen, weiß man, dass so gut wie jede Annahme »wissenschaftlich bewiesen« werden kann. Je nachdem, wer eine Studie in Auftrag gibt und welches Ergebnis von ihr erwartet wird, können auch zwei sich widersprechende Meinungen »bewiesen« werden.

Ein klassisches Beispiel dafür, dass die Wissenschaft in einem Streitfall auch beiden Seiten den Beweis liefert, war im *New England Journal of Medicine*[53] zu finden, einer Zeitschrift, die zu den renommiertesten und angesehensten medizinwissenschaftlichen Publikationen gehört. In einer Ausgabe finden sich zwei Artikel zum Thema Herzinfarkt bei Frauen. In einem Artikel wird nachgewiesen, dass Gaben weiblicher Hormone an Frauen nach der Menopause ein wirksamer Schutz gegen Herzinfarkt sind. Der zweite Artikel weist – ebenso wohl begründet – nach, dass Hormongaben an Frauen nach der Menopause ihre Chance, einen Herzinfarkt zu bekommen, beträchtlich erhöht. Glauben Sie nicht, dass diese beiden gegensätzlichen Studien in verschiedenen Ausgaben der Zeitschrift und im Abstand von Jahren erschienen sind, nein, sie wurden in derselben Ausgabe abgedruckt.

Wie oft aber setzen Sie sich hin und lesen wissenschaftliche oder gelehrte Fachzeitschriften? Selten oder vielleicht nie. Der Durchschnittsmensch liest mehrmals in der Woche Zeitungen oder Zeitschriften, bekommt aber nur in Ausnahmefällen eine wissenschaftliche Zeitschrift zu Gesicht. Ich betrachte es als meine Aufgabe, aufzuzeigen, was in den Artikeln, die Sie lesen oder den Programmen, die Sie hören oder sehen, nicht gesagt wird. So lesen Sie also beispielsweise einen Artikel über Krebs und denken danach beruhigt, dass viel mehr geschieht und größere Fortschritte erzielt werden, als eigentlich der Fall ist.

Oft lese ich einen Zeitungsbericht, der voll ist mit dem, was alles geschehen könnte oder was gerade stattfindet oder auf welchen Ausgang eines Experiments man hofft oder welche Forschungsansätze viel versprechend sind oder dass die Forscher etwas weiterverfolgen werden, dass die Antwort sozusagen gleich um die Ecke wartet, und so weiter und so weiter. Tief unter all diesen Fortschrittswünschen sind vielleicht ein, zwei Sätze versteckt, die den wahren Stand der Dinge, die aktuelle Entwicklung enthüllen. Doch die meisten Leser nehmen diese paar Sätze gar nicht zur Kenntnis. Sie werden ja nicht hervorgehoben, weil sie keine Sensation sind, und gehen so in dem ganzen Wortschaum unter. Die Leute sind eben nicht geübt darin, derlei versteckte Informationen zu entdecken, die eine ehrlichere und genauere Bewertung der allgemeinen Situation ergeben. Wenn man solche Sätze einmal unter die Lupe nimmt, taucht ein unmissverständliches Gesamtbild auf. Ich habe dieses Versteckspiel seit 30 Jahren verfolgt. Mir springen jene paar Sätze, die wirklich Gewicht haben, wie aufblitzendes Neonlicht sofort ins Auge.

Die Experten stehen vor einem Rätsel

Um Ihnen deutlich zu machen, wie ratlos die Experten in Sachen Krebs sind, habe ich einige Aussagen herausgefiltert und stelle sie Ihnen nachfolgend vor. Es sind Feststellungen von Leuten, die an den denkbar wichtigsten Stellen sitzen, um den wirklichen Stand der Fortschritte im Kampf gegen den Krebs beurteilen zu können. Die folgenden Beispiele beziehen sich auf Brustkrebs, doch könnte ich zur Bekräftigung meines Standpunkts auch andere Krebsarten heranziehen. Merken Sie sich, Krebs, jede Art von Krebs, wird auf bedauerliche Weise missverstanden. Jedes der nachfolgenden Zitate ließe sich beispielsweise auch auf Prostatakrebs anwenden.

Es gibt zwei Dinge, die wir vom Brustkrebs nicht wissen. Wir kennen seine Ursache nicht und nicht die Therapie.[54]

> – *Nancy Brinker, Vorsitzende der President's*
> *Special Commission on Breast Cancer*

Niemand kennt die Ursache von Brustkrebs, niemand weiß, wie man ihm vorbeugen kann und niemand weiß, wie er zu heilen ist.[55]

> – *Linda Ellerbee in einem Special von ABC über Brustkrebs*

Wir kennen die Ursachen nicht... es gibt keine Möglichkeit der Prävention.[56]

> – *Jane Pauley, in einem Special von PBS über Brustkrebs*

Niemand weiß, wie man ihm vorbeugen kann, und die Todesrate bei Brustkrebs hat sich seit Jahrzehnten nicht verbessert. Die Forscher finden es beunruhigend, dass die Sterblichkeitsrate so hoch bleibt.[57]

> – *New York Times*

So viele Fragen, eine Antwort: Wir wissen es nicht. Brustkrebs – niemals hat man so vielen Menschen so viele widersprüchliche Ratschläge und so wenig definitive Lösungen geboten.[58]

> – *Cokie Robert, ABC »Nightline«*

Überall, in reichen und armen, in industriell wie in landwirtschaftlich geprägten Ländern, steigt die Zahl der Brustkrebsfälle an. Niemand weiß, was diese Zunahme anheizt.[59]

> – *Science News*

Dieser ständige Anstieg der Brustkrebsfälle ist unerklärlich. Wir haben ein paar Hinweise auf die Ursachen, doch wir kennen nicht die ganze Geschichte und wissen auch nicht, wie Brustkrebs gestoppt oder gegebenenfalls geheilt werden kann.[60]

– Cindy Pearson, Programmdirektorin
von National Women's Health Network

Wir wissen tatsächlich nicht, was Brustkrebs auslöst. Wir haben nicht einmal einen Anhaltspunkt zu den Ursachen.[61]

– Dr. Susan Love, Brustchirurgin,
Autorin von Dr. Susan Love's Breast Book,
früher Klinische Assistenzprofessorin an der Harvard Medical
School, Direktorin des U.C.L.A.'s Breast Center

Die Frauen haben große Angst vor Brustkrebs, und es gibt nichts, was sie vorbeugend tun können.[62]

– Maryann Napoli, Associate Director,
Center for Medical Consumers in New York

Wenn wir dem Brustkrebs vorbeugen könnten, glauben Sie mir, wir hätten alles getan. Doch wir wissen nicht wie.[63]

– John Laszlo, M.D.,
Senior Vice-President for Research, American Cancer Society

Wir kennen die Naturgeschichte dieser Krankheit nicht. Wir wissen nicht, welche Behandlung erforderlich ist und wissen auch nicht, ob sie hilft.[64]

– Dr. H. Gilbert Welsh, Senior Research Associate,
Department of Veterans Affairs

Es ist schrecklich frustrierend, denn ich kümmere mich bevorzugt um Prävention. Wenn wir die Ursache kennen würden, ließe sich herausfinden, wie man vorbeugen kann, aber wir kennen sie noch nicht.[65]

– Dr. Janet Osuch, Brustkrebsspezialistin
an der Michigan State University

Die Forscher verstehen nicht viel von den Ursachen für Brustkrebs. So entdecken und behandeln sie zwar Brustkrebs, wissen aber nicht, wie man vorbeugen könnte.[66]

– Robert Bazell, Wissenschaftskorrespondent von NBC News

Haben Sie die wichtigste Botschaft dieser Zitate verstanden? Haben Sie gemerkt, dass jeder »Experte« kategorisch feststellt »Wir wissen es nicht« oder »keiner weiß es«? Sie können sicher sein, dass sie das lieber nicht zugeben würden, doch welche Wahl haben sie, wenn die Offenkundigkeit dieser Feststellungen so überwältigend ist? Es ist ungeheuer wichtig, dass Sie die oben zitierten Kommentare ernst nehmen. Damit sind Sie nämlich auf dem sichersten Weg, die zu ihrem Schutz notwendigen Maßnahmen zu ergreifen. Sehen wir uns die drei wichtigsten Punkte einmal an.

1. *Man kennt die Ursache nicht.* Zweifellos gibt es Risikofaktoren, doch welche sind das? Sie kennen sicherlich die, von denen am häufigsten die Rede ist: das Hormon Östrogen, eine frühe Menstruation, späte Menopause, späte Schwangerschaft, keine Schwangerschaft, Antibabypille, Erbfaktoren und Umweltbedingungen (zu denen auch Pestizide und andere Umweltgifte sowie die Ernährung gehören). Dabei handelt es sich um Vermutungen. Von keinem dieser Faktoren ist sicher nachgewiesen, dass er Krebs verursacht. Alle könnten eine Rolle spielen oder auch nicht. Vielleicht sind sie auch nur mit beteiligt … oder auch nicht. Bei einer landesweiten Rundfunksendung über Brustkrebs stellte Jane Pauley fest, dass »die meisten Frauen, die Brustkrebs bekommen, gar nicht in eine der Gruppen mit erhöhtem Risiko passen. Man kann nicht vorhersagen, wer es bekommt.«[67] Die Brustchirurgin und Autorin Dr. Susan Love stellt fest: »80 Prozent der Frauen, bei denen Brustkrebs festgestellt wird, weisen überhaupt keinen Risikofaktor auf, außer dass sie eine Frau sind.«[68] So gesehen könnte man sagen, der einzige absolute Risikofaktor besteht darin, als Frau geboren zu sein.

Interessanterweise scheinen die meisten Frauen zu glauben, der größte Risikofaktor sei, wenn schon ein Familienmitglied Brustkrebs gehabt hat. Doch ebenso interessant ist die Tatsache, dass sich bei nur fünf Prozent der Brustkrebsfälle aufgrund der Familiengeschichte ein Zusammenhang mit der Krankheit herstellen lässt.[69] Dieser Faktor ist wahrscheinlich eher zufällig oder entspricht dem Durchschnitt.

Eine jüngere Studie beschreibt, dass eine Frau, die in ein anderes Land übersiedelt, ein den Todesraten des neuen Heimatlandes entsprechend höheres oder geringeres Brustkrebsrisiko hat. Dieses Ergebnis legt nahe, dass Umweltfaktoren, vor allem die Ernährung, stärkere Auswirkungen haben als die Familiengeschichte. Die Studie steht in Widerspruch zu den üblichen Vorstellungen, dass das größte Brustkrebsrisiko der Frau festgelegt sei durch das Alter, in dem sie die Pubertät oder das frühe Erwachsenenalter erreicht hat. Dr. Noel S. Weiss, Professor an der School of Public Health der University of Washington in Seattle, sagt: »Die Bedeutung dieser Studie liegt darin, dass sie uns in unserer Meinung bestärkt, mit dem Brustkrebsrisiko werde man nicht geboren.«[70]

2. Man kennt keine Heilbehandlung. Obwohl auf der Suche nach einer Heilbehandlung so viel Geld ausgegeben wird, gibt es kein Zaubermittel gegen Brustkrebs (und jeden anderen Krebs), das die Krankheit zum Verschwinden bringt, sonst hätten wir alle schon davon gehört. Doch wir hören von »Heilungsraten« bei Brustkrebspatientinnen. Wenn eine Frau fünf Jahre nach der ersten Brustkrebsbehandlung noch lebt, fällt sie in die Kategorie der »Geheilten«. Doch das ist, gelinde gesagt, eine recht großzügige Auslegung dieses Begriffes. Fünf Jahre zu überleben kann man doch kaum als Heilung bezeichnen. Vor allem wenn man in Betracht zieht, dass zwanzig Jahre nach der Diagnose bei 88 Prozent dieser Frauen die Todesursache Brustkrebs ist.[71] Mit anderen Worten starben 88 von 100 an der Krankheit, von der sie »geheilt« worden waren.

Die Fünf-Jahre-Überlebensstatistik ist vollkommen willkürlich. Sie ist auf Sand gebaut und bedeutet nichts anderes, als dass die Patientin es geschafft hat, nach der Diagnose fünf Jahre zu überleben. Das kann kaum Heilung bedeuten. Immer wenn ich davon höre, muss ich an einen Film denken, in dem Stammeskrieger ihren gefangenen Feinden einen Spießrutenlauf verordneten, bei dem sie durch die Reihen der Feinde laufen mussten, die sie· mit Schlägen, Tritten und Knüppeln traktierten. Wenn sie es bis zum Ende der Reihe schafften, durften sie am Leben bleiben. Einige haben es geschafft, waren aber fürs Leben verkrüppelt. Sicher, das war vermutlich besser, als erschlagen zu werden. Frauen, bei denen Brustkrebs diagnostiziert wird, haben nicht nur mit dem Fortschreiten der Krankheit fertig zu werden, sondern müssen auch eine Behandlung aushalten, die, wie wir ja wissen, schrecklich sein kann. Wenn sie sich einer Operation, der Bestrahlung und Chemotherapie unterziehen, die Andrea Martin, leitende Direktorin des Breast Cancer Fund, als »die Aufschlitz-, Brand- und Vergiftungsroutine der Krebsbehandlung« bezeichnet, so werden diese ihren Tribut fordern. Am Ende der fünf Jahre könnte eine Frau verunstaltet, kahl, zermürbt, emotional am Ende, von Schmerzen geplagt, auf schmerzstillende Medikamente angewiesen sein und doch für »geheilt« erklärt werden. Meine Meinung ist das nicht.

3. *Man weiß nicht, wie eine Prävention aussehen könnte.* Dieser letzte Punkt ist besonders offensichtlich. Wenn es irgendwelche Mittel zur Prävention von Brustkrebs gäbe, würde das Problem nicht mit jedem Jahr größer. Die Ironie daran ist, dass der Prävention, die gewiss ein ungeheuer wichtiger Aspekt beim Brustkrebs ist, so wenig Aufmerksamkeit zuteil wird. Ja natürlich, es gibt haufenweise Lippenbekenntnisse zur Prävention, aber dabei bleibt es vielfach. Der größte Teil des Geldes, das in die Brustkrebsforschung geht, und das sind bei uns in den USA viele Milliarden Dollar jährlich, wird für die Forschung von Früherkennung und Behandlung ausgegeben.

Das National Cancer Institute in Bethesda/Maryland bekommt jährlich etwa 1,8 Milliarden Dollar Bundesgelder für die Forschung, davon gehen kümmerliche fünf Prozent in die Präventionsforschung, und von dieser Summe gerade mal fünf

Prozent (also ein Viertel von einem Prozent der Gesamtsumme) für die Brustkrebsprävention.[72] Das sind nicht Peanuts, sondern allenfalls die Schalen von Peanuts! Warum wird für die Brustkrebsforschung so wenig ausgegeben? Warum wird der Vorbeugung so geringe Aufmerksamkeit zuteil, wenn doch niemand die Tatsache in Zweifel ziehen kann, dass Prävention der Schlüssel zur Verminderung von Schmerz und Leid wäre? Es ist eine quälende Frage, und die Antwort darauf ist, zumindest teilweise, nicht sehr erfreulich. Ich weiß, es klingt zynisch und kalt, aber das hat zu einem großen Teil mit Geld zu tun. Es ist einfach bei uns mehr Geld zu verdienen mit Heilbehandlungen und Medikamenten als mit Empfehlungen zur Änderung der Lebensweise. Autsch!

Ich weiß, wie sehr Sie so etwas aufregen wird, aber es wäre unsinnig zu leugnen, dass es hier auch ums Geld geht. Ich will natürlich nicht im Entferntesten andeuten, dass da irgendwo Leute sitzen, die Dinge sagen wie: »Zum Teufel mit der Prävention, damit ist nichts zu verdienen. Konzentrieren wir uns auf das, was Geld bringt.« Auf keinen Fall. Doch wenn wir schon vom Geld sprechen, das die Gesundheitsindustrie in den Vereinigten Staaten verdient, so haben wir es hier mit einer besonders Gewinn bringenden Branche zu tun.

Die meisten Menschen glauben, die USA gäben mehr Geld für die Landesverteidigung als für jedes andere Ressort aus. Tatsächlich fließt dort riesig viel Geld hinein, nämlich ungefähr 300 Milliarden im Jahr. Doch multiplizieren Sie diese Zahl mit drei, und Sie sind immer noch nicht bei den Ausgaben für Gesundheit und Gesundheitsvorsorge, die, Sie erinnern sich, die irrsinnige Summe von einer Billion Dollar jährlich erreichen. Das sind 1000 Milliarden! Dazu die Worte von Dr. Samuel Epstein, Professor für Arbeits- und Umweltmedizin an der School of Public Health des Medical Center der University of Chicago: »Das Krebs-Establishment, das National Cancer Institute, die American Cancer Society und die mit ihnen assoziierte pharmazeutische Industrie stehen den Problemen der Krebsprävention faktisch gleichgültig oder feindlich gegenüber.«[73]

Können Sie sich irgendeinen legitimen Grund vorstellen, warum ein Pharmaunternehmen oder sonst jemand der Krebsprävention »feindlich« gegenüberstehen sollte? Ich auch nicht.

Früherkennung – eine Falle

Nachdem die Experten also anerkannt, eingestanden und akzeptiert haben, dass sich Ursache, Behandlung und Prävention von Brustkrebs nicht fassen lassen, befinden sie sich in der wenig beneidenswerten Situation, *irgendetwas* anbieten zu müssen. »Früherkennung« lautet nun die Strategie gegen die zunehmende Verbreitung von Krebs. In ihrer Ansprache zur Eröffnungssitzung einer Brustkrebskonferenz der National Institutes of Health in Washington stellte Donna E. Shalala vom Sekretariat der Health und Human Services fest: »Der Plan muss die Frage aufgreifen, warum die Zahl der Brustkrebsfälle ansteigt, und was zu tun ist, um die Krankheit früher zu erkennen.«[74] Und Dr. Timothy Johnson, Chef der Medizin-Redaktion von *ABC News*, meinte, dass »das Einzige, was Frauen tun könnten, sei, durch Selbstabtasten, ärztliche Untersuchungen und Mammographie die Krankheit früh genug zu erkennen.«[75] Dr. Susan Love antwortete auf die Frage einer Frau, was sie tun solle, um ihr Brustkrebsrisiko zu senken: »Unsere einzige Hoffnung im Umgang mit Brustkrebs ist momentan die Früherkennung, und die bedeutet Mammographie.«[76]

Die einzige Hoffnung? Wenn sich die Frauen aber als »einzige Hoffnung« auf die Früherkennung verlassen sollen, ist das ja das Eingeständnis der Niederlage. Denn Früherkennung bedeutet ja, dass die Diagnose Krebs bereits gestellt ist! Sollen wir das akzeptieren?

Mammographie: die einzige Hoffnung?

Alle Aufmerksamkeit in Sachen Brustkrebs konzentriert sich auf die Mammographie. Warum? Weil es sonst nichts anzubieten gibt. Das Stimmengewirr um diese Diagnosemethode erweckt den Anschein, dass etwas getan werden kann. Und so hat sie, wie die *New York Times* feststellte, »zu einer der strittigsten Kontroversen der Medizin«[77] geführt. In einem anderen Artikel der *Times* wird der Disput als eine »scharfe« und »leidenschaftliche«[78] Auseinandersetzung der Experten bezeichnet. Und worum geht es in diesem Streit? Die Debatte spitzt sich auf die Frage zu, ob auch Frauen unter 50 regelmäßig zur Mammographie gehen sollten.

Zahlreiche Studien sind der Meinung, das Brustkrebsrisiko verringere sich dadurch um ein Drittel.[79] Doch es gibt keine Studien, die beweisen, dass das auch für Frauen zwischen 40 und 50 gilt. Seit den 70er Jahren ist diese kontroverse Debatte im Gange.[80] Die Vereinigten Staaten stehen mit einer Empfehlung der Mammographie für Frauen zwischen 40 und 50 praktisch allein da.[81] Eine europäische Gruppe aus acht Nationen spricht sich dagegen aus, weil der Erfolg nicht nachzuweisen sei.[82] Auch die Meinungen der Experten in den USA sind geteilt. Da das Gewebe in den Brüsten jüngerer Frauen viel fester ist als bei älteren Frauen, besteht die Gefahr, dass die Rate der positiven Fehldiagnosen, die dann zu unnötigen Behandlungen führen, entsprechend ansteigt. (Auch in Europa wird laut Berichten von Klaus Koch in der *Süddeutschen Zeitung* vom 14.2.2002 die Mammographie als wichtigste Früherkennungsmethode inzwischen höchst kontrovers diskutiert. An der Behauptung, dass sie in größerem Umfang Leben retten könne, melden dänische Wissenschaftler Zweifel an und behaupten, entsprechende Studien seien fehlerhaft gewesen. Klaus-Dieter Schulz, Präsident der Weltgesellschaft für Brustgesundheit, vermisst ebenfalls schlüssige Beweise, dass die Mammographie das Risiko von Brustkrebs-Patientinnen, an dieser

Krankheit zu sterben, reduzieren könnte. Da sich auch die Befürworter der Mammographie daraufhin wieder zu Wort gemeldet haben, ist der Streit bislang nicht entschieden. Doch dass nach Schätzung des Sachverständigenrates im deutschen Gesundheitsministerium jährlich 100 000 überflüssige Brustoperationen vorgenommen werden, gibt natürlich zu denken.)

Dr. Suzanne Fletcher, Mitherausgeberin der *Annals of Internal Medicine* und ihr Mann, Dr. Robert H. Fletcher, schreiben zum Thema: »Medizinwissenschaftler und Ärzte tun modernen Frauen keinen guten Dienst, indem sie einer Röntgenpraxis zur Verbreitung verhelfen, die auch nach so vielen Versuchen noch nicht glaubhaft ist.«[83]

Und so geht die Diskussion weiter. Und laut Dr. Howard Ozer, Leiter der medizinischen Onkologie an der School of Medicine der University of Carolina, kommt noch ein anderer Aspekt hinzu. In einem Interview zur Kontroverse, welche Richtlinien für Frauen zwischen 40 und 50 gelten sollten, stellte er unter anderem fest, dass »das Geschäft mit der Mammographie höchst lukrativ geworden ist und gerade jüngere Frauen die besten Kundinnen sind.«[84] Dem ist nichts mehr hinzuzufügen.

Leider kommt es bei der Mammographie auch zu Fehldiagnosen oder Falschbeurteilungen der Röntgenbilder, die natürlich fatale Folgen für die betroffenen Frauen haben. Die Methode versagt in Amerika bei 20 Prozent der Brustkrebsfälle und bei Frauen unter 50 Jahren sogar bei 40 Prozent[85].

Dazu ein paar Fakten:

• In der Fernsehshow *Primetime Live* wurde die Geschichte einer Frau erzählt, die eine Entzündung in der Brust hatte. Nach der Mammographie bekam sie die Auskunft »alles ist normal.« Doch innerhalb der nächsten acht Monate wurde der nicht entdeckte Krebs größer und breitete sich aus. Die Brust musste entfernt werden.[86]

• *Good Morning America*, eine andere Fernseh-Show, berichtet von einer Frau, der man mitgeteilt hatte, dass sie krebskrank sei; die Diagnose beruhte auf der Untersuchung einer Gewebeprobe aus der Brust, die ein Pathologe mit 30jähriger Berufserfahren vornahm. Nachdem der Frau beide Brüste abgenommen worden waren, stellte man fest, dass sie gar nicht Krebs hatte.[87]

- Im April 1994 bekam eine Frau, deren linke Brust nach einer falschen Krebsdiagnose abgenommen worden war, eine Entschädigung von 2,7 Millionen Dollar. Das Gericht stellte fest, dass alle vier Ärzte, die an der Diagnose beteiligt waren, fahrlässig gehandelt hatten. Erstaunlicherweise war der Fehler zwei Wochen vor der Mastektomie erkannt worden, doch man sprach nicht darüber.[88]

1992 führte die Sendung *Primetime Live* von ABC eine Umfrage bei Chirurgen, Radiologen, Krebspatienten und Krebsexperten durch. Was dabei herauskam, lässt sich in dem Satz zusammenfassen: »Es gibt eine Qualitätskrise der Mammographie in diesem Land.«[89] Anders als in Mittel- und Westeuropa, wo es behördliche Richtlinien gibt, wuchert das Geschäft mit der Mammographie in den Vereinigten Staaten praktisch regellos. Bis vor einigen Jahren gab es keine nationalen Qualitätsstandards für die Geräte. Auch war das Bedienungspersonal oftmals schlecht ausgebildet und überfordert.

Doch da gibt noch ein anderer Aspekt Anlass zur Skepsis. Viel zu wenige Frauen wissen, dass Krebszellen nur sehr langsam wachsen; es dauert etwa zehn Jahre, bis sie auf dem Röntgenbild zu endecken sind.[90] Zu dem Zeitpunkt hat die Krebsgeschwulst etwa Erbsengröße. So gehen sie möglicherweise zehn Jahre jährlich zur Mammographie, ohne dass der Krebs entdeckt wird, der bereits *zehn* Jahre in ihrer Brust wächst.

Der wichtigste Aspekt aber ist die Beurteilung des Mammogramms. In einer Studie, die an der School of Medicine der Yale University gemacht und die im New England Journal of Medicine veröffentlicht wurde, fanden Forscher heraus, dass die Beurteilung und die darauf basierenden Therapievorschläge stark voneinander abweichen. Während ein Radiologe zu einer sofortigen Gewebeprobe rät, schlägt ein anderer angesichts desselben Röntgenbildes vor, die Untersuchung in drei Monaten zu wiederholen, ein dritter empfiehlt ein weiteres Mammogramm nach einem Jahr.[91]

Im November 1992 zeigte eine wegweisende kanadische Studie mit 90 000 Frauen, dass Mammographie »für Frauen unter 49 nichts bringt« und auch »die Todesfälle wegen Brustkrebs bei Frauen zwischen 50 und 59 nicht reduziert.«[92] Dazu der Arzt und Bestsellerautor Dr. John McDougall: »Da der Krebs in vielen Jahren seines Wachstums auch unter dem Mikroskop verborgen bleibt, werden Anstrengungen in Richtung Früherkennung keine großen, lebensrettenden Erfolge zeitigen.«[93] Und weiter: »Wenn man es ganz realistisch sieht, sind in den meisten Fällen die Mediziner Nutznießer der Früherkennung. Die Patientin geht früher zum Arzt, und so steht ein längerer Zeitraum zur Verfügung, in dem sie Arztbesuche, Krankenhausaufenthalte und Untersuchungen hinter sich bringt. Und die Patientin lebt wegen all dieser wohlmeinenden Bemühungen nicht länger oder besser.«[94]

Da immer raffiniertere Geräte zum Aufspüren immer kleinerer Tumore entwickelt werden, melden Forscher ihre Besorgnisse an. Denn Studien zeigen, dass viele, vielleicht sogar die meisten Krebsgeschwülste gar nicht groß und gefährlich werden, und sie würden nie entdeckt, wenn Ärzte sie nicht mit Hilfe der Früherkennungsmethode suchten. Winzige Krebsgeschwülste sind sehr häufig; bei Autopsie-Studien an Menschen mittleren und hohen Alters fand man heraus, dass sie fast in jedem Körper nachzuweisen waren. Niemand kann sagen, welcher Krebs im Frühstadium gefährlich ist und welcher nicht, und keiner kennt die Naturgeschichte des Krebses so genau, dass er weiß, was es bedeutet, wenn man so kleine Tumore findet. Dazu stellte Dr. Barry Kramer, Beigeordneter Direktor des Früherkennungs- und onkologischen Gemeinschaftsprogramms am National Cancer Institute, fest: »Wir müssen uns peinlichst davor hüten zu glauben, Früherkennung würde allein aus sich heraus etwas ändern.«[95] Und der Radiologe an der Harvard Medical School, Dr. Daniel Kopans, antwortete auf die Frage nach der Früherkennung Folgendes: »Mammographie ist nicht die ultimative Lösung des Brustkrebsproblems in diesem Land oder auf der ganzen Welt ... doch sie ist das beste, was wir heute haben.«[96]

Ein Ansporn mehr, nach Prävention statt nach Früherkennung zu streben. Und die Mammographie hat mit Vorbeugung nichts zu tun. Überhaupt nichts!

Doch wenn wir nun wieder bei der Prävention sind, soll noch einmal Dr. Susan Love zu Wort kommen: »Was wir wirklich brauchen, ist eine Möglichkeit, dem Brustkrebs, vorzubeugen. Wir brauchen die Prävention, damit er gar nicht erst auftritt.«[97]

Ich möchte aber noch einmal ganz klar und deutlich sagen, dass ich den Frauen keineswegs vorschlagen möchte, regelmäßig zur Mammographie zu gehen. Die Untersuchung soll für sie etwas anderes bedeuten, kein Werkzeug zur Früherkennung sein, sondern ein Mittel, mit dem sie sich selbst beweisen, dass sie den Krebs daran hindern, in ihrem Körper Fuß zu fassen.

Michael Sporn vom National Cancer Institut äußerte die Meinung: »In den nächsten 25 Jahren wird der Brustkrebs von der Bildfläche verschwunden sein.«[98] Ich bin auch für positives Denken zu haben, doch der Brustkrebs wird nicht einfach »verschwinden«. Es kann sehr gut sein, dass er in 25 Jahren kein Problem mehr ist, und zwar wegen all der Maßnahmen, die Frauen zu ihrem eigenen Schutz unternehmen, um dem Krebs vorzubeugen.

Nicht einmal andeuten will ich damit, dass dieses Buch dem Krebs den Garaus machen wird. So etwas kann niemand versprechen. Wahrscheinlich wird es immer Menschen geben, die, unabhängig davon, was sie gegen die Krankheit tun und wie gesund sie leben, Krebs bekommen und daran sterben. Was ich zum Ausdruck bringen möchte, ist, dass viele Menschen es schaffen könnten, dieses Schicksal zu vermeiden, wenn sie sich an die Empfehlungen dieses Buches halten.

Der Brustkrebsforscher Dr. I. Craig Henderson, der die medizinische Onkologie an der University of California in San Francisco leitet, stellte in einem Interview mit der *New York Times* fest: »Die Wissenschaft hat manchmal Anstöße aus ganz unvermuteten Richtungen bekommen; so geht der nächste große Schritt vielleicht gar nicht von der Brustkrebsforschung aus. Für uns ist wichtig, jedem Fingerzeig nachzugehen, woher er auch kommt, und dabei zu realisieren, dass die Antwort vielleicht gar nichts zu tun hat mit den Brustkrebsfonds.«[99]

Vielen Dank, Dr. Henderson, genauso denke ich auch. Und dieses Buch ist mein Beitrag dazu, dass Sie Recht behalten mögen.

Aktive Gesundheit

In diesem Kapitel wollen wir uns einige der gesundheitlichen Probleme ansehen, die entstehen, lange bevor Zellen ausrasten und verrückt spielen. Die Zellen unseres Körpers sind erstaunlich hart im Nehmen und leisten jahrelang Widerstand, bevor sie außer Kontrolle geraten. In diesen Jahren können alle möglichen Gesundheitsprobleme auftreten, unter denen manche zugleich Warnsignale des Körpers sind, die anzeigen, dass das Lymphsystem überlastet ist. Werden solche Signale beachtet und die richtigen Schritte eingeleitet, um den Körper zu entgiften, gehen die Beschwerden zurück. Ignoriert man aber die Warnungen und sammeln sich immer mehr Giftstoffe an, werden mit ziemlicher Sicherheit größere Probleme auftreten, denn die Krankheit schreitet langsam, aber sicher fort.

Und nun möchte ich noch einen weiteren Aspekt beleuchten. Wir betrachten gesundheitliche Probleme und Krankheit meist als etwas, das unvorhergesehen, ohne Sinn und Zweck über uns kommt. Menschen, die unter den gleichen Bedingungen leben, am selben Ort, die gleichen Nahrungsmittel essen, das gleiche Wasser trinken, entwickeln trotzdem nicht unbedingt die gleichen gesundheitlichen Probleme. Einer bekommt vielleicht Diabetes, ein anderer Migräne, der Dritte eine Hauterkrankung, der nächste eine Organschwäche und so weiter. Daraus könnte man schließen, es entscheide sich willkürlich, wer welche Krankheit bekommt. Ich kann Ihnen versichern, dass in Wahrheit ebenso viel Logik dahintersteht wie hinter jedem Vorgang im menschlichen Körper. In unserem Organismus, unter all seinen Funktionen ist nichts, aber auch gar nichts, dem Zufall überlassen.

Sie kennen sicherlich die alte Weisheit: »Eine Kette ist nur so stark wie ihr schwächstes Glied.« Sie gilt auch für den menschlichen Körper. Jeder der über sechs Milliarden Menschen auf unserem Planeten hat einen Schwachpunkt. Jeder, der zulässt, dass sein Lymphsystem überlastet wird, erhält ein Warnsignal seines Körpers in Form von Schmerz oder Krankheit; *woher* es kommt, hängt davon ab, wo der Betreffende seinen Schwachpunkt hat. Wichtig ist also nicht, wo etwas im Körper passiert, sondern nur, dass es passiert. Kommt Ihnen das bekannt vor? Genau das haben wir auch von den Zellen gesagt, die außer Kontrolle geraten. Es spielt keine Rolle, wo es passiert, nur dass es passiert. Eben dieses Prinzip, dass Krebs eben Krebs ist, egal, wo er auftritt, gilt auch für viele andere Krankheiten, aber natürlich nicht für jede Erkrankung des Körpers. Jemand kann eine Vergiftung haben, Asbest einatmen, ein Hautleiden durch äußere Einwirkung bekommen. Doch abgesehen von solchen Ausnahmen sind Fehlentwicklungen im menschlichen Körper die Folge von schädlichen Giftstoffen im System, die Schmerzen verursachen, das Wohlbefinden stören und zu Schmerzen und Krankheit führen.

Sie können nun einwenden, dass es zwischen Diabetes und einem Ekzem doch große Unterschiede gibt. Natürlich. Auch ich weiß, bei dem einen geht es um ein inneres Organ, nämlich die Bauchspeicheldrüse, die Insulin nicht mehr im nötigen Umfang zu produzieren vermag; bei dem anderen ist von der Haut die Rede, einem äußeren Organ, an dem Juckreiz, Rötungen und Blutungen auftreten. Oberflächlich betrachtet scheinen das zwei komplett verschiedene Erkrankungen zu sein. Aber nur, solange wir uns auf die *Auswirkungen* beschränken und die entscheidende *Ursache* außer Acht lassen, die bei beiden dieselbe ist. Und zwar sind es die Giftstoffe: Im Körper werden mehr Giftstoffe produziert, als das Lymphsystem verarbeiten und ausscheiden kann.

Stellen Sie sich vielleicht einen kleinen Ort vor, der sich an der Küste, am Fuße eines Berges und bis ins Landesinnere erstreckt. Wenn weit draußen im Ozean ein Erdbeben auftritt, wird eine Flutwelle über diese kleine Siedlung hereinbrechen, das Wasser möglicherweise ein paar küstennahe Häuser zerstören. Auf andere Häuser donnern, ausgelöst durch das Erdbeben, Felsbrocken herab. Brände, die durch demolierte Stromleitungen entstehen, zerstören weitere Häuser im Landesinneren. So werden also Gebäude durch Wasser, Felssturz und Feuer zerstört. Dabei sind doch Feuer und Wasser so verschieden, wie zwei Dinge nur sein können. Und Felsbrocken sind wieder etwas anderes. Und doch gehen die Häuser auf dreierlei Weise zu Grunde. Aber der Auslöser war in allen Fällen derselbe! Ohne das Erdbeben hätte es keine Flutwelle, keinen Felssturz und kein Feuer gegeben. Ohne Giftstoffe gäbe es keinen Diabetes, keine Ekzeme, kein Fieber, keinen Krebs und auch viele andere Krankheiten nicht.

Krankheit, gestörtes Wohlbefinden, Schmerzen, wo immer sie auftreten, sind nur die Punkte, an denen die nicht ausgeschiedenen Giftstoffe letztlich über die Abwehrversuche des Körpers siegen. Mit einer Krankheit habe ich Ihnen praktisch die Entstehung aller anderen erklärt. Denn um sie zu verhindern oder sogar zurückgehen zu lassen, müssen Giftstoffe aus dem Lymphsystem entfernt werden. Geht es noch einfacher? Und doch stehen die Experten immer wieder ratlos vor einem schier unlösbaren Problem, erklären regelmäßig: »Wir wissen es nicht«, »Niemand weiß es«, »Ursache unbekannt«. Das liegt daran, dass sie keine Logik hinter der Krankheit zu erkennen vermögen, sie für etwas Willkürliches halten und die genaue Ursache für jedes einzelne von Hunderten möglicher Leiden suchen, wo es doch in Wahrheit nur eine gibt: die Giftstoffe.

Wenn es Ihnen schwer fällt, diese Auffassung von der Einheit der Krankheiten zu akzeptieren, stehen Sie damit nicht allein. So ist das manchmal bei neuen Ideen. Sie sind eben anders als alles, was man bisher dachte. Ich nehme an, Sie wissen, was ein Apfel ist. Ein Leben lang mussten Sie, wenn Sie Lust auf so eine rosige, knackige Frucht hatten, nur im Obstladen Äpfel verlangen. Was wäre, wenn Sie morgen erführen, dass es sich in Wahrheit nicht um Äpfel, sondern um Sprungseile handelt? »Ich möchte ein Kilo Orangen und ein Pfund Sprungseile.« Käme Ihnen komisch vor, oder? Und Ähnliches verlange ich hier von Ihnen. Sie sollen Folgendes akzeptieren: Der Unterschied zwischen den verschiedenen Krankheiten besteht darin, dass die eine an dieser bestimmten Stelle des Körpers, die nächste an einer anderen auftritt, ihre Wurzel, ihre Ursache aber dieselbe ist.

Das klingt nur am Anfang etwas seltsam. Aber Sie werden meine Konzeption im Laufe der Zeit bestätigt finden. In den letzten 30 Jahren konnte ich beobachten, dass Menschen überzeugt wurden, wenn sie wiederholt beobachten konnten, wie eine Reinigung des Lymphsystems Schmerzen und Krankheit verschwinden ließ. Dadurch hat sich auch für mich und für Ärzte wie Dr. Daniel Clark meine Auffassung immer wieder bestätigt.

Er drückt das so aus: »Durch die Ansammlung von Giftstoffen im Lymphsystem wird die Lymphe träge. Die Flüssigkeit wird dicker, die T-Zellen und Makrophagen des Immunsystems bleiben stecken und können sich im Körper nicht mehr so gut bewegen. Wird das Lymphsystem von Giftstoffen befreit, stellt sich bei unzähligen Patienten eine Besserung ein, sie erholen sich von Autoimmunerkrankungen, Krebs und chronischen degenerativen Erkrankungen wie Arthritis. Von meinen Krebspatienten sind einige noch nach 19 Jahren am Leben, weil wir auf eine Öffnung des verstopften Lymphsystems und eine Wiederherstellung der geschwächten Immunabwehr hingearbeitet haben.«

Viele Menschen betrachten ihre Gesundheit als eine Art Minenfeld: »Wenn uns das eine nicht erwischt, erwischt uns etwas anderes.« Wer sich die Grundsätze der natürlichen Gesundheitslehre (»Natural Hygiene«) zu eigen macht, für den gibt es plötzlich eine ganze Menge weniger Minen.

Die Arbeit des Lymphsystems

Um genauer zu zeigen, wie das Lymphsystem arbeitet, muss ich ein paar Beispiele nennen. Doch für welche der vielen möglichen Krankheiten soll ich mich entscheiden? Allein ihre Aufzählung würde den Rahmen dieses Buches sprengen, und im Grunde handelt es sich ja nicht wirklich um Hunderte von ganz verschiedenen Krankheiten. Aber die Menschen wollen genau über das Leiden lesen, das sie betrifft und über das sie sich Sorgen machen.

Welche Probleme hier im Einzelnen auch besprochen oder nicht besprochen werden, die Lösung ist für alle dieselbe: Reinigen Sie Ihr Lymphsystem nach den Prinzipien von CARE, und es wird tatsächlich sauber sein. Das ist schließlich der Grund, warum dieses Buch überhaupt geschrieben wurde. Es soll Sie darauf aufmerksam machen, dass Ihr Körper über einen eigenen Mechanismus verfügt, der Gesundheit und Leben erhalten kann. Bei entsprechender Wartung wird er seine Aufgabe auch erfüllen. Auch wenn Sie genau das Leiden, das Sie interessiert, nicht hier finden, so können Sie doch davon ausgehen, dass die Ratschläge, die ich für die erwähnten Krankheiten gebe, auch für Sie gelten. Die Reinigung des Lymphsystems wirkt sich in jedem Fall positiv aus.

Bevor ich damit beginne, möchte ich Ihnen nochmals die Bandbreite an Symptomen ins Gedächtnis rufen, die ein überlastetes Lymphsystem hervorrufen kann, und die im Kapitel *Die sieben Stadien der Krankheit* beschrieben sind. Dort habe ich Ihnen empfohlen, das Kapitel so oft zu lesen, bis Sie sich mit den Symptomen einigermaßen vertraut gemacht haben. Sie erinnern sich doch? Vielleicht wäre das eine gute Gelegenheit, nochmals zurückzublättern.

Sie wissen, es gibt Symptome, die bereits in Stadium eins auftreten und sich durch alle Stadien ziehen, bis einzelne Zellen außer Kontrolle geraten. Dazu gehören jede Art von ungewöhnlicher Müdigkeit, Schlafstörungen, Appetitmangel,

Hautprobleme, besonders Juckreiz, Schmerzen, Fieber, geschwollene oder schmerzende Drüsen (natürlich!), Kopfschmerzen oder andere Schmerzen im Körper; bei Frauen unregelmäßige Periode, jede Form von scheinbar unbegründeter Reizbarkeit und jede Art von Entzündung (jede *-itis*). All diese Symptome zeigen an, dass der Körper uns darauf hinweisen möchte, dass er all seine Kräfte einsetzt, um mit den schädlichen Auswirkungen nicht ausgeschiedener Giftstoffe fertig zu werden. Nun liegt es an Ihnen, dafür zu sorgen, dass das Lymphsystem gereinigt wird, damit die Symptome abklingen.

Erkrankungen des Immunsystems

Damals, als von AIDS noch kaum die Rede war, werden Sie das Wort *Immunsystem* selten gehört oder verwendet haben? Wahrscheinlich nie. AIDS hat uns die Bedeutung des Immunsystems erst richtig klargemacht; dabei ist das Immunsystem auf die eine oder andere Weise an allen Aspekten unserer Gesundheit beteiligt. Und wie bereits erwähnt, ist das Lymphsystem das Kernstück des Immunsystems. Es gibt also keinen besseren Ausgangspunkt als einige der Immunerkrankungen, die die 90er Jahre des 20. Jahrhunderts dominierten, und die den meisten Menschen, die ich kenne, bis heute Sorgen bereiten.

1. Chronisches Erschöpfungssyndrom (Chronic Fatigue Syndrome): ein kompliziertes Syndrom mit anhaltenden, grippeähnlichen Symptomen, darunter Fieber, Schwellungen der Lymphknoten, Gelenk- und Muskelschmerzen sowie häufigen Stimmungsschwankungen und anderen psychischen Symptomen.
    Das Wort Syndrom bezeichnet übrigens immer eine Gruppe von Symptomen, deren Ursache man nicht kennt, was natürlich erklärt, warum es so viele gibt.
    Symptome: Bleierne Müdigkeit, Fieber, schmerzende Drüsen, Schlafstörungen, Kopfschmerzen und Reizbarkeit.

Ursache: Unbekannt.

Behandlung: Medikamentös.

2. Lupus: eine chronische Erkrankung des Bindegewebes im Körperinneren.

   Symptome: Starke, anhaltende Schmerzen im ganzen Körper, Fieber, Gelenkbeschwerden ähnlich der rheumatoiden Arthritis, Appetitmangel, vergrößerte Lymphknoten, Kopfschmerzen, Reizbarkeit, bei Frauen ausbleibende oder unregelmäßige Periode.

   Ursache: Unbekannt.

   Behandlung: Entzündungshemmende Medikamente.

3. Fibromyalgie: eine chronische Störung des Stütz- und Bewegungsapparates. Ähnlich dem Lupus (55 Prozent aller Fibromyalgie-Patienten haben auch Lupus).[100]

   Symptome: Anhaltende Schmerzen im ganzen Körper, besonders an verschiedenen »empfindlichen Stellen«, gestörter Schlaf, Entzündung (Fibromyalgie wird oft auch als Fibrositissyndrom bezeichnet, daran erkennt man schon, dass eine Entzündung beteiligt ist), und viele, viele andere Symptome, liest sich fast wie eine Enzyklopädie.

   Ursache: Unbekannt.

   Behandlung: Entzündungshemmende Medikamente.

4. Rheumatoide Arthritis: systemische entzündliche Erkrankung vor allem der Hand-, Arm- und Fußgelenke sowie der anliegenden Muskeln, Sehnen, Bänder und Blutgefäße.

   Symptome: Müdigkeit, Appetitmangel, Entzündung, ständig erhöhte Temperatur, Erkrankung der Lymphknoten.

   Ursache: Unbekannt.

   Behandlung: Entzündungshemmende Medikamente.

5. Atopisches Ekzem: eine chronische Hauterkrankung mit Entzündungen und Juckreiz.

   Symptome: Anhaltender Juckreiz, Schuppung durch Kratzen.

Ursache: Unbekannt.
Behandlung: Medikamentös.

6. Sklerodermie: Bindegewebserkrankung mit Entzündungen der Haut, Blutgefäße, Skelettmuskulatur und innerer Organe.
   Symptome: Schmerzen, weiße oder verfärbte Haut, mögliche Geschwürbildung an den Finger- und Zehenspitzen, die zu Gangränen führen kann.
   Ursache: Unbekannt.
   Behandlung: Medikamentös.

7. Vaskulitis: ein breites Spektrum an Störungen, die durch Entzündung und/oder Zerstörung von Blutgefäßen charakterisiert sind.
   Symptome: Schmerzen, Entzündungen, Kopfschmerzen, Geschwüre im Mund, Hautschäden.
   Ursache: Unbekannt.
   Behandlung: Entzündungshemmende Medikamente.

8. Reiter-Krankheit: schmerzhafte Entzündung der Harnröhre oder des Penis.
   Symptome: Gestörtes, dringendes oder häufiges Urinieren; Blut, Schleim oder Eiter im Urin; Hautschäden wie etwa kleine Geschwüre an der Penisspitze; Fieber; Appetitmangel.
   Ursache: Unbekannt.
   Behandlung: Entzündungshemmende Medikamente.

9. Spondylitis ankylosans: chronische entzündliche Erkrankung der Wirbelsäule und ihres Bandapparates.
   Symptome: Schmerzen (gewöhnlich im unteren Rücken); Entzündung der Schultern, Hüften und Knie; leichte Müdigkeit; Fieber; Appetitmangel.
   Ursache: Unbekannt.
   Behandlung: Entzündungshemmende Medikamente.

10. Polymyositis und Dermatomyositis: ausgedehnte entzündliche Erkrankung, mit Muskelschwäche, besonders in Schultern, Becken und Nacken.
    Symptome: Schmerzen und Schwäche in den Muskeln,

Empfindlichkeit, Schwierigkeiten beim Aufstehen, Treppensteigen, steileren Anstiegen, Heben der Hände über den Kopf. Bei Dermatomyositis tritt gewöhnlich ein roter Ausschlag an Gesicht, Nacken, oberem Rücken, Brust und Armen auf. Ausschlag auf den Augenlidern mit Schwellungen um die Augen.
Ursache: Unbekannt.
Behandlung: Entzündungshemmende Medikamente.

Das sind also zehn schwerwiegende, schmerzhafte Immunerkrankungen. Fällt Ihnen dabei etwas auf? Etwas, das gar nicht zu übersehen ist? Eher könnte man ein Känguruh in Ihrem Wohnzimmer übersehen als die hier bestehenden Ähnlichkeiten. Als hätte man zehn verschiedene Namen für denselben Begriff gefunden. Denken Sie an Regen, Eis, Schnee, Schneeregen, Hagel – alles das Gleiche, Wasser in unterschiedlicher Konsistenz. Lupus, Fibromyalgie, chronisches Erschöpfungssyndrom, rheumatoide Arthritis – ebenfalls bei allen das Gleiche – das Lymphsystem wird von Giftstoffen überschwemmt.
 Kennen Sie die fünf häufigsten und deutlichsten Anzeichen für ein überlastetes Lymphsystem? Schmerz, Müdigkeit, Schlafstörungen, Appetitmangel und Fieber. Sie wissen doch, dass das vierte Stadium – Entzündung – jene Phase ist, in der Schmerzen und Unbehagen stark zunehmen; es ist genau jener Punkt im Krankheitsverlauf, an dem man besser etwas zur Unterstützung des Lymphsystems unternehmen sollte, um das Schicksal nicht herauszufordern? Acht dieser zehn Erkrankungen haben Entzündungen als Symptom. Die Hälfte wird mit Entzündungshemmern behandelt. Entzündungshemmende Mittel werden so häufig verschrieben, dass das Unvermeidliche einfach eintreten muss. Immer häufiger hört man über Nebenwirkungen der Entzündungshemmer, darunter Osteoporose und blutende Magengeschwüre. Wir tauschen eine Krankheit gegen die andere ein.
 Wer die Natur des Lymphsystems auch nur ansatzweise kennt, also über seine Funktionsweise und Aufgaben Bescheid

weiß, versteht sofort, was hier geschieht. Und doch handelt es sich laut Expertenmeinung durchwegs um Erkrankungen, deren Ursache unbekannt ist. Bei allen zehn erfolgt die Behandlung medikamentös. Die Schmerzen mit Medikamenten zu unterdrücken, ohne die Ursachen der Schmerzen zu bekämpfen, ist die Garantie dafür, dass der Krankheitsprozess womöglich fortschreiten wird.

Ich möchte die Schwere dieser Immunerkrankungen nicht herunterspielen. Zu viele Menschen leiden darunter. Aber ob es sich nun um die hier angeführten Krankheiten handelt oder um andere wie AIDS, Asthma, Allergien, Nesselsucht und einige weniger bekannte Immunerkrankungen, die gewissenhafte Anwendung der CARE-Prinzipien wird nicht nur deren Entstehung verhindern helfen sondern auch bereits Betroffenen möglicherweise Erleichterung verschaffen, in vielen Fällen sogar zu einem Verschwinden der Beschwerden führen können.

Herz-Kreislauf-Erkrankungen

Herz-Kreislauf-Erkrankungen sind die häufigste Todesursache in den Industrieländern, sie kosten mehr Menschen das Leben als alle anderen Krankheiten zusammen. Mit gewissenhafter Vorsorge lassen sich Herz-Kreislauf-Erkrankungen weitgehend vermeiden. Die Arbeiten von Nathan Pritikin, Dr. Julian Whitaker, Dr. Dean Ornish und anderen haben das nachzuweisen versucht. Ich möchte mich nur auf zwei wichtige Aspekte der Erkrankung beschränken und zeigen, wie diese durch geeignete Pflege und Behandlung des Lymphsystems zu beeinflussen sind.

Bluthochdruck

Hoher Blutdruck belastet die Wände der Arterien mit übermäßigem Druck. Das kann am Herz zum Herzinfarkt, im Gehirn zu einem Schlaganfall, in der Netzhaut zur Erblindung und in den Nieren zu Nierenversagen führen. Man sagt uns, dass die Ursache des Bluthochdrucks bei den meisten Menschen unbekannt sei. Die Behandlung erfolgt natürlich in den weitaus meisten Fällen medikamentös. Doch Dr. Herbert Shelton, Vater der natürlichen Gesundheitslehre, meint dazu: »Die wohl häufigste Ursache für Bluthochdruck ist eine Ansammlung von Giftstoffen durch eine gestörte Ausscheidung.« Wenn sich im Körper Giftstoffe ansammeln, weil das Lymphsystem sie nicht mehr entsorgen kann, verursachen sie Probleme, ob in einem Organ, auf der Haut oder in den empfindlichen Arterien und Blutgefäßen des Herz-Kreislauf-Systems.

Ich habe reichlich Erfahrung mit Bluthochdruck gesammelt, konnte in zahllosen Fälle beobachten, dass durch geeignete Pflege des Lymphsystems der Bluthochdruck völlig überwunden werden konnte. Einer meiner älteren Brüder (nicht der, der die Hühnerkeule geklaut hatte) hatte zehn Jahre lang Blutdruck senkende Medikamente eingenommen, ohne dass sein Blutdruck jemals normale Werte erreicht hätte. Als er begann, sich gewissenhaft an die CARE-Prinzipien zur Reinigung des Lymphsystems zu halten, war sein Blutdruck erstmals seit zehn Jahren normal und blieb es auch, ohne Medikamente. Das war vor mehr als zwölf Jahren.

Aber Vorsicht: Wenn Sie mit der Anwendung der CARE-Prinzipien zur Normalisierung des Blutdrucks beginnen, dürfen Sie Ihre Medikamente keineswegs absetzen. Nochmals, Medikamente niemals einfach weglassen! Während das System allmählich von Giftstoffen gereinigt wird und der Druck auf die Arterien nachlässt, kann unter Anleitung des Hausarztes die Dosis der Medikamente langsam reduziert werden; der Druck ist in dieser Phase regelmäßig zu überprüfen.

Herzinfarkt

Ein Herzinfarkt tritt ein, wenn eines der Blutgefäße den Teil des Herzmuskels, für den es zuständig ist, nicht mehr ausreichend mit Blut versorgen kann. Mir ist diese Erfahrung glücklicherweise erspart geblieben, aber andere haben mir diesen anhaltenden, schweren Druckschmerz in der Brust, der sich auch in den linken Arm, das Kinn, den Nacken, die Schulterblätter ziehen kann, so beschrieben, als wäre ihnen ein Klavier auf die Brust gefallen.

Die häufigste Ursache eines Herzinfarktes ist Arteriosklerose, die Verhärtung oder Verdickung der Arterienwände mit eingeengter Gefäßlichtung, die zum Verlust der Elastizität führt. Bei der zweithäufigsten Ursache, der Atherosklerose, sind die Arterien so dick mit Fett und Cholesterin belegt, dass das Blut nicht mehr fließen kann. Wie im Kapitel *Ihr bester Freund* besprochen, besteht eine primäre Funktion des Lymphsystems darin, Fett aus dem Verdauungstrakt zu entfernen, bevor es in die Arterien gelangt. Mit anderen Worten, wenn das Lymphsystem richtig funktioniert, bleiben die Blutgefäße, die den Lebenssaft durch den Körper befördern, sauber und elastisch. Das ist seine Aufgabe.

Wenn das Lymphsystem nicht durch die Ansammlung von Giftstoffen belastet wird und effizient arbeitet, ist das Risiko einer Herz-Kreislauf-Erkrankung jeglicher Art meiner Meinung nach wesentlich geringer. Herz-Kreislauf-Erkrankungen und außer Kontrolle geratenes Zellwachstum sind die gefährlichsten Krankheiten, die man sich vorstellen kann. Und doch kann man, so glaube ich, beide verhindern. Die richtige Pflege des Lymphsystems kostet Sie nichts. Der Körper macht diesen Service gratis, wenn er die Chance erhält. Auf lange Sicht sparen Sie dadurch sogar Geld.

Verdauungsstörungen

Den 70 Tonnen Nahrung, die wir im Laufe unseres Lebens zu uns nehmen, und ihrer Wirkung auf den Verdauungstrakt gilt seit 30 Jahren mein Interesse und meine Aufmerksamkeit. Mit diesem Thema allein ließe sich ein ganzes Buch füllen. Der Verdauungstrakt ist neun Meter lang, beginnt im Mund und endet dort, wo die Schlacken wieder nach außen gelangen. Dazwischen liegen unzählige Kurven, Falten, Nischen, Ecken und Erweiterungen. Massenhaft Stellen, an denen sich die nicht ausgeschiedenen Abfallstoffe sammeln können, wo sie verweilen und sich schließlich entzünden, falls sie nicht entfernt werden. Wenn Sie die Liste der Verdauungsstörungen ansehen, und davon gibt es Dutzende, enden viele von ihnen auf -*itis*. Sie wissen, d. h. so viel wie Entzündung, das vierte Krankheitsstadium mit Schmerzen und Unbehagen. Und wenn man sich die angeblich ganz verschiedenen Krankheiten näher ansieht, findet sich unter den Symptomen mit schöner Regelmäßigkeit das Wort »Entzündung«.

Die Schulmedizin sieht den wahren Hintergrund der Entzündung oft nicht als Folge angesammelter Giftstoffe, die viel zu lange im Körper verbleiben, sondern lastet sie einem sehr zuverlässigen Sündenbock an: einer viralen oder bakteriellen Infektion. Natürlich gibt es im mit Giftstoffen belasteten Verdauungstrakt Bakterien in großer Zahl, aber die Bakterien sind nicht die *Ursache* der Erkrankung. Ebenso wenig wie Fliegen den Mist produzieren, auf dem sie sich unweigerlich tummeln. Wenn Sie einen Misthaufen sehen, der von Fliegen umschwirrt ist, sagen Sie doch auch nicht: »Schau, was die Fliegen hier für Mist gemacht haben.« Genauso vermessen wäre es, die Bakterien, die auf Giftstoffen sitzen, für die Entzündung verantwortlich zu machen.

Ich möchte anhand von vier bekannten Störungen des Verdauungstrakts die Rolle des Lymphsystems näher erläutern. Es gibt noch viele andere, etwa Ösophagitis, Divertikulitis, Gastroenteritis, Gastritis, Reizkolon, Pankreatitis, Peritonitis und so weiter.

Kolitis

Das Wort »Kolitis« bedeutet Entzündung des Dickdarms. Sehen wir uns zunächst an, was die Schulmedizin dazu sagt. Kolitis ist eine entzündliche, oft chronische Erkrankung der Dickdarmschleimhaut. Sie beginnt im untersten Abschnitt des Darmes (dort, wo die Schlacken bis zu ihrer Ausscheidung bleiben) und breitet sich dann oft in den Dickdarm hinauf aus; hier können Schwellungen und manchmal auch offene Wunden entstehen. Die wichtigsten Symptome sind häufig auftretende Schmerzen, deren Intensität vom Ausmaß der Entzündung abhängt, Reizbarkeit, blutiger Durchfall, Appetitmangel, Schwäche und Übelkeit. Man sagt, die genaue Ursache einer Kolitis sei unbekannt, sie könnte möglicherweise mit bestimmten Bakterien assoziiert sein. Und sie wird natürlich mit entzündungshemmenden Medikamenten behandelt. Das dämpft den Schmerz, während der Krankheitsprozess fortschreiten kann, bis schließlich das Zellwachstum außer Kontrolle gerät.

Everything You Need to Know About Diseases, ein wunderbares Buch, geschrieben von über 100 führenden Ärzten und medizinischen Experten, schreibt dazu: »Menschen mit Kolitis haben ein überdurchschnittlich hohes Risiko, an Krebs zu erkranken, besonders wenn die Krankheit länger als zehn Jahre anhält.«[101] Sie gestatten, dass ich mich kräftig räuspere. Genau das sage ich die ganze Zeit. Wird nur der Schmerz, den die Entzündung verursacht, mit Medikamenten betäubt, während die Entzündung selbst fortschreitet, geraten die Zellen unter dem ständigen Ansturm der Giftstoffe schließlich außer Kontrolle. Unterstützen Sie das Lymphsystem bei seinen natürlichen Versuchen, die entzündlichen Toxine aus dem System zu entfernen. Dann hört der Schmerz auf, die Krankheit wird gestoppt, und das Zellwachstum gerät nicht außer Kontrolle. So einfach ist das.

Crohn-Krankheit

Die Crohn-Krankheit wird als Entzündung irgendeines Abschnitts im Verdauungstrakt beschrieben. Warum aber ist dann eine Kolitis, also die Entzündung des Dickdarms, nicht auch eine Crohn-Krankheit? Der Dickdarm gehört doch ebenfalls zum Verdauungstrakt, oder nicht? Es handelt sich also gar nicht um verschiedene Krankheiten. Auch eine weitere Krankheit, die Enteritis, wird als Entzündung des Darms, besonders des Dickdarms, bezeichnet. Wie unterscheidet sich nun die Enteritis von der Kolitis oder der Crohn-Krankheit? Gar nicht! Die Symptome der Crohn-Krankheit sind Schmerzen, Müdigkeit, Fieber, Durchfall, etc. Behandelt wird sie – mit entzündungshemmenden Medikamenten. Im akuten Stadium ähneln die Symptome denen der Blinddarmentzündung, zu der wir gleich kommen werden.

Dr. Daniel Clark meint dazu: »Kolitis, Crohn-Krankheit und Enteritis sind sämtlich entzündliche Erkrankungen, die die Darmschleimhaut schädigen. Sie können eine schwere Entzündung im Krummdarm haben, die als Crohn-Krankheit oder Enteritis diagnostiziert wird; wenige Zentimeter weiter, im Dickdarm, nennt man sie Kolitis.« Die Ursache der Crohn-Krankheit ist jedenfalls »unbekannt«.

Ulcus pepticum

Bei dieser Krankheit handelt es sich um wunde Stellen in der Schleimhaut des Magens und anderer Abschnitte des Verdauungstrakts. Solche Geschwüre sind das fünfte Krankheitsstadium, in dem der Körper den ständigen Angriffen der Giftstoffe und der Entzündung nicht mehr gewachsen ist und eine wunde Stelle entsteht. Die Symptome sind Schmerzen, Schmerzen und nochmals Schmerzen. Die Ursache ist unbekannt, behandelt wird mit entzündungshemmenden Medikamenten. (Sie müssten es langsam satt haben, immer das Gleiche zu lesen.)

Appendizitis

Ich habe mir diese besondere -itis, die Blinddarmentzündung, aus gutem Grunde für den Schluss aufgehoben. Auch in ihrem Fall will man uns glauben machen, der Schöpfer allen Lebens hätte eine der kompliziertesten, unendlich intelligenten Lebensformen auf diesem Planeten mit einem nutzlosen Organ ausgestattet, das nur dem Zweck dienen soll, Beschwerden zu verursachen. Andere Angehörige dieses elitären Clubs sind natürlich die Mandeln.

Seit hundert Jahren kämpfen die Anhänger der natürlichen Gesundheitslehre gegen den hartnäckigen Glauben, Mandeln und Appendix wären unnütz und entbehrlich. Wie erfreulich, dass die Mandeln inzwischen in den meisten Fällen wieder dort bleiben dürfen, wo Gott sie vorgesehen hat, dem Appendix blieb eine ähnliche Begnadigung bislang vorenthalten.

Man sagt, Appendizitis sei ein medizinischer Notfall, bei dem sich der Blinddarm durch eine Blockade des Lymphsystems entzündet. Diese Blockade »kann« durch zurückgebliebene Schlacken oder eine Virusinfektion verursacht werden. Symptome sind Schmerzen in oder um den rechten Unterbauch, Appetitmangel, Übelkeit, Verstopfung oder Durchfall, leichtes Fieber und Druckempfindlichkeit im Bereich des Unterbauches. Die medizinische Standardbehandlung besteht in Antibiotika und Bettruhe; wenn die Entzündung nicht abklingt, wird der Blinddarm wegoperiert. Doch Dr. Daniel merkt dazu an: »Wir kennen Fälle von Appendizitis, besonders solche, bei denen die Diagnose erst nach längerer Zeit gestellt wird, die einen chirurgischen Eingriff erfordern, aber es sind nicht besonders viele. Es gibt viele unterstützende Therapien, wie etwa Diät und Enzymtherapie, die verhindern können, dass dieser Punkt erreicht wird.«

In vielen Büchern über Physiologie, die ich genau studiert habe, wird der Appendix nur im Zusammenhang mit den Problemen erwähnt, die er verursachen kann. In einem dieser Werke hat sich der Autor auch mit der Funktion des Blinddarms beschäftigt und kommt zu dem Schluss: »Beim Menschen keine Funktion, soweit bekannt.«[102]

Nun, beschäftigen wir uns mit einer anderen Version, die die unendliche Weisheit, Intelligenz und Größe des menschlichen Organismus höher schätzt und respektiert; mit jener Darstellung, die die Dynamik des Körpers betont, der in wunderbarer Harmonie erschaffen wurde, ohne unnötige »Extra«-Teile, sondern vielmehr mit der Fähigkeit ausgestattet, sich selbst mit einer Präzision zu reparieren, zu heilen und zu erhalten, wie sie in unserer hoch technisierten Welt sonst kaum bekannt ist.

Sie wissen, der Verdauungstrakt ist insgesamt neun Meter lang, der Dünndarm etwa sechseinhalb Meter. An ihn schließt der Dickdarm mit nur etwa eineinhalb Meter Länge, aber viel größerem Durchmesser an. Der erste Teil des Dickdarms ist der Blinddarm, der zweite der Grimmdarm.

Wenn die Verdauungsvorgänge abgeschlossen und der Nahrung alle Nährstoffe entzogen sind, bleibt der Abfall vor der Ausscheidung im Dickdarm. Diese Schlacken sind hochgiftig und müssen so rasch und effizient wie möglich entsorgt werden. Nichts von diesem giftigen Abfall darf im Körper bleiben, wo er Entzündungen und Schäden hervorrufen, die Schleimhaut des Dickdarms angreifen und großes Unbehagen hervorrufen kann. Crohn-Krankheit, Kolitis und Reizkolon sind die Folge nicht ausgeschiedener Abfallstoffe, die sich festsetzen und entzünden. Der Appendix liegt strategisch günstig an der höchsten Stelle des Dickdarms, genau dort, wo der Dünndarm in den Dickdarm übergeht. Kaum jemand weiß, dass der Appendix eine wirkungsvolle Substanz erzeugt und abgibt, die Reste im Dickdarm neutralisiert und entfernt, bevor sie sich festsetzen und entzünden. Macht das nicht angesichts der unermesslichen Intelligenz des menschlichen Körpers weitaus mehr Sinn als die Annahme, der Appendix sei ein Fehler der Natur?

Falls Sie nun glauben, ich hätte das erfunden, sollten Sie wissen, dass ich darüber von einem der angesehensten Ernährungswissenschafter der Welt gehört habe: Dr. Norman W. Walker, der meines Wissens mindestens sechs Bücher geschrieben hat und im Alter von 106 Jahren friedlich und gesund im Schlaf dahinschied. Er war die personifizierte Gesundheit und wusste sehr wohl, dass der Appendix, wie jeder andere Bestandteil des großartigen menschlichen Körpers, seinen Zweck erfüllt, und zwar genau dort, wo er gebraucht wird.

Ich hörte von dieser Funktion des Appendix im Jahr 1970, seither frage ich alle Menschen mit besonders hartnäckigen Gewichtsproblemen, ob sie ihren Appendix noch haben. Und all jene, die Gewichtsprobleme hatten und bei denen der Appendix entfernt worden war, erzählten, dass die Gewichtsabnahme ohne Appendix noch weit schwieriger sei als mit.

Wenn das auch auf Sie zutrifft, so ist doch keineswegs alles verloren. Es bedeutet jedoch, dass Sie noch sorgfältiger die CARE-Prinzipien anwenden müssen als all jene, die ihren Appendix noch haben.

Medikamente – Segen oder Fluch?

In der Schulmedizin wird jede Entzündung als Feind betrachtet, als etwas, dessen Ursache man kaum je kennt, das aber um jeden Preis niedergerungen werden muss. Die natürliche Gesundheitslehre betrachtet eine Entzündung als ernste, aber freundliche Warnung des Körpers, dass die angesammelten Giftstoffe ein kritisches Ausmaß erreicht haben.

Die allerschlechteste Reaktion auf das Krankheitsstadium Entzündung (das vierte Stadium) ist meiner Meinung nach die medikamentöse Bekämpfung. Arzneimittel verschleiern nicht nur die Tatsache, dass das Lymphsystem in einem Maße mit den Abfallstoffen zu kämpfen hat, dass sich bereits Gewebe entzündet, nein, Medikamente, die alle toxisch sind und Nebenwirkungen haben, lasten dem bereits überlasteten Lymphsystem auch noch zusätzliche Giftstoffe auf. Sie können die Dinge hier also oft nur schlimmer machen.

Über eines der gegen Lupus verschriebenen entzündungshemmenden Medikamente wurde im TV-Sender CNN berichtet, dass es die Knochen vorzeitig altern lasse und zu Osteoporose führe. In den ABC-Nachrichten war über entzündungshemmende Medikamente zu hören, die blutende Magengeschwüre verursachen. Eine Krankheit gegen die andere auszutauschen, ist ein merkwürdiges »Gesundheitssystem«. Noch einmal: Durch mehr Gift kann man nicht gesund werden. Verabschieden Sie sich von dieser Denkweise! Behandeln Sie Ihren Körper richtig, und er wird es Ihnen vielfach danken.

Keine Krankheit hat je so viele Menschenleben gefordert wie die Herz-Kreislauf-Erkrankungen. Ich habe Ihnen erklärt, wie die richtige Pflege und Behandlung des Lymphsystems Sie vor dieser Geißel bewahren kann. Die zweitgrößte Gefahr aber geht von Krebs aus. Auch er kann, wie gesagt, verhindert werden, wenn das Lymphsystem freigehalten wird. Dasselbe gilt für Autoimmunerkrankungen und Verdauungsstörungen. In allen Fällen sollte man die CARE-Prinzipien anwenden.

Auf den ersten Blick scheinen Herz-Kreislauf-Erkrankungen, Krebs, Immunkrankheiten und Störungen des Verdauungsapparates vier grundverschiedene Krankheitsformen zu sein. Und dennoch, dieselben Maßnahmen, die eine von ihnen verhindern können, helfen gegen alle vier. Die Liste ließe sich weiter verlängern: Krankheiten der Lunge und der Atemwege, des Nervensystems, des Muskel- und Skelettapparates, der Leber und Gallenblase, der Niere und Harnwege, der Haut und so weiter und so fort. Würde das Sinn machen? Die Maßnahmen sind die gleichen. Wie oft sagt man Ihnen, die Ursachen von Beschwerden wären unbekannt, die Symptome ließen sich aber medikamentös abschwächen?

Vielleicht habe ich Ihr spezielles Leiden hier nicht erwähnt – setzen Sie es einfach an die Stelle eines der anderen, die Maßnahmen sind in allen Fällen die gleichen: *Reinigen Sie Ihr Lymphsystem!* Und statt zu fragen: »Wie ist das möglich?«, sagen Sie lieber: »Wie befreiend, dass alles so einfach geht.« Nur weil Menschen, die nicht »Bescheid wissen«, denken, es wäre weitaus diffiziler, muss es doch nicht unbedingt kompliziert sein.

Das Lymphsystem ist jener Mechanismus im Körper, der sich um die Erhaltung von Gesundheit und Leben zu kümmern hat. Wenn Sie ihn pfleglich behandeln, wird er für Sie da sein. Sie werden das selbst beobachten können, wie so viele Menschen vor Ihnen. Der menschliche Körper reagiert so rasch auf geeignete Maßnahmen, dass sich eine Besserung in Ansätzen fast augenblicklich zeigt.

Wir wissen bereits, dass in den Vereinigten Staaten mehr als zwei Millionen Menschen pro Jahr durch die *korrekte* Anwendung von rezeptpflichtigen Medikamenten Schaden nehmen, 106 000 Amerikaner pro Jahr daran sterben. Und noch alarmierender ist, dass die Situation ständig schlimmer wird. Warum? Weil die amerikanische Arzneimittelbehörde sich mit der wachsenden Gefährdung abfindet und im Rekordtempo neue Medikamente zulässt, statt Maßnahmen zum Schutz der Öffentlichkeit zu ergreifen.[103]

Wie Dr. Kenneth Kizer, Staatssekretär für Gesundheit im Department of Veterans' Affairs in Washington sagt: »Es gibt so viele neue Medikamente, dass es unmöglich geworden ist, auf dem Laufenden zu bleiben.«[104] Die Behörde kann die möglichen Nebenwirkungen und toxischen Reaktionen nicht einmal vorhersehen. Die *New York Times* schreibt dazu in einem Artikel: »Das wahre Ausmaß des Problems ist unbekannt, zum Teil deswegen, weil Krankenhäuser und Ärzte nicht verpflichtet sind, darüber zu berichten.«[105]

Schädigungen und Todesfälle haben heute bereits ein unerträgliches Maß erreicht, und sie werden weiter zunehmen. Die Betroffenen wissen das. Mit den Worten von Dr. Lucian Leape, Analytiker für Gesundheitspolitik an der Harvard School of Public Health: »Arzneimittelschäden sind eine Krankheit des medizinischen Fortschritts.«[106] Wenn Ihr Partner, Ihr Kind, Vater oder Ihre Mutter an einem verschriebenen Medikament stirbt, gilt das als »Arzneimittelschaden« (*adverse drug event*).

Es gibt in den USA eine gemeinnützige Konsumentenschutzorganisation, die sich mit solchen »Arzneimittelschäden« befasst. Michael Cohen, Vorstand des amerikanischen Institute for Safe Medication Practices (Institut für die sichere Arzneimittelverschreibung), sagt, dass »keine Technik entwickelt wurde, um Patientenschäden zu verhindern, für den Schutz der Patienten werden keine Mittel aufgewendet.«[107] Wissen Sie warum? Es ist zu teuer!

Im Jahr 1992 wurden in den Vereinigten Staaten 2,03 Milliarden Medikamente verschrieben. Im Jahr 1998 waren es 2,78 Milliarden. Im Jahr 2005 werden es 4 Milliarden sein.

Aber der Apparat ist schon *jetzt* außer Kontrolle geraten. Man kann nicht mehr feststellen, was die unerwünschten Nebenwirkungen anrichten werden. Es gibt auch *jetzt* keine Sicherheitsmaßnahmen zum Patientenschutz. Bereits *jetzt* sterben in den USA jährlich über 100 000 Menschen daran (in Deutschland sollen es laut einem Bericht im *Tagesspiegel* vom 23.10. 2001 auch schon 16 000 sein). Und die einzige Maßnahme, die mit Sicherheit kommt, besteht darin, dass die Zulassung neuer Arzneimittel dramatisch zunimmt. Kann man das anders als Wahnsinn nennen? Wenn jemand im Schwimmbecken ertrinkt, wird man ihm doch auch nicht dadurch zu helfen versuchen, dass man noch mehr Wasser einlässt.

Sie sind es sich selbst und Ihren Lieben schuldig, dass Sie nun genau aufpassen. Schützen Sie sich und Ihre Familie. Halten Sie Ihr Lymphsystem so sauber wie möglich, damit keine Medikamente nötig werden; damit vermeiden Sie das Risiko, einen »Arzneimittelschaden« zu erleiden.

Viele Krankheiten und eine einzige Ursache?

Mein Glaube und meine Idee, die ich hier vertrete – dass nämlich die meisten Krankheiten eine einzige Ursache haben und es eine mögliche Therapie dafür gibt – werden manche Menschen nur schwer akzeptieren können. Das ist mir durchaus klar. Und mir ist auch bewusst, dass ich die Institutionen, die vorherrschenden Lehrmeinungen und Autoritäten unserer Zivilisation herausfordere. So wie seinerzeit die Gebrüder Wright, als sie sagten: »Fliegen? – Sicher können wir das!«

Sobald eine bestimmte Theorie dramatische Angriffe auf vorherrschendes Gedankengut startet, werden sofort Kritiker auf den Plan gerufen, die nach Schwachstellen suchen – nach Ausnahmen, die die gesamte Lehre in Frage stellen. Also möchte ich der Erste sein, der sagt, dass es in meinem System Ausnahmen gibt, geben muss. Eine Reinigung des Lymphsystems kann nicht jede Krankheit heilen. Nur ein Beispiel: Wenn je-

mand eine ballaststoffarme, kalziumarme Kost mit reichlich
Eiweiß zu sich nimmt, die den Knochen Kalk entzieht, hat der
Betreffende ein extrem hohes Risiko, an Osteoporose zu er-
kranken, egal wie wirksam sein Lymphsystem arbeitet.

An der Entstehung von Krankheit sind einfach zu viele unterschiedliche Faktoren beteiligt. Außerdem gibt es viel mehr,
das wir über den menschlichen Körper und seine Funktionsweise nicht wissen, als das, was gesicherter Wissensstand ist.
Auch unter den günstigsten Voraussetzungen, also wenn jemand gesund lebt und sein Lymphsystem rein und gesund erhält, können Krankheiten entstehen. Vielleicht verursacht
eine ererbte genetische Schwäche ein Organversagen. Eventuell führt eine andere Gruppe von Faktoren, die noch keiner
kennt, zu einer Erkrankung. Es handelt sich hier um ein unendlich weites und kompliziertes Feld; wir verstehen die Zusammenhänge ja erst in Ansätzen. Niemand – nicht ich und
nicht Sie – kann eine allgemein gültige und definitive Aussage
darüber machen, wie und warum der menschliche Körper so
und nicht anders funktioniert. Ganz ehrlich, das Beste, was wir
erwarten können, sind Vermutungen, Spekulationen und Vorhersagen auf der Basis des vorhandenen Materials.

Ich möchte also unmissverständlich klarstellen, dass auch
die Befolgung der Empfehlungen dieses Buches nicht dauerhafte, dynamische Gesundheit garantieren kann. Aber was
wäre, wenn man jährlich von den etwa 2 Millionen krank-
heitsbedingten Todesfällen in den USA vielleicht ein Drittel
verhindern könnte? Das würde als einer der größten Fortschritte, die jemals gemacht wurden, in die Annalen der Me-
dizingeschichte eingehen. Nun, nach den vielen Jahren un-
mittelbarer, praktischer Erfahrung bin ich zutiefst davon überzeugt, dass sich – falls sich jeder Einwohner der Vereinigten
Staaten gewissenhaft an die Empfehlungen dieses Buches
hielte, etwa 80 Prozent aller Krankheiten oder mehr vermeiden ließen. Wie Dr. Paul Yanick sagt: »Es steht außer Zweifel,
dass Entgiftung das Risiko, an Organversagen zu sterben vermindern kann. Giftstoffe blockieren und vergiften viele En-

zyme, die den Energiehaushalt der Zellen, das Immunsystem, die Produktion der dem Alterungsprozess entgegenwirkenden Hormone und viele lebenserhaltende Funktionen im Körper steuern.«[108]

Ich möchte nur klarmachen, dass ich durchaus Verständnis habe für Ihre Skepsis. So dramatische Ideen nimmt man nicht einfach hin wie ein Evangelium. Die Menschen müssen versuchen, nach den Prinzipien von CARE zu leben, sie anwenden und dann nach einiger Zeit überprüfen, ob ihre Gesundheit sich fortlaufend verbessert oder nicht. Eine Frage, die ich Ihnen stellen möchte: Was ist, wenn ich Recht habe? Was haben Sie eigentlich zu verlieren, wenn Sie dafür sorgen, dass der Mechanismus, der für Ihr Wohlbefinden und Ihre Gesundheit sorgt, sauber und optimal arbeiten kann?

Zu fett oder nicht zu fett

Ich esse gern. Ich liebe gutes Essen. Das war schon immer so, so viel haben Sie ja gleich am Anfang dieses Buches über mich erfahren. Ich mag alles, was mit Essen zusammenhängt, denke gern daran, genieße den Anblick von Nahrungsmitteln, unterhalte mich gern übers Kochen, über die Vorbereitung, den Geruch, den Geschmack eines Gerichts, einer Mahlzeit. Ein neues Restaurant zu besuchen und die Küche auszuprobieren, ist für mich ebenso aufregend wie für andere Menschen spannende sportliche Wettkämpfe. Es überrascht mich also eigentlich nicht, dass sich mein Leben um das Studium und die Lehre von den Auswirkungen der Ernährung auf den menschlichen Körper dreht. Nur zu gern berichte ich Ihnen, dass ich es als Segen betrachte, die wichtige Beziehung zwischen Ernährung und Wohlbefinden aufgedeckt zu haben. Offen gesagt, hätte ich sie nicht erkannt, wäre ich bei meiner damaligen Lebensweise inzwischen vermutlich schon tot oder jedenfalls nahe dran.

Was die Gesundheit angeht, so ist der Unterschied zwischen den ersten 25 Jahren meines Lebens und den zweiten 25 Jahren ebenso groß wie der zwischen einem ehemaligen Bergwerksareal und üppigem Regenwald. Die ersten 25 Jahre meines Lebens, wie ich zu Beginn schon ausführlich berichtet habe, waren ein ständiger Kampf gegen Schmerzen, Übergewicht und Lethargie. Ich litt an heftigen Magenschmerzen, häufigen Kopfschmerzen, auch Migräne, zahlreichen Erkältungen und Erkrankungen der Nasennebenhöhlen, ständigem Energiemangel und hatte letztlich ein Gewicht von über 90 Kilogramm erreicht. In dieser üblen Verfassung war ich, weil meine Lust aufs Essen keine Grenzen kannte. Ich hatte niemals etwas über die Auswirkungen der Ernährung auf die Gesundheit gelernt.

Im Jahr 1970 hatte ich mit 25 das unfassbare Glück, die natürliche Gesundheitslehre kennen zu lernen, und seither kenne ich keine Magenschmerzen, Kopfschmerzen oder Probleme mit den Nasennebenhöhlen mehr. Ich bin energiegeladen und die 23 Kilogramm, die ich rasch abgenommen hatte, habe ich nie wieder zugenommen. Die wirklich gute Nachricht bei all dem ist, dass ich gutes Essen immer noch genießen kann. Der Unterschied zu früher aber besteht darin, dass ich lernte, das Essen zu genießen und gesund zu bleiben.

Ernährung und dynamische Gesundheit

An der Entstehung von Krankheiten sind viele Faktoren beteiligt, ob es sich nun um unkontrolliertes Zellwachstum oder eine andere Erkrankung handelt. Die wichtigsten dieser Faktoren sind: die Qualität der Nahrung, der Luft und des Wassers, Bewegung, Ruhe und Schlaf, Sonne, gute mitmenschliche Beziehungen, innerer Friede, aber auch mentale Prozesse. Ich weiß, dass all diese Variablen, und noch andere mehr, eine entscheidende Rolle für die Gesundheit spielen, aber ich bin mir ganz sicher: Nahrung und Wasser stehen unangefochten an der Spitze. Diese Überzeugung gründet sich auf meine eigenen langen Erfahrungen und auf Beobachtungen anderer.

Dr. Robert Marshall, Biochemiker und Ernährungswissenschaftler, Leiter einer bekannten therapeutischen Einrichtung für chronische Erkrankungen, hat dazu Folgendes zu sagen: »Neueste Forschungen mit der PCR-Methode (Polymerase-Kettenreaktion) sind ein erstaunlicher Durchbruch, sie weisen völlig unvermutet Infektionen als Ursache chronischer Erkrankungen, von Alzheimer bis zu Herzkrankheiten und Krebs, aus. Eine solche Infektion ist jedoch nur möglich, wenn ein maßgeblicher ernährungsphysiologischer Mangel besteht.

Die zunehmende chemische Belastung aus der Luft, dem Wasser, der Nahrung – zusammen mit bestrahlten Lebensmitteln, der Zubereitung in der Mikrowelle, züchterisch bearbei-

teten oder genetisch modifizierten Samen – erhöhen den
Nährstoffbedarf des Körpers dramatisch, weil er versucht, diese
zahlreichen Giftstoffe loszuwerden. Der wiederholte tägliche
Kontakt mit solchen Giftstoffen kann die Nährstoffvorräte des
Körpers sehr rasch aufbrauchen, was zu eklatanten Mangeler-
scheinungen führt.

Sobald ein Mangel besteht, ist der Boden für eine Infektion
bereitet; bleibt der Nährstoffmangel bestehen, kann die Infektion chronisch werden. Die bloße Behebung des Mangels
reicht aber vielleicht nicht aus, um die Infektion zu beseitigen.
Und noch schlimmer, eine chronische Infektion kann Hor-
monmangel oder eine Störung des Immunsystems verursachen, die wiederum einer Infektion förderlich sind, was letztlich eine stetig steigende Belastung des Immunsystems, Müdigkeit und beschleunigte Alterung hervorruft.«

Wollten wir eine Rangordnung aller Lebensmittel, die wir zu
uns nehmen, aufstellen, so müsste dabei ein Nahrungsmittel
herauskommen, das für unsere Gesundheit am günstigsten ist
und ein anderes, das ihr am meisten schadet, während der
Rest irgendwo dazwischen angesiedelt wäre. Ich möchte später auf die wertvollen Lebensmittel zu sprechen kommen, an
dieser Stelle aber ist es wichtiger, sich dem unteren Ende der
Skala zuzuwenden: den Nahrungsmitteln, die, im Übermaß
genossen, der Gesundheit Schaden zufügen.

Tierische Produkte

Als größte Bedrohung für die Gesundheit kann der übermäßige Genuss tierischer Nahrungsmittel gelten. Darunter fallen
Fleisch, Geflügel, Fisch, Eier und Milchprodukte. Ich bin überzeugt, dass ein hoher Konsum dieser Produkte der wichtigste
Grund für ein verstopftes Lymphsystem, Übergewicht, Beschwerden, Unwohlsein, Krankheit, Leiden und Tod ist.

Natürlich bringen Sätze wie dieser Interessensverbände aus
Tierzucht und Molkereiwirtschaft in Rage. Immerhin verdient

die Lebensmittelindustrie mit tierischen Produkten in den Vereinigten Staaten Jahr für Jahr mehr als eine Viertelbillion Dollar. Eine ihrer Hauptstrategien besteht darin, ihre »Experten« auszuschicken, die jedem, der eine Ernährungsform mit weniger oder gar keinen tierischen Produkten propagiert, die Hölle heiß machen. Alle, die mit dem Verkauf tierischer Produkte im großen Stil ihre Gewinne machen, wollen uns einreden, dass die nächsten drei Generationen unserer Nachkommen zu allen möglichen Mangelerscheinungen und Krankheiten verdammt seien, wenn wir nicht zu jeder Mahlzeit Fleisch oder Milch zu uns nähmen. Das ist zwar etwas übertrieben, aber auch sie neigen zu Übertreibungen, wenn unsere Gesundheitsvorsorge ihre Profite zu schmälern droht.

Dabei werden die Versuche, uns Verbraucher von einer Reduktion des Fleischkonsums abzuhalten, immer hoffnungsloser, da inzwischen reichlich Zahlen und Fakten veröffentlicht werden, die belegen, dass unsere Vorliebe für tierische Produkte ein Faktor für das Auftreten von Gesundheitsproblemen sein könnte. Um meinen Standpunkt klarzumachen, möchte ich nachstehend konstatieren, wie ich zum Thema Vegetarismus stehe.

Vegetarismus

Vegetarismus ist im Idealfall die gesündeste Ernährungsweise, aber nicht jeder Mensch ist zum Vegetarier geboren. Ich kenne Vegetarier, für die der Verzicht auf Fleisch und Milchprodukte lebensrettend war. Mir sind aber auch strenge Vegetarier bekannt, die gesundheitliche Probleme bekamen, bevor sie nicht wieder einige tierische Produkte in ihren Speiseplan aufgenommen haben. Die Behauptung, nur als Vegetarier könne man sich gesund ernähren, ist genauso unrichtig wie die kategorische Feststellung, Vegetarismus sei in jedem Fall ungesund.

Die Entscheidung zum Vegetarismus ist eine ganz persönliche Angelegenheit und hängt von vielen verschiedenen Faktoren, etwa von den individuellen Eigenheiten und den Lebensumständen des Betreffenden ab. Dass manche Menschen mit vegetarischer Ernährung sehr gut zurechtkommen, muss nicht automatisch bedeuten, dass jeder damit glücklich und zufrieden lebt. Menschen zum Vegetarismus überreden zu wollen, ist ebenso unsinnig, wie der Versuch, sie zu einer anderen Religion zu bekehren. Es gibt Leute, die sehr wohl begreifen, dass der Verzicht auf Fleisch und Milchprodukte optimal für sie wäre, die aber mit diesen Lebensmitteln aufgewachsen sind und daher körperlich wie emotional hart gegen die Macht der Gewohnheit anzukämpfen hätten.

Etwas aber kann jeder tun, die meisten von uns sind dazu auch bereit, und sie setzen dabei die neuesten Erkenntnisse der Ernährungswissenschaft um: Reduzieren, lautet die empfohlene Formel. Wir essen seit Jahrzehnten zu viele tierische Produkte. Die Forschungen über die Auswirkungen dieses übermäßigen Konsums lassen kaum noch Zweifel zu.

In *Fit for Life* und besonders in *Fit for Life 2* habe ich in allen Einzelheiten beschrieben, wie tierische Produkte zu den häufigsten Krankheiten beitragen können. Verschiedene bei uns in Amerika gepflegte Mythen wurden dabei in Frage gestellt, etwa der vom hohen täglichen Eiweißbedarf, die Vorstellung, Fleisch sei die beste Eiweißquelle, der Glaube, dass Milchprodukte zur Deckung des Kalziumbedarfs und zum Schutz vor Osteoporose unerlässlich wären.

Heute steht außer Frage, dass wir den Konsum tierischer Produkte reduzieren sollten, es geht nur noch um das Wieviel. Die Bandbreite der Meinungen reicht von einer bescheidenen Reduktion um 15 bis 20 Prozent bis zum totalen Verzicht auf alle tierischen Produkte. Jemand, der sich dynamischer Gesundheit erfreuen möchte, sollte selbst entscheiden, was für sie oder ihn akzeptabel ist und die beste Wirkung hat. Eines ist sicher, eine Reduktion der tierischen Produkte auf dem Speisezettel wird sich Schritt für Schritt auf die Gesundheit auswirken. Sehen wir uns an, warum das so ist.

Die Killer – Cholesterin und Fett

Klingen Begriffe wie »Cholesterin« und »gesättigte Fettsäuren« vertraut für Sie? Vor 20 Jahren konnten die meisten Leute mit diesen Wörtern noch kaum etwas anfangen. Heute vergeht fast kein Tag, ohne dass man irgendwo darüber hört oder liest, und das hat seinen Grund. Denn vieles spricht dafür, dass Cholesterin und Fett in den Vereinigten Staaten gemeinsam mehr Menschenleben auf dem Gewissen haben als jede andere Todesursache.

Woher kommen diese Killer? Cholesterin stammt ausschließlich aus tierischen Produkten. Es wird in der Leber und den Zellen von Tieren (der Mensch eingeschlossen) und sonst nirgends erzeugt. Es ist unmöglich, Cholesterin aus pflanzlichen Nahrungsmitteln aufzunehmen.

Wenn jemand Probleme mit dem Cholesterinspiegel hat, verzehrt sie oder er wahrscheinlich zu viele tierische Nahrungsmittel. Deren Reduktion lässt den Cholesterinspiegel sinken. Eine einfache Formel. Aber immer noch herrscht Verwirrung. Sie werden vielleicht fragen: »Was ist mit Avocados, Nüssen und Ölen? Enthalten die kein Cholesterin?« Sie haben keine Leber, also steckt in ihnen auch kein Cholesterin.

Vielfach wird Cholesterin mit Fett verwechselt, das in *allen* Nahrungsmitteln zu finden ist. Der Löwenanteil von Fett, auch der gesättigten Fette, stammt jedoch ebenfalls aus tierischen Produkten. Und obwohl Cholesterin wesentlich zur Beeinträchtigung der Gesundheit beiträgt, weiß man inzwischen, dass auch der hohe Fettanteil in unserer Ernährung Anlass zur Sorge gibt.

Gesättigte Fette und Herzkrankheiten

Wie wir gesehen haben, sterben mehr Menschen an Herz-Kreislauf-Erkrankungen, also an Herzleiden, an arteriosklerotischen Erkrankungen der Blutgefäße und Schlaganfällen, als an allen anderen Todesursachen zusammen![109]* Das sind in den USA pro Jahr fast eine Million Menschen, 2500 pro Tag! In Deutschland waren es im Jahr 2000 420 000 Todesfälle, in Österreich 76 780, in der Schweiz im Jahr 1998 25 443. Wenn der Blutstrom eingeengt wird und das Herz nicht mehr ausreichend versorgt werden kann, ist ein Herzinfarkt die Folge. Sobald das Blut das Gehirn nicht mehr versorgen kann, tritt ein Schlaganfall ein.

Und was ist es, das die Blutversorgung stört? Es sind Ablagerungen. Ablagerungen welcher Art? Eine dicke Schicht aus Cholesterin und Fett, die der Körper nicht entsorgen konnte, und die in den Gefäßen zurückgeblieben ist. Und Sie können sicher sein, dass diese Substanzen nicht nur das Herz-Kreislauf-System überlasten sondern auch das Lymphsystem, wie wir in Kürze sehen werden. Natürlich tragen noch viele andere Faktoren zu Herz-Kreislauf-Erkrankungen bei, auch tierische Nahrungsmittel sind nicht der einzige Grund, zweifellos aber eine der Hauptursachen. Eine Unmenge von Forschungsarbeiten belegen den direkten Zusammenhang zwischen Blutfetten und Cholesterinwerten einerseits und Herz-Kreislauf-Erkran-

---

* Sie wissen bereits, dass unkontrolliertes Zellwachstum (Krebs) die zweithäufigste Todesursache ist, wobei Lungenkrebs die Liste anführt. Offensichtlich eine Folge des Rauchens.
Meiner Erfahrung nach neigen Raucher auch zu Ernährungssünden, die ihre Gesundheit noch mehr gefährden. Übrigens hat eine Studie der »American Cancer Society« an mehr als 600 000 Frauen ergeben, dass Rauchen das Risiko, an Brustkrebs zu sterben, um mindestens 25 Prozent erhöht. Je mehr Zigaretten eine Frau raucht und je länger sie raucht, desto größer ist das Risiko. Die Studie ergab auch, dass das erhöhte Risiko verschwindet, sobald jemand aufhört zu rauchen. [116]

kungen andererseits. Er ist der wichtigste Faktor für die Entstehung einer Arteriosklerose (Gefäßverkalkung) und die daraus folgenden Krankheiten.[110]

Dr. Marc Sorenson, Verfasser von drei höchst interessanten und lehrreichen Büchern und Gründer des »National Institute of Fitness« in Ivins, Utah, das Tausende Menschen aus der ganzen Welt aufsuchen, um wieder gesund zu werden, hat zum Thema Herz-Kreislauf-Erkrankung Folgendes zu sagen:

Herz-Kreislauf-Erkrankungen sind heimtückische und unnötige Krankheiten, die eindeutig durch den Konsum tierischer Nahrungsmittel und gesättigter Fettsäuren ausgelöst werden. Sie sind vorhersehbar, vermeidbar, reversibel – sie müssten nicht sein.[111]

Und doch stirbt etwa die Hälfte der Bevölkerung in den Industrieländern an Herz-Kreislauf-Erkrankungen[112], werden in den USA jährlich 12 Milliarden Dollar für Bypass-Operationen aufgewendet[113], über die man übrigens sehr geteilter Meinung ist![114] Was Sie unbedingt wissen müssen und niemals vergessen dürfen, ist, dass tierische Eiweiß-Quellen den Cholesterinspiegel erhöhen, pflanzliche Eiweiß-Quellen ihn sogar senken können![115]

Was gegen tierische Nahrungsmittel spricht

Wenn ich Menschen mit neuen Informationen konfrontiere, bitte ich sie immer, sich ebenso sehr auf den »gesunden Menschenverstand« zu verlassen wie auf die so genannten »wissenschaftlichen Studien«. Denn, ganz offen gesagt, unter geeigneten Bedingungen und mit entsprechenden Mitteln kann die Wissenschaft alles »beweisen«, was sie möchte. Medizinische Bibliotheken quellen über mit Beispielen von »wissenschaftlichen Studien«, die etwas beweisen, nur um kurz darauf durch andere Studien abgelöst zu werden, die genau das Gegenteil aussagen.

Ich habe bereits den Fall erwähnt, in dem zwei Studien in ein

und derselben Zeitschrift »bewiesen«, dass Östrogen Herzerkrankungen verhindert beziehungsweise verursacht. Ein weiteres Beispiel ist das Ei. Eier enthalten Cholesterin in Rekord-
höhe. Es gibt mehr als genug Daten, die das belegen. Wann
immer Forscher den schwindelerregenden Anstieg der Choles-
terinwerte studieren wollen, füttern sie ihre Versuchspersonen
mit Eiern.[117] Eier erhöhen den Cholesterinspiegel tatsächlich
stärker als reines, in Öl gelöstes Cholesterin![118] Und doch gibt
es fünf »wissenschaftliche« Studien, die »beweisen«, dass ausgerechnet Eier den Cholesterinspiegel im Blut nicht erhöhen.[119] Die fünf Studien wurden übrigens zufällig von der amerikanischen Geflügelindustrie finanziert.[120]

Diese Beispiele zeigen, warum es so schwierig ist, sich ausschließlich auf wissenschaftliche Studien und Fachleute zu
verlassen, und warum Beobachtung und Hausverstand ebenso
viel Gewicht haben müssen, wenn man Entscheidungen über
eine zukünftige Vorgangsweise trifft. Das ist besonders wichtig, wenn es um Fett als wesentlichen Risikofaktor für die Entstehung von Krebs geht. Genau zu diesem Thema gibt es in der
Wissenschaft derzeit eine wilde Kontroverse. Die Experten
sind wieder einmal geteilter Meinung; manche meinen, es
gebe schlüssige Beweise, die anderen sind der Ansicht, die Beweise seien nicht schlüssig genug. Ich für meine Person habe
ungefähr so viele Zweifel daran, dass Fett ein Risikofaktor für
unkontrolliertes Zellwachstum ist, wie an der These, dass die
Erde rund und nicht flach ist. Und ich werde mein Bestes geben, das mit wissenschaftlichen Daten und gesundem Menschenverstand nachzuweisen.

Ab sofort weniger Fett!

Diejenigen, die vom Risikofaktor Fett überzeugt sind, finden,
es gebe ausreichend »belastendes Material«, um den Fettkonsum von Stund an zu reduzieren. Wer nicht überzeugt ist,
räumt zwar ein, dass einiges auf Fett als möglichen Verursacher

hindeutet; da es aber keine Studien gibt, die das absolut und definitiv beweisen, wollen sie, dass weiter geforscht wird, bis sie Gewissheit haben, um erst dann ihre Empfehlungen abzugeben. Da ich zu jenen gehöre, die keine weiteren Beweise benötigen, werde ich all meine Beweggründe anführen, damit Sie Ihren Fettkonsum jetzt schon reduzieren.

Im Oktober 1988 fand sich der Gesundheits- und Ernährungsbericht des amerikanischen Surgeon General schlagartig auf den Titelseiten aller Zeitungen. Unter Berücksichtigung von mehr als 2500 wissenschaftlichen Studien zu diesem Thema, machte der oberste Arzt der Nation alle Hoffnungen der Nahrungsmittelindustrie zunichte, dass tierische Produkte ungeschoren davon kommen würden. Die Botschaft des Berichtes und der zahllosen Interviews war eindeutig: Cholesterin und Fett (tierische Nahrungsmittel) schaden der Gesundheit der amerikanischen Bevölkerung schwer. Seine Empfehlung: Diese Nahrungsmittel reduzieren und mehr Ballaststoffe in Form von Obst, Gemüse, Vollkorn und Hülsenfrüchten essen! Es ist zwar nicht ausdrücklich gesagt, doch all diese Nahrungsmittel haben natürlich eine reinigende Wirkung.

Dann kamen die Empfehlungen des National Institutes of Health heraus. Sie besagten dasselbe. Außerdem gab es bereits Empfehlungen eines Sonderausschusses des Senates für Ernährung aus dem Jahr 1977, der amerikanischen Herzgesellschaft aus dem Jahr 1979, des National Cancer Institute von 1979, der amerikanischen Krebsgesellschaft aus dem Jahr 1984 und zumindest 20 weiterer maßgeblicher Einrichtungen und Organisationen in den USA und in anderen Ländern. Alle wiesen in die gleiche Richtung: Tierische Nahrungsmittel schädigen die Gesundheit der Bevölkerung.

Gleich hinter dem Lungenkrebs steht in der Krebsstatistik der Dickdarmkrebs als Todesursache an zweiter Stelle. Im Jahr 1990 wurden zwei große Studien veröffentlicht, die sich mit dem Zusammenhang zwischen Ernährung und Dickdarmkrebs befassten. Für beide wurde eine große Zahl von Menschen über einen langen Zeitraum beobachtet. Beide Studien kamen zu einem ähnlichen Schluss. Sie wiesen Fleischverzehr als wesentlichen Risikofaktor für die Entstehung von Dickdarmkrebs aus.[121] Eine der Studien, veröffentlicht im *New England Journal of Medicine*, hatte 88 000 Personen über einen Zeitraum von sechs Jahren beobachtet. Sie fand unter anderem heraus, dass die Wahrscheinlichkeit für Dickdarmkrebs anstieg, je mehr tierisches Fett konsumiert wurde. Die Personen mit dem höchsten Konsum an tierischem Fett hatten ein beinahe doppelt so hohes Risiko, an Dickdarmkrebs zu erkranken, wie die mit dem niedrigsten Fettkonsum.

Dr. Walter Willet, Leiter der Studie, schloss daraus: »Wenn Sie das Datenmaterial in seiner Gesamtheit betrachten, wäre die günstigste Menge von rotem Fleisch, die ein Mensch verzehrt, mit null anzusetzen.«[122] Dabei wird die Bedeutung einer Reinigung des Dickdarms, der wirkungsvollsten Maßnahme, die man meiner Erfahrung nach ergreifen kann, um die Gefahr von Krebs, auch von Dickdarmkrebs, zu verringern, gar nicht erwähnt. Tierische Nahrungsmittel, die sehr viel Cholesterin und Fett enthalten und keine Ballaststoffe, blockieren und vergiften den Dickdarm. Ballaststoffreiche pflanzliche Nahrungsmittel (alle Obst- und Gemüsesorten, Getreide) sind für den Dickdarm der beste Schutz, auch gegen Krebs. Bemerkenswert ist, dass Frauen, die das meiste Gemüse essen, nur ein Zehntel des Brustkrebsrisikos haben, das auf jenen Frauen lastet, die das wenigste Gemüse essen.[123]

Im Jahr 1989 folgten auf den Bericht des amerikanischen Surgeon General Empfehlungen der National Academy of Sciences. Man hatte dort drei Jahre lang 6000 wissenschaftliche Studien unter die Lupe genommen und dann die »klarsten Ernährungsempfehlungen in der Geschichte der Organisation«[124] herausgegeben. Sie entsprachen genau denen des General Surgeon.

Dass unter solchen Autoritäten Einigkeit herrscht, verdient gewiss alle Aufmerksamkeit. Wenn in der Schulmedizin so viele inzwischen einstimmig und nachdrücklich jene Erkenntnisse vertreten, die sie in den späten 80er Jahren des 20. Jahrhunderts noch abgelehnt hatten, ist die Botschaft eindeutig: Die wissenschaftlichen Grundlagen für die Empfehlung, weniger tierische Nahrungsmittel zu essen, müssen erdrückend sein. Und wenn zur Reduktion tierischer Nahrungsmittel schließlich auch die Krankheitsvorbeugung durch die innere Reinigung des Körpers verbunden wird, ist der Befund komplett, und unser Gesundheitssystem kann sich tatsächlich der Prävention zuwenden.

Es gibt zahllose Studien, die überzeugend den Zusammenhang zwischen Brustkrebs und dem Fettanteil in der Nahrung[125] belegen. Und der Fettkonsum wirkt sich auch auf einige andere potenzielle Risikofaktoren aus. Zu diesen potenziellen Risikofaktoren gehört das weibliche Geschlechtshormon Östrogen. *Science News* schreibt dazu: »Die Wissenschaft weiß zwar nicht genau, auf welche Weise Östrogen die Entstehung von Brustkrebs fördert[126], doch man ist sich einig, dass die Wahrscheinlichkeit, an Brustkrebs zu erkranken, mit der Höhe des Östrogenspiegels im Blut ansteigt. Eine fettreiche Ernährung lässt bei Frauen den Östrogenspiegel ansteigen.[127] Vergleiche zeigen, dass Frauen, die Fleisch essen, deutlich höhere Östrogenspiegel haben als Vegetarierinnen.[128] Wenn eine Frau dann auf eine fettarme Ernährung umsteigt, sinkt ihr Östrogenspiegel schlagartig ab.[129]

Als ein weiterer potenzieller Risikofaktor für Brustkrebs gilt spätes Eintreten der Menopause. Auch wurde ein Zusammenhang zwischen später Menopause und übermäßigem Fettkonsum beobachtet.[130]

Ein sehr überzeugendes Argument, das Nahrungsfett als Risikofaktor für Brustkrebs ausweist, ist der gut dokumentierte Anstieg der Brustkrebserkrankungen bei japanischen Frauen, die entweder nach Nordamerika auswandern und die dortige Ernährungsform übernehmen oder zu Hause bleiben und von ihrer traditionellen (vorwiegend pflanzlichen) Ernährung auf nordamerikanische Kost (mit vielen tierischen Nahrungsmitteln) umsteigen. In einem Artikel in *FDA Consumer* ist nachzulesen: »Die Brustkrebs-Mortalität ist in Ländern wie den Verei-

nigten Staaten, wo der Konsum von Fett und tierischem Eiweiß besonders hoch ist, am größten.«[131] Ferner wurde ange-
merkt, dass das Brustkrebsrisiko bei japanischen Frauen immer sehr gering war, nun aber dramatisch ansteigt, je mehr
»westliche« Essgewohnheiten, also fettreiche Gerichte, übernommen werden. Andere Studien über den Fettkonsum von in
Japan lebenden Frauen bzw. japanischen Frauen, die in die
Vereinigten Staaten auswandern und vermehrt Fett zu sich
nehmen, bestätigen ebenfalls, dass das Brustkrebs-Risiko bei
diesen Frauen umso höher steigt, je fettreicher sie essen.[132] Ein
Artikel in *Newsweek* befasste sich mit der Gefährdung japani-
scher Frauen durch die westliche Ernährung (Fleisch, Milchprodukte und andere fettreiche Nahrungsmittel). Die Überschrift lautete »Tod durch gebratene Hühner«.[133]

Das betrifft aber nicht nur japanische Frauen. Die folgende
Grafik belegt deutlich den Zusammenhang zwischen Fettkonsum und Brustkrebs in den verschiedensten Ländern. Es ist
kein Zufall, dass das Brustkrebs-Risiko mit dem erhöhten Fettkonsum stetig ansteigt.

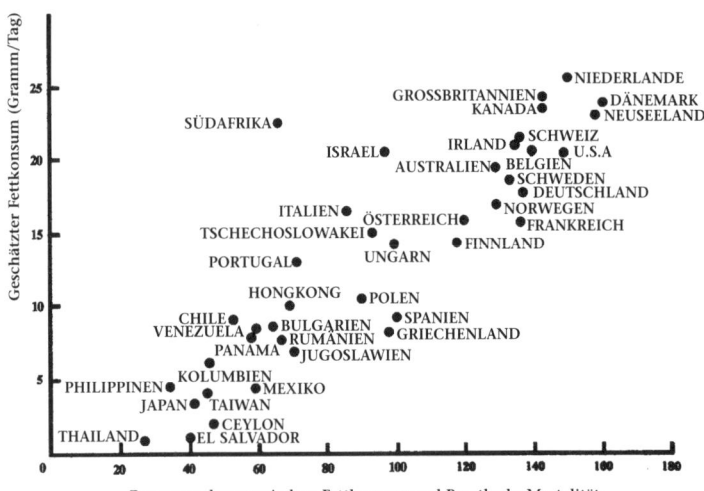

Zusammenhang zwischen Fettkonsum und Brustkrebs-Mortalität

Forscher am National Cancer Institute haben 100 Tierversuche zum Thema Fett, Kalorien und Krebs neu ausgewertet und daraus geschlossen, dass eine überschüssige Fettkalorie ein um 67 Prozent höheres Risiko birgt als eine überschüssige Kalorie aus anderen Quellen. Eine Studie an finnischen Frauen ergab, dass jene Teilnehmerinnen, die später an Krebs erkrankten, im Durchschnitt ständig mehr Kalorien aus Fett aufnahmen.[134]

Vom Segen pflanzlicher Nahrungsmittel

So wichtig es ist, sich klarzumachen, welche Nahrungsmittel möglicherweise das Krebsrisiko erhöhen, beispielsweise tierische Produkte, so wichtig ist es auch zu wissen, welche Nahrungsmittel Substanzen enthalten, die die Entstehung von Krebs aufhalten oder verzögern können. Je mehr die Wissenschaft über die in Obst, Gemüse und anderen pflanzlichen Nahrungsmitteln enthaltenen Stoffe herausfindet, desto eindrucksvoller wird offenbar, wie wirksam diese Substanzen bei der Verlangsamung körperlicher Degenerationsprozesse sind, die letztlich zu unkontrolliertem Zellwachstum führen könnten. Nehmen Sie nur den folgenden Kommentar aus einem Editorial der *New York Times*: »Ernährungswissenschaftler und Epidemiologen beobachten seit langem, dass Menschen, die sich vorwiegend pflanzlich ernähren, weniger häufig an Krebs erkranken als solche, die viel Fleisch auf ihrem täglichen Speiseplan haben.«[135]

Ich garantiere Ihnen, dass Sie niemals eine Schlagzeile entdecken, die verkündet, man hätte in einem Schweinekotelett oder Hamburger eine spezielle Substanz gefunden, die vor Krebs schützt. Praktisch alle wertvollen Nahrungsbestandteile, so weiß man inzwischen, stammen aus pflanzlichen, nicht aus tierischen Nahrungsmitteln. Substanzen wie Flavonoide, Carotinoide, sekundäre Pflanzenstoffe, Antioxidanzien, Ballaststoffe und viele andere stammen aus Pflanzen. Jedes Mal, wenn Sie von einer neu entdeckten Substanz mit einem komplizierten Namen hören, die gegen Krankheiten helfen soll, so stammt diese sicher aus Früchten, Gemüse, Getreide oder anderen pflanzlichen Nahrungsmitteln.

Sie haben zweifellos schon von freien Radikalen und Antioxidanzien gehört. Ich will versuchen, eine einfache, leicht verständliche Erklärung für diese Begriffe zu finden. Die Zellen des menschlichen Körpers brauchen Sauerstoff, um Eiweiß, Fett und Kohlenhydrate zu zerlegen. Dabei werden freie Radikale gebildet. Diese Sauerstoffmoleküle bringen die geordneten Abläufe in der Zelle durcheinander, indem sie durch den ganzen Körper ziehen und suchen, was sie zum Überleben brauchen, und dabei gesunde Zellen schädigen. Viele maßgebliche Experten sind überzeugt davon, dass freie Radikale die Entstehung von Krebs begünstigen. Alle sind sich einig, dass freie Radikale gefährlich sind.

Dr. Keith Block, medizinischer Direktor des Krebsinstituts am Edgewater Hospital in Chicago stellt dazu fest: »Eine fettreiche Ernährung führt zu vermehrter Produktion von freien Radikalen, die die Erbsubstanz des Körpers schädigen.«[136] Zellen schützen sich davor mit Substanzen, die man als Antioxidanzien bezeichnet; sie sind sozusagen die Polizisten, die freie Radikale in Schach halten. Frisches Obst und Gemüse enthalten reichlich Antioxidanzien, die entweder die Bildung der freien Radikalen hemmen oder diese unschädlich machen, bevor sie etwas anrichten können. *Fettreiche tierische Nahrungsmittel stimulieren die Bildung von freien Radikalen. Obst und Gemüse, das reich an Antioxidanzien ist, wirkt dem entgegen.*

Haben Sie schon von Sulforaphan gehört? Seine Entdeckung machte Schlagzeilen, in denen es hieß: Brokkoli-Extrakt gegen Brustkrebs.[137] Forscher der Johns Hopkins University haben den Wirkstoff gefunden und die Nachricht über die Medien verbreitet. Sulforaphan ist eine Substanz, die in Pflanzen der Familie der Kreuzblütler *(Cruciferae)* enthalten ist, also in Brokkoli, Blumenkohl, Rosenkohl, Weiß- und Rotkohl. In Steaks wurde so etwas noch nie gefunden.

Oder eine andere Schlagzeile, die nicht zu übersehen war:

Orangensaft gegen Brustkrebs.[138] Entsprechende neue Forschungen an der University of Western Ontario belegen dies.
Und um welchen Bestandteil von Orangenjuice es dabei geht?
Um kleine Moleküle, die als Flavonoide bezeichnet werden
und in allen Zitrusfrüchten enthalten sind.

Dr. Gladys Block von der University of California in Berkeley hat ungefähr 90 Studien zum Thema Vitamin-C-Aufnahme
und Krebs geprüft. Sie wies darauf hin, dass »es überzeugende
Hinweise auf die schützende Wirkung von Vitamin C und anderen Antioxidanzien vor Krebs gibt.« Obst und Gemüse wie
Zitrusfrüchte, Tomaten, grünes Blattgemüse und Kartoffeln
sind reich an Vitamin C und anderen Nährstoffen. Darüber hinaus hat Dr. Block noch 170 Studien aus 17 Nationen geprüft
und daraus geschlossen, dass Personen, die besonders viel Obst
und Gemüse essen, ein um etwa 50 Prozent geringeres Risiko
haben, an Krebs zu erkranken, als Leute, die besonders wenig
Obst und Gemüse essen![139] Die Beweise sind so schwerwie-
gend, dass Dr. Block Obst und Gemüse als ähnlich wirkungsvolle Vorsorgemaßnahme gegen Krebs betrachtet, wie seinerzeit sauberes Trinkwasser zur Verhinderung von Epidemien der
Vergangenheit, z. B. der Cholera.

Dr. Peter Greenwald, Leiter der Abteilung für Krebsprävention am National Cancer Institute in Washington D.C., stellt
fest: »Je mehr Obst und Gemüse die Menschen essen, desto geringer ist die Wahrscheinlichkeit, dass sie an Krebs erkranken,
sei es nun Dickdarm- oder Magenkrebs, Brust- oder sogar Lungenkrebs. Bei vielen Krebsarten haben Personen mit hohem
Obst- und Gemüsekonsum ein etwa halb so großes Risiko wie
Menschen mit geringem Obst- und Gemüsekonsum.«[140]

Dr. David Kritchevsky schreibt in der Zeitschrift *Cancer*:
»Brustkrebs wäre vielleicht zu verhindern, wenn mehr Frauen
Vitamin A, Beta-Carotin und die anderen Carotinoide in ausreichender Menge erhalten würden.«[141] Carotinoide sind in
Petersilie, Möhren, Kürbis, Süßkartoffeln, Jamswurzeln, Melo-
nen, Aprikosen, Spinat, Grünkohl, Stielmus und Zitrusfrüchten enthalten.

Geoffrey R. Howe vom kanadischen National Cancer Institute hat sich mit zwölf kontrollierten Studien zum Thema Ernährung und Krebs beschäftigt und fand heraus, dass Obst und Gemüse eine schützende Wirkung haben. Die Aufnahme von Vitamin C stand bei allen Frauen im umgekehrten Verhältnis zum Brustkrebsrisiko – und zwar in statistisch signifikantem Maße.[142]

Zwei in der Zeitschrift *Medical Tribune* veröffentlichte Studien deuteten darauf hin, dass Nährstoffe, Ballaststoffe und Antioxidanzien aus Obst und Gemüse Frauen vor Krebs schützen. Eine Studie mit 310 an Brustkrebs erkrankten Frauen und 316 Frauen ohne Brustkrebs ergab, dass die Teilnehmerinnen, die nicht an Krebs erkrankt waren, mehr Obst und Gemüse aßen.[143]

Dr. Bruce N. Ames ist Mitglied der amerikanischen National Academy of Sciences. Der Biochemiker und Molekularbiologe an der University of California in Berkeley leitet das »National Institute of Environmental Health Center«. Dr. Ames gehört zu den zwei Dutzend meistzitierten Wissenschaftlern der Welt.[144] Seine Kollegen bezeichnen ihn als »einen der innovativsten Denker in der Welt der Wissenschaft«.[145] Dr. Ames sagt, dass die antioxidativen Nährstoffe in Obst und Gemüse »Krebs in allen Phasen seiner Entwicklung unterdrücken können«, und dass »die Ernährung als Auslöser von Krebs ein mindestens so wichtiger Faktor ist wie das Rauchen.«[146]

Eine neuere Studie zur Krebsvorbeugung wurde am Memorial Sloan-Kettering Cancer Center in New York durchgeführt und im *Journal of the National Cancer Institute* im Oktober 1995 publiziert. Dr. William R. Fair von Sloan-Kettering sagt darin: »Wir haben ganz erstaunliche Dinge herausgefunden.«[147] Und was war so Erstaunliches ans Licht gekommen? Die Tatsache, dass menschliche Prostatakarzinome in Mäusen, deren Futter einen Fettanteil von etwa 21 Prozent hatte, sich etwa *halb* so schnell vergrößerten wie in Mäusen, deren Futter etwa 40 Prozent Fett enthielt.

Sehen Sie auch, worauf das hinausläuft? Kann noch irgendjemand bezweifeln, dass es zumindest gut wäre, den Fettkonsum zu minimieren und die Aufnahme pflanzlicher Nahrungsmittel zu maximieren? Sind eigentlich noch mehr Beweise nötig?

Hier nochmals einige Aussagen von Persönlichkeiten, die in unterschiedlichen Bereichen der Krebsforschung tätig sind:

Frauen, die sich fettarm ernähren, erkranken weniger häufig an Brustkrebs als Frauen mit fettreicher Ernährung, und Frauen mit ballaststoffreicher Ernährung haben weniger häufig Brustkrebs als Frauen, die sich ballaststoffarm ernähren.[148]

– Dr. Lawrence Power,
Autor und Fachjournalist für Ernährung und Fitness

Müsste ich irgendetwas für den mäßigen Anstieg bei Brustkrebs verantwortlich machen, das nichts mit Früherkennung zu tun hat, würde ich das Fett in der Nahrung nennen.[149]

– Dr. Ernst Winder, Präsident der American Health Foundation

Was das Fett in der Nahrung betrifft, gibt es verschiedene Aussagen – alle nicht zu 100 Prozent schlüssig, aber alle weisen in dieselbe Richtung –, die eine sehr fettarme Ernährung (tatsächlich mit etwa dem halben Fettanteil, den eine amerikanische Frau heute durchschnittlich zu sich nimmt, nämlich 20 Prozent der Gesamtkalorienmenge) mit einem geringeren Brustkrebsrisiko in Verbindung bringen.[150]

– Cindy Pearson,
Direktorin des »National Women's Health Network«

Was die Ernährung angeht, so haben sich zwar zahlreiche Forscher mit dem Zusammenhang von Fettaufnahme und Brustkrebs befasst, niemand hat jedoch die viel wichtigere Problematik untersucht, dass Fett und fettes Fleisch Pestizide, Sexualhormone und Steroide in hoher Konzentration enthalten, von denen man eindeutig weiß, dass sie Krebs, auch Brustkrebs, auslösen.[151]

– Prof. Dr. Samuel Epstein,
Medizinisches Zentrum der University of Chicago

Eine »Krebs-Persönlichkeit« gibt es nicht, wenngleich bestimmte Lebensgewohnheiten – etwa Rauchen oder fettreiche Ernährung – schon etwas ausmachen.[152]

– Dr. Jimmy Holland, Memorial Sloan-Kettering Cancer Center

In einer Studie wurden mehr als 14 000 Frauen über einen Zeitraum von sechs Jahren beobachtet; das Hauptaugenmerk lag auf dem Konsum von Fleisch, Fett und anderem tierischen Eiweiß. Paolo Toniolo vom Medical Center der New York University, der die Studie leitete, stellte fest: »Personen, die häufig Fleisch essen, scheinen ein erhöhtes Krebsrisiko aufzuweisen. Ich weiß nicht, ob es am Fett oder anderen Bestandteilen der Nahrung liegt. Aber ich weiß, es hat mit der Ernährung zu tun.«[153]

Und noch ein abschließendes Zitat von Dr. Timothy Johnson aus der Fernsehsendung *Nightline* – wahrlich eine Stimme der Vernunft:

»Sie können Ihr (Krebs-)Risiko wahrscheinlich verringern, wenn Sie weniger Fett essen. Und auch wenn wir das nicht eindeutig beweisen können, so ist es doch auch aus allen möglichen anderen Gründen sinnvoll, warum also sollten wir es nicht einfach versuchen?«[154]

Ja, warum eigentlich nicht?

Ich möchte nicht den Eindruck entstehen lassen, dass Cholesterin und Fett grundsätzlich schädlich wären. Tatsächlich sind beide lebensnotwendig. Cholesterin an sich ist keine schädliche Substanz. Es wird in allen Geweben des Körpers benötigt. Es kommt im Gehirn, in der Wirbelsäule und in der Haut vor. Cholesterin ist einer der Rohstoffe, aus denen Gallensalze, Geschlechts- und Nebennierenhormone sowie Vitamin D synthetisiert werden. Es verbindet sich mit Eiweißstoffen, damit Fett in die Zellen transportiert werden kann. Cholesterin ist so wichtig für den Organismus, dass die Leber es täglich in der benötigten Menge produziert. Gefährlich ist nur das Cholesterin, das wir aus tierischen Nahrungsmitteln aufnehmen.

Auch Fette müssen aus der richtigen Perspektive betrachtet werden. Vielleicht überrascht Sie das, aber alle Nahrungsmittel enthalten Fett. *Alle.* Sogar Wassermelonen, Gurken und Äpfel. Eine gewisse Menge Fett in der Nahrung ist eine absolute Notwendigkeit. Die Vitamine A, D, E und K kann der Körper nur mit Hilfe von Fett verwerten. Sie sind »fettlöslich«, die Vitamine B und C aber »wasserlöslich«. Auch wenn gar kein Fett aufgenommen wird, kann der Körper die meisten Fettsäuren, die er benötigt, aus Zuckern in Obst und Gemüse herstellen. (Eine Fettsäure ist beim Fett dasselbe, was Aminosäuren beim Eiweiß sind, nämlich Bausteine.) Es gibt jedoch zwei Fettsäuren, die der Körper nicht selbst herstellen kann, die mit der Nahrung zugeführt werden müssen, nämlich Omega-6 (Linolsäure) und Omega-3 (Linolensäure).

Nun ist Linolsäure in der typischen westlichen Ernährungsweise reichlich vorhanden. Sie steckt in Obst, Gemüse, Hülsenfrüchten, Vollkorn und Pflanzenölen. Nur von der Linolensäure nehmen wir nicht genug auf. Die besten Omega-3-Lieferanten sind Meeresfische wie Lachs, Sardine, Makrele, Hering, Thunfisch, Schwertfisch und Heilbutt, aber auch Sojabohnen, Nüsse (besonders Walnüsse), Leinsamen und Leinöl, Kürbiskerne, Hanfsamen, grünes Blattgemüse und Brokkoli. Allerdings weiß man noch nicht genau, wie Linolensäure im Körper genau funktioniert, und deswegen gibt es auch noch keine offizielle Empfehlung für den täglichen Bedarf. Es konnte aber nachgewiesen werden, dass Menschen, die regelmäßig Fisch mit seinem hohem Omega-3-Gehalt essen, einen niedrigeren

Cholesterinspiegel und ein um mindestens 40 Prozent geringeres Risiko für Herz-Kreislauf-Erkrankungen haben.[155] Linolensäure soll auch gegen Schuppenflechte, Arthritis, Diabetes, Migräne und Krebs helfen. Offensichtlich senkt sie auch den LDL-Spiegel (schlechtes Cholesterin) und erhöht den HDL-Spiegel (gutes Cholesterin).

Manche Leute haben nun begonnen, Fischöl in Kapselform einzunehmen, um ihre Omega-3-Aufnahme zu erhöhen. Aber Vorsicht! Diese Ergänzungspräparate sind in vielerlei Hinsicht problematisch. Eine zu hohe Dosis könnte zu einem Schlaganfall führen, manche enthalten sogar Cholesterin und erhöhen damit den Cholesterinspiegel im Blut. Außerdem weiß man, dass sich in Fischölen Toxine anreichern, genau das, was wir eigentlich vermeiden möchten. Das Einzige, was man von Fischölen sicher weiß, ist, dass sie gute Omega-3-Lieferanten sind.

Unser Ziel kann also nicht sein, Fett aus der Nahrung zu eliminieren; eine gewisse Menge ist lebenswichtig. Nur der *übermäßige* Konsum tierischer Produkte, die extrem viel Cholesterin und Fett enthalten, stellt eine Gefahr für die Gesundheit dar. Fragen Sie sich deshalb jeden Abend, ob die Mehrzahl der Lebensmittel, die Sie im Laufe des Tages gegessen haben, pflanzlichen oder tierischen Ursprungs sind. Eines ist sicher richtig: Ihre Chancen, ein langes Leben ohne Schmerzen und Krankheit zu genießen, steigen ganz gewiss, wenn pflanzliche und nicht tierische Lebensmittel in Ihrer Ernährung überwiegen. Umso absurder ist die proteinreiche, kohlenhydratarme Ernährung vieler Zeitgenossen, die auch noch weitgehend auf Obst und Gemüse verzichten.

Das China-Gesundheitsprojekt

Im Lauf der Jahre wurden Tausende von Studien durchgeführt, die bestätigten, was langsam Allgemeingut wird, dass nämlich die tierischen Produkte in der menschlichen Ernährung reduziert werden sollten. Wie wird eine Studie glaubwürdig? Es gibt unterschiedliche Kriterien, etwa die Dauer der Studie, die Zahl der Teilnehmer, die Präzision der gesammelten Daten, die Art der Auswertung von Daten, die Genauigkeit der Studie insgesamt sowie die Berücksichtigung einzelner Variablen für das Gesamtergebnis.

Weil es so schwierig ist, eine Studie durchzuführen, die in jeder Hinsicht vorbildlich ist, hofften die Forscher seit Jahrzehnten auf eine Arbeit über die Zusammenhänge von Ernährung und Gesundheit, die so umfangreich und in jeder Beziehung maßgeblich sein müsste, dass sie von jedermann akzeptiert werden könnte. Genau so eine Studie wurde im Jahr 1983 begonnen, und Mitte 1990 konnten die Ergebnisse der ersten sieben Jahre veröffentlicht werden. Es handelt sich um das Cornell Oxford China Project on Nutrition, Health and Environment, kurz auch das China-Gesundheitsprojekt (China Health Project, CHP) genannt.[156] In einem der vielen Artikel über diese außergewöhnliche Arbeit wird sie als »Grand Prix der Epidemiologie« bezeichnet.[157] In einem anderen Artikel spricht man von der »Champion-Diät« und bezeichnet sie als »eine der strengsten und aufschlussreichsten Studien in der Geschichte der Gesundheitsforschung«.[158]

In meinen Seminaren frage ich immer, wer von den Zuhörern schon vom China-Gesundheitsprojekt gehört habe. Auch wenn über tausend Leute im Publikum sitzen, werden selten mehr als ein paar Hände gehoben. Wie schade! Wenn man die Bedeutung und den potenziellen Nutzen des Projekts für die Gesundheit der Menschen bedenkt, sollte diese Studie auf der Titelseite jeder Zeitung der Welt stehen und die Spitzenmeldung aller Nachrichtensendungen sein, und zwar mindestens eine Woche lang, damit auch wirklich jedermann davon erfährt.

Wenn es auf dem Gebiet der Ernährungs- und Gesundheitsforschung einen Helden gibt, dann ist das gewiss Dr. T. Colin Campbell, Ernährungs-Biochemiker an der Cornell University, »Vater« und Koordinator des China-Gesundheitsprojektes. Dr. Campbell befasst sich seit mehr als einem Vierteljahrhundert mit Ernährung und Gesundheit. Er war maßgeblich an der Erstellung des wichtigen Berichts der amerikanischen Academy of Sciences aus dem Jahr 1982 zum Thema *Diät, Ernährung und Krebs* beteiligt; er enthielt erstmals die »offizielle« Empfehlung, den Fettkonsum um etwa 25 Prozent zu reduzieren, und führte zu den Richtlinien, die das National Cancer Institute, die American Cancer Society und das American Institute for Cancer Research übernahmen. Auch wenn Dr. Campbells innovative und wirklich bahnbrechende Forschung auf dem Gebiet Ernährung und Gesundheit häufig auf Widerstand stieß, setzte er sie mit unerschütterlicher Zielstrebigkeit und viel Engagement fort. Er errang damit eine Schlüsselstellung in diesem Forschungsbereich und gilt als einer der führenden Ernährungsexperten der Welt.

Ein Faktor, der das China-Gesundheitsprojekt so einzigartig macht, ist bereits der bloße Umfang der Studie. Dr. Campbell beobachtete, zusammen mit Forschern der Universität Oxford und den von der chinesischen Regierung beauftragten Wissenschaftlern, 6500 chinesische Bürger über einen Zeitraum von sechs Jahren, um die größtmögliche Datenfülle über Todesraten bei mehr als fünfzig Krankheiten zusammenzutragen; damit ist das Projekt CHP die komplexeste Studie, die je mit einer so großen Zahl von Menschen einer Nation durchgeführt wurde.

Zweifellos der beeindruckendste Aspekt der Studie und zugleich jener Faktor, der die Studie so verlässlich macht, sind die Lebensgewohnheiten der chinesischen Teilnehmer. Chinesen weisen zweierlei Gewohnheiten auf, die für die Arbeit der Forscher wichtig waren. Erstens ziehen sie nicht ständig um. Sie werden an einem Ort geboren, leben und sterben auch in vielen Fällen dort. Zweitens ändern sich ihre Essgewohnheiten kaum. Sie nehmen im Grunde ein Leben lang mit keinen oder nur ganz geringen Veränderungen dieselben Nahrungsmittel zu sich. Ihre Kost ist einfach und richtet sich nach der Jahreszeit. Diese Faktoren gaben den Forschern die Möglichkeit, eine Art »menschliches Labor« großen Umfangs über einen sehr langen Zeitraum zu studieren.

Sicher kennen Sie den Ausdruck »Wohlstandskrankheiten«. Zu ihnen gehören Herz-Kreislauf-Erkrankungen, Krebs, Diabetes, Osteoporose und Adipositas. Auf der ganzen Welt steigt die Zahl dieser Krankheiten an, wenn der Wohlstand den Menschen erlaubt, nicht mehr nur den täglichen Bedarf zu decken, sondern mehr Nahrung zu sich zu nehmen. In den Vereinigten Staaten sind Wohlstandskrankheiten sehr häufig. In China sind sie kaum oder nur ganz selten zu beobachten.

Es ist kein Geheimnis, dass eine Gesellschaft desto mehr tierische und raffinierte Produkte konsumiert, je wohlhabender sie ist. Die Amerikaner verspeisen täglich 16 Millionen Tiere, 165 Millionen Eier, 5 Millionen Kilogramm Fisch und 156 Millionen Kilogramm Milchprodukte![159] Die Vereinigten Staaten stehen bei den Wohlstandskrankheiten weltweit an der Spitze. Im Gegensatz dazu essen die Chinesen vorwiegend reinigende Nahrungsmittel: Gemüse, Getreide und Hülsenfrüchte, etwas Fisch und praktisch keine Milchprodukte. Von kaum zu überschätzender Bedeutung ist die Tatsache, dass sie 7 Prozent des Eiweißes aus tierischen Nahrungsmitteln aufnehmen, während die Amerikaner *70 Prozent* des Eiweißes aus tierischen Nahrungsmitteln beziehen. Zehnmal so viel!

Der Hauptgrund dafür, dass Amerikaner so viel tierisches Eiweiß essen, liegt wohl in der Tatsache, dass man ihnen im Laufe der Jahre beigebracht hat, die tägliche Eiweißaufnahme sei für ihre Gesundheit unerlässlich und tierische Nahrungsmittel wären die beste Eiweißquelle. Also lassen viele Menschen *alle vier Stunden* Fett und Cholesterin durch ihre Adern fließen.

Die Vorstellung, dass man aus Pflanzen nicht oder nur schwer genügend Eiweiß aufnehmen kann, ist schlicht und einfach falsch, doch sie wird immer noch am Leben erhalten. Im Laufe der Jahre wurden viele Millionen Dollar dafür aufgewendet, uns darauf einzustellen, dass wir mit dem Begriff Eiweiß sofort Fleisch und andere tierische Produkte assoziieren. Eine der häufigsten Fragen, die einem Vegetarier gestellt werden, ist: »Woher beziehst du das nötige Eiweiß?« Als ob man

nur aus tierischen Nahrungsmitteln Eiweiß aufnehmen
könne. Diese Einstellung hat nur zu gut und zu lange funktioniert.

Das China-Gesundheitsprojekt verweist diese Ansicht nachhaltig in den Bereich der ernährungswissenschaftlichen Mythen. In *Eat for Life: The Food & Nutrition Board's Guide to Reducing Your Risk of Chronic Disease*, herausgegeben von der amerikanischen Academy of Sciences, schreibt Dr. Paul R. Thomas:
»Fleischprodukte sind, vom ernährungswissenschaftlichen
Standpunkt betrachtet, keineswegs einzigartig, sie enthalten
nichts, was andere Lebensmittel nicht auch liefern könnten.«[160] Dr. William E. Connor, Autor und Leiter der Abteilung für Endokrinologie, Stoffwechsel und Ernährung an der
Oregon Health Sciences University in Portland, fasst das so
zusammen: »Der Öffentlichkeit wurde eingegeben, dass tierisches Eiweiß das Beste sei; die Leute begreifen nicht, dass
Pflanzen hochwertiges Eiweiß liefern. Alles, was wächst, enthält Eiweiß.«[161] Schließlich beziehen auch die Tiere, die wir essen, ihr Eiweiß von Pflanzen.

Herz-Kreislauf-Erkrankungen sind in China äußerst selten
und fast zu vernachlässigen, da Blutfette und Cholesterinspiegel niedrig sind. Das China-Gesundheitsprojekt zeigt, dass
eine fett- und cholesterinarme Ernährung nicht nur vor Herzerkrankungen schützt sondern auch vor Dickdarmkrebs. Je
mehr tierische Produkte verzehrt werden, desto größer ist die
Gesundheitsgefährdung.

Adipositas oder Fettleibigkeit ist in China eine Seltenheit.
Obwohl die Chinesen um 20 Prozent mehr Kalorien aufnehmen als die Nordamerikaner, sind die Bewohner der USA um
25 Prozent dicker! Ich behaupte seit langem, dass Kalorien
nicht ausschlaggebend dafür sind, ob man dick wird oder
nicht. Man hat mich deshalb mehrfach angegriffen. Das Chi-
na-Projekt und andere Daten (siehe *Die T-Faktor-Diät* von Dr.
Martin Katahn) unterstreichen das aber. Schließlich ist eine
Kalorie eine Maßeinheit für Wärme. Wärme aber macht nicht
dick. Fett macht dick. Leider zeigt sich immer wieder, dass Fett

nicht nur dick macht, sondern auch umbringen kann! Forschungsarbeiten zeigen: Mit der Zunahme der Fettleibigkeit steigen auch die Todesraten an.

Ein weiteres Thema, das weltweit besonders den Frauen Sorge bereitet, ist Osteoporose, eine Krankheit, bei der die Gesamtknochenmasse so weit vermindert werden kann, dass es immer wieder zu Knochenbrüchen kommt; im schlimmsten Fall bricht man sich schon die Rippen oder die Hüfte, wenn man mit dem Auto über eine Bodenwelle fährt. Ebenso, wie man uns beigebracht hat, bei »Eiweiß« in erster Linie an Fleisch zu denken, wurde uns auch eingeredet, dass Milchprodukte die optimalen Kalziumlieferanten und damit die beste Vorsorge gegen Osteoporose seien. Man weiß aber heute genau, dass der hohe Eiweißgehalt von Fleisch und Milchprodukten zu einer Übersäuerung des Blutes führt, durch die den Knochen Kalzium entzogen wird. Denn dabei scheidet der Körper mehr Kalzium aus, als er aufnimmt. Das Defizit muss aus den Kalziumreserven des Körpers, in erster Linie den Knochen, ausgeglichen werden. Das Ergebnis ist Osteoporose. Diese Erkenntnisse sind nicht neu. Man weiß seit 1920, dass Eiweiß aus Fleisch zu einem Kalziumverlust führt.[162] Glücklicherweise verursacht Eiweiß aus pflanzlichen Quellen keine negative Kalziumbilanz, es kann sogar vor einer Entkalkung der Knochen schützen.[163]

Frauen, die Milchprodukte zur Osteoporosevorbeugung essen, müssen die folgende gut dokumentierte Tatsache beachten: Die Länder der Erde, in denen die meisten Milchprodukte verzehren, haben die höchsten Osteoporose-Raten! In Ländern, deren Bewohner die wenigsten Milchprodukte verzehrt werden, liegen die entsprechenden Raten am niedrigsten.[164] Die Büger der Vereinigten Staaten sind eifrige Konsumenten von Milchprodukten und haben die höchsten Osteoporose-Zahlen, 15 bis 20 Millionen Menschen sind davon betroffen.[165]

Die Chinesen kennen in ihrer Sprache nicht einmal ein Wort für Osteoporose! Es gibt dieses Problem dort einfach nicht.

Und wie viele Milchprodukte verzehren die Chinesen? Wie Dr. Tierry Brun, Agrar- und Ernährungswissenschafter vom französischen Institut für Gesundheit und medizinische Forschung sagt: »Die Chinesen konsumieren keine Kuhmilch und keine Milchprodukte, und dennoch haben sie eine der niedrigsten Osteoporose-Raten der Welt.«[166]

Und Dr. T. Colin Campbell unterstreicht: »Kalzium aus Milch wird nicht für die Osteoporosevorbeugung benötigt. Die meisten Chinesen essen keine Milchprodukte und beziehen all ihr Kalzium aus Gemüse. Die chinesischen Zahlen deuten darauf hin, dass der Mensch weniger Kalzium braucht, als wir glaubten, und es in ausreichender Menge aus Gemüse aufnehmen kann.«[167] Doch was sagen die Werbemanager der Molkereiwirtschaft dazu?

Und dann gibt es eine weitere Behauptung, die kaum noch haltbar ist, nämlich die, dass rotes Fleisch und andere tierische Nahrungsmittel die besten Eisenlieferanten seien und ohne tierische Nahrungsmittel Eisenmangel die Folge sein könne. Tatsächlich ist sogar bei Vegetariern und selbst Veganern eine Eisenmangelanämie selten. Studien zeigen, dass ihr Blut genauso viel oder noch mehr Eisen aufweist wie das von Personen, die sich vorwiegend von tierischen Produkten ernähren.[168] Außerdem ist Vitamin C, das die Eisenaufnahme fördert, in pflanzlichen, nicht aber in tierischen Nahrungsmitteln enthalten.[169]

Auch hier bringt das China-Gesundheitsprojekt die nötige Klarheit. Jene Studienteilnehmer »mit dem höchsten Ballaststoffkonsum hatten auch das meiste Eisen im Blut.«[170] Sie müssen wissen, dass rotes Fleisch und andere tierische Produkte keine Ballaststoffe enthalten. Das CHP zeigt auch, dass »Fleischkonsum zur Vorbeugung einer Eisenmangelanämie nicht erforderlich ist. Der Durchschnitts-Chinese weist keinerlei Anzeichen einer Anämie auf und nimmt zweimal so viel Eisen auf wie der Durchschnitts-Amerikaner, allerdings zum überwiegenden Teil aus pflanzlichen Quellen.«[171]

Eine weitere Erkenntnis war, dass die Brustkrebsrate bei amerikanischen Frauen nicht zweimal, nicht drei- oder viermal so hoch ist wie bei chinesischen Frauen, vielmehr sterben fünf-mal mehr amerikanische Frauen an Brustkrebs. Im Vergleich ist das eine um 500 Prozent höhere Todesrate! Wie gesagt, chi-nesische Frauen nehmen nur 7 Prozent des Eiweißes aus tieri-schen Produkten auf, amerikanische Frauen 70 Prozent. Wir haben keine Zeit mehr zu verlieren!

Im Rahmen der Frauengesundheitsinitiative des amerikani-schen National Institute of Health, werden 4000 Frauen unter-sucht, um festzustellen, ob eine Halbierung der Nahrungsfette die Brustkrebszahlen sinken lässt. Die Ergebnisse werden für das Jahr 2006 erwartet.[172] *So lange sollten Sie aber nicht mehr warten!* Es ist Zeit zu handeln!

Ergebnisse des China-Gesundheitsprojekts

Die Aussagen dieser außergewöhnlichen Studie könnten nicht deutlicher sein. Mit einer Ernährungsweise, die vorwiegend tierische Produkte umfasste, waren wir auf dem Holzweg, denn sie hat bei vielen von uns zu mehr oder weniger großen Ge-sundheitsproblemen geführt. Der bereits zitierte Dr. T. Colin Campbell zieht daraus folgenden Schluss:

»Die wenigen Regionen Chinas, in denen der Konsum von Fleisch- und Milchprodukten zu steigen begonnen hat – be-sonders in den stark westlich orientierten Städten – verzeich-neten sehr rasch einen Anstieg von Krebs, Herz-Kreislauf-Er-krankungen und Diabetes. Sobald diese Menschen beginnen, mehr tierische Produkte zu essen, setzt das Unheil ein.«[173]

Was das mit äußerster Sorgfalt durchgeführte China-Ge-sundheitsprojekt sehr deutlich zeigt, ist die Tatsache, dass jene Menschen, die am wenigsten tierische Nahrungsmittel essen, das geringste Krankheitsrisiko haben. Diejenigen, die die meis-ten tierischen Nahrungsmittel konsumieren, tragen das höchs-te Risiko für die so genannten Wohlstandskrankheiten. Inte-ressant ist, dass komplexe Kohlenhydrate, die nur in pflanzlichen, nicht in tierischen Nahrungsmitteln vorkommen, die einzige Nährstoffkategorie sind, die nicht im selben Maße mit den gefürchteten Erkrankungen in Zusammenhang steht.[174]

Heute lauten die Empfehlungen aus allen Richtungen, wir sollten unseren Konsum an cholesterin- und fettreichen Nahrungsmitteln, also tierischen Produkten, *reduzieren* und den Konsum an ballaststoffreichen Nahrungsmitteln (Obst, Gemüse, Hülsenfrüchte und Vollkornprodukte) *erhöhen*. Sie wissen, tierische Nahrungsmittel enthalten extrem viel Cholesterin und Fett, das den Körper verstopft, und praktisch keine Ballaststoffe, die den Körper reinigen! Mit anderen Worten, tierische Nahrungsmittel entsprechen nicht den Ernährungsempfehlungen von Forschern der ganzen Welt.

Was schlägt Dr. Campbell nun vor, nachdem er das China-Gesundheitsprojekt geleitet und sieben Jahre mit dem Sammeln und Auswerten der Daten zu tun hatte, wie können wir Krankheiten am besten vorbeugen und uns unsere Gesundheit bewahren? Was die Ernährung betrifft, empfiehlt er: »Stellen Sie Ihre Ernährung so weit um, dass 80 bis 90 Prozent des Eiweißbedarfs aus pflanzlichen und nur 10 bis 20 Prozent aus tierischen Quellen stammen. Machen Sie pflanzliche Nahrungsmittel wie Obst, Gemüse, Getreide und Teigwaren zu Hauptgerichten. Tierische Produkte sollten nur als Beilage, als kleine Extras dienen, nicht als Hauptgericht.«[175]

Was die körperliche Bewegung betrifft, empfiehlt Dr. Campbell: »Bewegen Sie sich mehr. In China sind die Menschen aktiver als in den Vereinigten Staaten. Sie fahren jeden Tag Rad.«[176] Das sind die grundlegenden Richtlinien jenes Programmes, das Sie nun bald kennen lernen werden (siehe *Das CARE-Programm*).

Dr. Campbell fasst das Wesentliche, das er aus dem China-Gesundheitsprojekt gelernt hat, folgendermaßen zusammen: »Wir müssen uns darüber klar werden, dass wir im Grunde eine Spezies sind, die sich von Pflanzen ernährt. Die Studie deutet darauf hin, dass die Frage, ob die Industriegesellschaft es schafft, von ihrer Fleischsucht wegzukommen, letztlich entscheidender für die Weltgesundheit sein könnte als alle Ärzte, Sozialversicherungen und Medikamente zusammen.«[177]

Viele von Ihnen haben sicher die tierischen Produkte auf dem Speisezettel bereits reduziert. Ob das auf »instinktives« Wissen zurückzuführen ist oder auf die Tatsache, dass auch viele Ärzte solche Essgewohnheiten nun bewusst fördern, weil neue Erkenntnisse aus vielen Studien allmählich ein breiteres Publikum erreichen – sicher ist, dass die Menschen heute bereits weniger tierische Nahrungsmittel essen. Wie oft hören Sie von anderen, wie oft sagen Sie selbst, dass sie jetzt deutlich weniger Fleisch und dafür mehr Fisch und vor allem Gemüse und Obst essen. Das ist der allgemeine Trend, und dieser Trend wird von immer mehr maßgeblichen Autoritäten im Bereich der Medizin gefördert.

Wenn Sie sich diesem Trend noch nicht angeschlossen haben, weil Sie meinen, die Frage sei noch nicht restlos geklärt, die »Experten« seien sich noch nicht einig, dann ist der Zeitpunkt für Sie nun gekommen. Es dürfte schwierig sein, außerhalb der Kreise jener, die vom Verkauf tierischer Produkte profitieren, jemanden zu finden, der nicht der Meinung ist, eine Reduktion des Anteils an tierischen Nahrungsmitteln in der Ernährung wäre eine weise Entscheidung. Nehmen Sie nur die American Dietetic Association (Amerikanische Gesellschaft für Ernährung). In ihrer Stellungnahme zum Thema Vegetarismus stellt die Organisation klar, dass man sich ruhig auch für strengen Vegetarismus entscheiden könnte, dann aber eine große Bandbreite an pflanzlichen Nahrungsmitteln zu sich nehmen sollte.[178] Wenn nicht einmal der strenge Vegetarismus eine Gefahr darstellt, sollte die bloße Reduktion tierischer Produkte schon gar kein Problem sein.

Stellungnahmen zum Thema Vegetarismus kommen vermehrt aus Richtungen, aus denen sie noch vor zehn Jahren keiner erwartet hätte. Die folgende Aussage stammt nicht etwa von einem Fanatiker aus den 60er Jahren und auch nicht aus Tierschützer-Kreisen. Dr. William C. Roberts, Professor für klinische Medizin an der Universität Georgetown und leitender Kardiologie-Pathologe des National Institute of Health hat sie ausgesprochen. Er ist Chefherausgeber des *American Journal of Cardiology*, einer konservativen, also keineswegs radikalen medizinischen Fachzeitschrift. Sein Statement erschien in einem Editorial dieser Zeitschrift, und es sollte die Frage aufwerfen, wie wir jemals auf diese schiefe Bahn geraten konnten:

»Auch wenn wir uns dafür halten und genauso verhalten – wir Menschen sind von Natur aus keine Fleischfresser. Wenn wir Tiere töten und aufessen, töten sie letztlich uns, weil ihr Fleisch nicht für den Menschen gedacht ist, denn der ist von Natur aus Pflanzenfresser.«[179]

Manchmal ist es schwer, Veränderungen herbeizuführen. Besonders wenn die Veränderungen dem, was wir seit Jahren, seit *Jahrzehnten* tun, entgegenstehen; doch die Reduktion tierischer Produkte in unserer Ernährung kann auf Dauer nur bewirken, dass wir länger, gesünder und mit weniger Krankheiten leben.

Das Lymphsystem, von dem schon im Kapitel *Ihr bester Freund* die Rede war, spielt eine unschätzbare Rolle für die Prävention von Krankheiten. Seien Sie deshalb nach Kräften bemüht, erstens die Belastungen für Ihr Lymphsystem zu reduzieren und zweitens, seine Arbeit zu optimieren.

Was den ersten Punkt betrifft, so besteht eine der wichtigsten Aufgaben des Lymphsystems in der Aufnahme von Fetten aus dem Verdauungstrakt.[180] Je mehr Fett wir essen, desto härter muss das Lymphsystem arbeiten, desto leichter kommt es zu einer Verstopfung, desto weniger Energie bleibt für die Reinigung des Körpers und Entsorgung der Abfallstoffe. Also, je weniger zu entsorgen ist, desto besser.

Um aber das optimale Funktionieren des Lymphsystems zu unterstützen, sind Bewegung und Körpertraining unerlässlich, um nicht zu sagen zwingend.

Körpertraining

Halt! Bevor Sie dieses Kapitel überspringen und sich sagen: »Ja, ja, ich sollte regelmäßig Körpertraining machen, ich weiß. Ich werde das später lesen!«, lesen Sie bitte sofort, nur ein paar Seiten. Aufgeschoben ist nämlich in solchen Fällen doch meist aufgehoben. Ich verspreche auch, dass ich Ihnen keine Videobänder mit den Workout-Programmen der Superstars an den Kopf werfe. Ich weiß sehr wohl, dass jemand, der bisher kein oder nur ganz wenig Körpertraining gemacht hat, nicht so leicht aus dem Sessel hochzubringen ist.

Daher möchte ich Ihnen lieber etwas über das Training erzählen, das Sie vermutlich noch nicht wissen, und Ihnen dann eine so einfache und wirkungsvolle Methode anbieten, dass es Sie gar nicht mehr im Sessel hält. Außerdem könnte ich wohl kaum ein Buch über Gesundheitsvorsorge schreiben, ohne das Thema Körpertraining und Bewegung zu erwähnen. Der Zusammenhang von gesunder Lebensweise und Training ist gar nicht von der Hand zu weisen. Denken Sie nur daran, dass die Todesrate bei trainierten, beweglichen Menschen nur ein Drittel so hoch ist wie bei Untrainierten.[181] Außerdem ist irgendeine Form regelmäßiger körperlicher Betätigung ebenfalls eine Voraussetzung für dynamische Gesundheit. Denn Bewegung trägt dazu bei, dass das Lymphsystem optimal funktionieren kann.

Anders als das Herz-Kreislauf-System, bei dem das Blut vom Herzen durch den Körper gepumpt wird, hat das Lymphsystem keine solche Pumpe. Aber auch die Lymphflüssigkeit muss ständig durch den Körper fließen, genauso wie das Blut; und im Körper zirkuliert dreimal so viel Lymphflüssigkeit wie Blut. Was das Herz für den Blutkreislauf tut, das muss für das Lymphsystem die körperliche Bewegung bewirken.[182] Die Lymphe wird zwar auch durch die Muskeln in den Wänden der Lymphgefäße und durch die Atmung weitertransportiert, doch das Körpertraining spielt dabei ebenfalls eine wichtige Rolle. Auch deshalb hat regelmäßige körperliche Aktivität eine große Bedeutung.

Den meisten Menschen, ob sie nun körperlich aktiv sind oder nicht, ist eigentlich klar, wie wichtig Bewegung und Sport für eine gesunde Lebensweise sind. Eine der überzeugendsten Studien zu diesem Thema, von der in der Zeitschrift *Journal of the American Medical Association* berichtet wurde, hat eine Gruppe angesehener Forscher, darunter der »Trainings-Guru« Dr. Kenneth H. Cooper, durchgeführt. Über einen Zeitraum von mehr als acht Jahren haben sich die Wissenschaftler mit den Trainingsgewohnheiten von über 13 000 Frauen und Männern befasst. Ihre körperliche Fitness wurde auf dem Laufband gemessen. Die Studie wies nach, dass die Todesrate aus verschiedenen Ursachen bei den am wenigsten trainierten Männern dreimal so hoch war wie bei den Wohltrainierten; bei Frauen war die Rate sogar fünfmal so hoch. Die Daten zeigten, dass ein untrainierter Mann sein Risiko, an einer Krankheit zu sterben, durch Training um 37 Prozent reduzieren konnte, eine untrainierte Frau konnte ihr Risiko sogar um 48 Prozent senken![183] Man kann über solche Zahlen nicht einfach hinweggehen.

Doch obwohl diese Studie und viele andere Forschungsarbeiten die lebensverlängernde Wirkung körperlicher Bewegung beweisen, sind laut neuesten Zahlen weniger als zehn Prozent der amerikanischen Erwachsenen sportlich aktiv, und zwar mindestens dreimal die Woche.[184] Warum das so ist? Es kann nicht bloß ein Informationsproblem sein! Bewegungsmuffel wissen sehr wohl, dass sie sich besser trainieren sollten.

Wie oft haben Sie den folgenden Satz gehört oder sogar gesagt: »Ich weiß, ich müsste mich mehr bewegen, aber...« Bestimmt gibt es eine Menge Gründe – körperliche, emotionale und psychologische –, warum Menschen sich zu wenig Bewegung verschaffen. Wir wollen das hier nicht im Einzelnen erläutern. Wichtig ist, dass die am wenigsten Aktiven so weit motiviert werden, dass sie zumindest irgendetwas tun.

Wenn Sie bereits in irgendeiner Form Sport treiben, egal wie oft und wie viel, ist das ja schon mal ein Anfang. Ich möchte hier aber auch Leute ansprechen, die praktisch keine Bewegung haben. Niemand soll sich im nächsten Fitness-Studio einschreiben lassen oder pausenlos Aerobic-Kurse besuchen. Ich möchte auch keine Leistungssportler aus Ihnen machen. Aber ich sage Ihnen eines, und davon nehme ich kein Wort zurück: Wenn Sie sich wirklich dynamischer Gesundheit erfreuen möchten und es Ihnen *wirklich* ernst damit ist, dann müssen Sie etwas tun, damit Ihr Lymphsystem möglichst effektiv arbeiten kann, und dazu trägt regelmäßige körperliche Betätigung in welcher Form auch immer wesentlich bei. Daran geht kein Weg vorbei. Bewegung ist ein Schlüsselfaktor.

Walking

Es gibt eine Form der körperlichen Betätigung, die alle Wohltaten körperlicher Bewegung mit sich bringt, praktisch überall und jederzeit und für jedermann durchführbar ist, egal wie es um seine Kondition bestellt ist; und für die man keine teuren Anlagen oder Ausrüstungsgegenstände braucht, die bequem und leicht auszuführen ist. Nämlich das Gehen, eine Sportart, die auch bei uns als »Walking« bezeichnet wird.

Gehen bringt kurz- und langfristig gesundheitliche Vorteile, die durchaus denen aller anderen Bewegungsformen an frischer Luft – auch dem Joggen – vergleichbar sind.[185] Beim Joggen belastet man sich mit dem Drei- bis Vierfachen seines Körpergewichts. Beim Gehen bleibt immer ein Fuß auf dem Boden, man belastet sich daher nur mit dem ein- bis eineinhalbfachen Körpergewicht. Viele Jogger verspüren mit zunehmendem Alter Beschwerden in Knien, Knöcheln und im Rücken. Gehen ist weitaus schonender für Gelenke und Knochen.

Weltweit war das Gehen schon immer eine beliebte und auch allgemein anerkannte Möglichkeit, sich fit zu halten. Zu Anfang des 20. Jahrhunderts war in den Vereinigten Staaten das so genannte six-day-race eines der wichtigen sportlichen Ereignisse. Edward Payson Weston gehörte zu den beliebtesten Gehern seiner Zeit. Er legte regelmäßig über 400 Meilen (ca. 650 Kilometer) zurück, seine Fans säumten die Strecke und jubelten ihm zu. Im Jahre 1904 ging er im Alter von 71 Jahren quer durch die Vereinigten Staaten, er brauchte 104 Tage von San Francisco bis nach New York und legte im Schnitt mehr als 40 Meilen (ca. 65 Kilometer) täglich zurück. Als der Sportsmann mit 91 Jahren starb, hatte er den »American way of life« nachhaltig geprägt.[186]

Auch der amerikanische Präsident Theodore Roosevelt war ein begeisterter Geher, der in seinen besten Zeiten eine Strecke von 50 Meilen (ca. 80 Kilometer) in drei Tagen zurücklegte.[187]

Als dann im Verlauf des 20. Jahrhunderts Herzinfarkte immer häufiger wurden, verkannte man diese gefährliche Erkrankung zunächst gründlich, die Ärzte führten sie auf die starke Beanspruchung des Herzens bei körperlicher Bewegung zurück und rieten ihren Herzinfarkt-Patienten von weiterer sportlicher Betätigung ab.[188] Man empfahl den Betroffenen Ruhe und viel Muße – der schlechteste Ratschlag, den man sich einfallen lassen konnte. Das Herz ist ein Muskel und braucht daher regelmäßige Bewegung, damit es kräftig wird und bleibt. Doch es dauerte mehr als 30 Jahre, bis sich diese Erkenntnis durchsetzte.

Die wohl bekanntesten Studien über Risikofaktoren für Herzerkrankungen sind die Framingham-Studien, mit denen in den 50er Jahren des 20. Jahrhunderts in Framingham, Massachusetts, begonnen wurde. Die Forscher beobachteten etwa 10 000 Personen über einen Zeitraum von mehr als 30 Jahren und trugen eine Unmenge von Daten zusammen, die schließlich die Wichtigkeit körperlicher Bewegung zur Prävention von Herz-Kreislauf-Erkrankungen nachwiesen. Wie eine Studie des »Center for Disease Control« ergab, haben Menschen, die keinen Sport treiben, ein doppelt so hohes Risiko für Herz-Kreislauf-Krankheiten wie sportlich Aktive.[189]

Gehen ist die ideale Form aerober Bewegung (also einer Aktivität an frischer Luft), bei der Sauerstoff ins Blut und dann in alle Körperzellen gelangt. Lebensnotwendigkeit Nummer eins ist Luft. Wir können wochenlang ohne Nahrung, tagelang ohne Wasser, aber nur wenige Minuten ohne Luft auskommen. Herz, Lunge und Blutgefäße versorgen vereint jeden Teil des Körpers mit dem lebensspendenden Sauerstoff.

Beim Gehen beanspruchen wir die großen Muskeln, wodurch der gesamte Mechanismus des Körpers stärker gefordert wird als in Ruhe. Erfolgt die Bewegung regelmäßig und über einen längeren Zeitraum, wird das System allmählicher kräftiger und leistungsstärker. Ein Leben lang ist Gehen die bestmögliche Vorsorge gegen Herz-Kreislauf-Erkrankungen. Hinzu kommt noch, dass es das Lymphsystem anregt; Gehen ist also eine echte Gewinnstrategie.

Wirklich aufregend und ermutigend sind die neuesten Studien, aus denen hervorgeht, dass schon ein ganz bescheidenes Geh-Programm beträchtliche Vorteile mit sich bringt. So zeigte sich etwa in der ersten klinischen Studie dieser Art, über die im *Journal for the American Medical Association* berichtet wurde, dass regelmäßige einstündige Spaziergänge bei Frauen das Risiko für Herz-Kreislauf-Erkrankungen reduzieren.[190] Kilometer um Kilometer schmelzen auch die Fettdepots dahin wie bei keiner anderen Aktivität.[191] Wer 6,5 Kilometer geht, verbrennt mehr Fett als jemand, der dieselbe Distanz in kürzerer Zeit läuft![192] In einem Leitartikel derselben Zeitschrift heißt es, dass schon ein flotter Spaziergang von 20 Minuten Dauer und dreimal in der Woche eine Wohltat für den Körper ist.[193] Dr. James Gavin, Autor des Buches *The Exercise Habit*, schreibt: »Zehn Minuten zusätzliche Bewegung am Tag kann das Risiko für Herz-Kreislauf-Erkrankungen um 80 Prozent reduzieren.«[194]

Sie können sich sicher vorstellen, wie aufgeregt ich war, als ich – mitten in der Arbeit für dieses Buch und dieses Kapitel – eines Tages die *New York Times* durchblätterte und folgende

Schlagzeile entdeckte: Studie bringt Rückgänge bei Brustkrebs mit Körpertraining in Verbindung. Die Ergebnisse der Studie wurden dann im *Journal of the National Cancer Institute* veröffentlicht: »Eine sorgfältige neue Studie hat ergeben, dass mäßige, aber regelmäßige körperliche Betätigung das Risiko einer Frau, vor der Menopause an Brustkrebs zu erkranken, um bis zu 60 Prozent verringern kann.«[195] 60 Prozent! Bei einer Diskussion der Studie in einer NBC-Nachrichtensendung hieß es: »Die Forscher sind der Meinung, dass Bewegungstraining das Wichtigste ist, was eine Frau zur Reduzierung ihres Brustkrebs-Risikos tun kann.«[196]

Drei Jahre später berichtete das *New England Journal of Medicine* über eine weitere große Studie, die 25 000 Frauen über einen Zeitraum von 14 Jahren beobachtet hatte. Die Wissenschaftler kamen zu folgendem Schluss: »Jene Frauen, die mindestens vier Stunden in der Woche trainierten, hatten im Vergleich zu jenen, die kein Bewegungstraining machten, ein um 37 Prozent geringeres Brustkrebsrisiko; je häufige eine Frau trainierte, desto geringer die Wahrscheinlichkeit, dass sie an Brustkrebs erkranken würde.« Der Leiter des »Center for Cancer Prevention« an der Harvard-Universität resümierte: »Das ist ein neuer, ziemlich schlagkräftiger Beweis.«[197] Sie sehen, es gibt einfach keinen Grund mehr, nicht zu gehen; Walking ist angesagt.

Auf geht's!

Ich schlage hier ein Programm vor, das nicht sehr strikt sondern eher einfach ist, dem Bedürfnis des Körpers nach Bewegung entgegenkommt und Ihre Bemühungen um dynamische Gesundheit kräftig unterstützt. Es soll ja kein Wettkampf sein, nichts wird benotet, niemand schaut Ihnen dabei zu, um Sie zu kontrollieren. Sie haben die Chance zu tun, was Ihnen wichtig erscheint, ohne Druck und ohne schlechtes Gewissen. Sie gehen genauso lange, wie Sie Lust dazu haben. Auch der kleinste Einsatz zählt!

Allerdings sollten Sie ein Abkommen mit sich selbst schließen, dass Sie es regelmäßig tun wollen. Am besten arbeiten Sie auf ein 30- bis 45-minütiges Training drei- oder viermal pro Woche hin, *in Ihrem eigenem Tempo*. Das ist alles! Vielleicht fällt es Ihnen anfangs leichter, wenn Sie ein konkretes Ziel vor Augen haben. Machen Sie irgendwelche Besorgungen, kaufen Sie eine Kleinigkeit ein, bringen Sie einen Brief zur Post. Manchmal gewöhnt man sich leichter ans Gehen, wenn man dabei gleich etwas erledigen kann.

Sie könnten das Walking aber auch auf andere Weise in Ihren Tagesablauf einbauen. Vielleicht fahren Sie gelegentlich so früh zur Arbeit, dass Sie das Auto etwa eineinhalb Kilometer vom Arbeitsplatz entfernt stehen lassen und den Rest zu Fuß gehen können. Mit diesem Spaziergang haben Sie, zusammen mit dem Retourweg nach der Arbeit, nicht nur Ihr tägliches Pensum erfüllt, Sie werden sich auch frischer fühlen, wenn Sie den Arbeitstag beginnen und wenn Sie nach der Arbeit nach Hause kommen. Oder Sie bauen mittags einen kleinen Spaziergang ein, besonders im Winter, wenn es morgens sehr kalt und nach der Arbeit schon dunkel ist.

Nehmen Sie grundsätzlich nicht den Lift, sondern steigen Sie die Treppen hinauf. Treppen gehen ist ein ausgezeichnetes Training, das auch die Beine in Form hält; selbst kurzes, aber regelmäßiges Treppensteigen zeigt Wirkung. Fahren Sie zum nächsten Park oder zum Wald, um möglichst in frischer Luft und angenehmer Umgebung zu gehen. Nützen Sie jeden Weg, egal wie kurz er ist, und jede freie Zeit zum Gehen! Die Schritte summieren sich, und Sie haben das Gefühl, etwas geleistet zu haben.

Auf geht's

Um optimale Ergebnisse zu erzielen, sehen Sie sich die folgenden Tipps an, die Ihr Gehen so genussvoll und Gewinn bringend wie möglich werden lassen:

1. Ganz oben auf der Liste steht der vermutlich wichtigste Faktor für ein erfolgreiches Trainingsprogramm, nämlich gutes Schuhwerk. Entgegen der weit verbreiteten Meinung, Gehen sei so ähnlich wie langsames Laufen, erfolgt bei der Laufbewegung die Gewichtsverlagerung auf ganz andere Weise. Beim Gehen rollt der Fuß viel langsamer ab als beim Laufen, bei dem man rasch und mit mehr Gewicht auf der Ferse landet. Laufschuhe müssen weicher, Walking-Schuhe fester sein. So wie Laufen, Tennis, Fußball und andere Sportarten erfordert auch das Gehen besondere Schuhe. Nehmen Sie das Gehen ernst, sparen Sie nicht am falschen Platz und kaufen Sie sich geignete Schuhe! Die Anschaffung solider Walking-Schuhe lohnt sich.

2. Wenn es draußen sehr heiß ist, sollten Sie entweder frühmorgens oder am späten Nachmittag gehen. In der Mittagshitze zu gehen ist nicht günstig, weil Sie nicht nur die Wärme von der Sonne sondern auch die von der Straße reflektierte Hitze zu spüren bekommen. Interessanterweise bleiben Leute, die ihr Trainingsprogramm morgens ansetzen, viel häufiger dabei als Personen, die zu anderen Tageszeiten trainieren.[198]

3. Versuchen Sie nichts zu erzwingen. Beginnen Sie langsam und bauen Sie Ihre Form auf, besonders, wenn Sie bisher nicht regelmäßig trainiert haben. Vielleicht werden Sie in den ersten ein, zwei Wochen, vielleicht im ersten Monat gar nicht 30 Minuten lang oder nur zweimal in der Woche gehen. Sie müssen niemandem irgendetwas beweisen. Und Sie wissen ja, weniger als zehn Prozent der erwachsenen Bevölkerung trainiert dreimal die Woche intensiv. Allein die Tatsache, dass Sie trainieren, macht Sie schon zum Mitglied eines elitären Clubs, Sie haben Vorbildwirkung. Schließlich sind Ihre Muskeln da, um eingesetzt zu werden. Es wird nicht lange dauern, bis sich die Muskulatur an die neue Aktivität gewöhnt hat und normal arbeitet. Natürlich kann es anfangs etwas Muskelkater geben, aber das sind »gesunde« Schmerzen. Die jetzt geforderten

Muskeln waren ja längere Zeit inaktiv. Warme Bäder wirken Wunder gegen diese anfänglichen Beschwerden.

4. Wenn es draußen windig ist, sollten Sie stets zuerst gegen den Wind gehen und den Wind beim Zurückgehen im Rücken haben. Sie können sich sonst leicht erkälten, wenn Sie ins Schwitzen geraten.

5. Lassen Sie die Arme schwingen. Das bringt den Kreislauf in Schwung und kräftigt das Herz. Ist Ihnen schon aufgefallen, dass Dirigenten sehr alt werden? Wenn man vom Tod eines Dirigenten hört, war er meist über 80 oder 90 Jahre alt. Dirigenten schwingen ein Leben lang die Arme, Herz-Kreislauf-Erkrankungen sind bei ihnen selten. Leonard Bernstein war leider noch unter 70, als er starb, aber das hatte wohl mit seiner starken Nikotinabhängigkeit zu tun.

6. Mit leerem Magen geht es sich leichter. Die Verdauung benötigt Energie, die uns beim Training abgeht. Eine Ausnahme ist Obst, das sehr leicht verdaulich ist.

7. Flüssigkeitsmangel ist bei jeder Art von Sport ein Problem. Sie müssen den Wasserverlust ausgleichen. Ihr Körper besteht schließlich zu etwa 70 Prozent aus Wasser, normalerweise verliert er etwa 1,9 bis 2,4 Liter Wasser pro Tag. Dieser Verlust kann sich durch sportliche Aktivität auf bis zu 3,8 Liter erhöhen. Trinken Sie Wasser, keine Erfrischungsgetränke oder Energydrinks mit allerlei Zusätzen. Trinken Sie ein Glas Wasser, bevor Sie losziehen, und eines nach dem Training. Trinken Sie noch mehr, wenn es Ihnen nötig erscheint oder Sie Durst haben. Besser, Sie trinken etwas zu viel als zu wenig.

8. Stretching-Übungen sind ausgezeichnet während des Gehens oder danach. Durch Stretching sind die Gelenke weniger steif, die Muskeln beweglicher, Verletzungen seltener. Gestreckt werden darf immer nur der *warme* Muskel, aber niemals so sehr, dass es schmerzt. Stretching bringt an sich schon sehr viel, es gibt Dutzende von Stretchübungen. Hier nur ein paar davon:

- Dehnen Sie vorsichtig die Kniesehnen an der Rückseite der Beine, indem Sie mit den Fingern in Richtung Zehen streben, aber nur so weit Sie können. Halten Sie die Spannung 15 bis 20 Sekunden, gehen Sie dann langsam wieder hoch. Beim Dehnen niemals rauf und runterschwingen.
Dehnen Sie niemals weiter, als es Ihnen ohne Mühe möglich ist. Wichtig ist regelmäßige Wiederholung, aber ohne etwas zu forcieren.
- Dehnen Sie die Oberschenkel, indem Sie sich mit der linken Hand abstützen, während Sie mit der rechten Hand das abgewinkelte rechte Bein am Knöchel fassen und nach hinten, zum Rücken hin, hochziehen. Dann wechseln Sie das Bein.
- Strecken Sie die Unterschenkel, indem Sie sich auf eine Treppenstufe stellen; nur der vordere Teil der Füße steht fest auf der Stufe; nun verlagern Sie langsam das Gewicht auf die Fersen.

Jede dieser Streckübungen sollte mehrfach wiederholt werden. Lassen Sie sich also nicht abhalten, häufige Wiederholung schadet nicht.

Einer der größten Vorteile des Walking liegt in seiner Einfachheit. Gehen kann man überall – auf der Straße, ums Haus, in der Umgebung des Büros, im Wald oder Park oder querfeldein. Egal, wo Sie sind, wenn Sie nur ein Paar Walking-Schuhe dabeihaben, können Sie diese lebensverlängernde Sportart überall ausüben. Und wenn es Ihnen zu heiß oder zu kalt zum Gehen ist? Viele Einkaufszentren sperren ziemlich früh auf, lange bevor die Geschäfte aufmachen. Die Temperatur ist dort immer richtig. Der Boden ist eben und glatt, die Wege sind gut beleuchtet und sicher. Natürlich sind Sie dann nicht an der frischen Luft und auf weichem Boden, aber Bewegung ist auf jeden Fall besser als gar nichts.

Was das Gehen bringt

Wie man es auch dreht und wendet, Gehen ist eine enorm positive Aktivität, die Ihr Leben in vieler Hinsicht günstig beeinflussen kann. Die Liste der Vorteile des Gehens ist eindrucksvoll. Denken Sie nur an Folgendes:

1. Es erhöht Stärke und Leistungskraft des Herzens und der Muskel.[199]

2. Eine neue Studie scheint darauf hinzudeuten, dass Gehen den Cholesterinspiegel senkt.[200]

3. Gehen erhöht wie andere Sportarten Energie und Ausdauer. Auch Kraft, Beweglichkeit und Gleichgewicht werden verbessert.[201]

4. Gehen vermehrt die Knochensubstanz.[202] Knochen werden, ebenso wie die Muskeln, durch regelmäßiges Training kräftiger. Es ist erwiesen, dass das Osteoporose-Risiko durch regelmäßiges Training sinkt.

5. In Kombination mit gesunder Ernährung kann Gehen eine Gewichtsabnahme bewirken. Durch 45-minütiges Gehen an jedem zweiten Tag kann man über einen Zeitraum von einem Jahr acht Kilogramm Fett verbrennen.[203]

6. Nach Meinung von Dr. James Rippe senkt Gehen erhöhten Blutdruck und wirkt auch bei Diabetes günstig.[204]

7. Gehen fördert, wie andere Sportarten, den gesunden Schlaf.[205]

8. Eine Studie, die an einem medizinischen Zentrum in Salt Lake City erstellt wurde, zeigt, dass mäßige Bewegung, wie z. B. Gehen, nach dem Essen dazu führt, dass die Nahrung rascher durch den Verdauungstrakt transportiert wird, was leichte Verdauungsbeschwerden lindert.[206]

9. Eine Studie der Appalachian State University weist nach, dass Frauen, die täglich 45 Minuten gehen, sich doppelt so rasch von einer Erkältung erholen wie Frauen, die keine Bewegung machten.[207]

10. Laut *Berkeley Wellness Letter* ist Gehen die ideale Sportart für den Rücken.[208]

11. Gehen hilft gegen Stress. Forscher am Zentrum für Gesundheit und Fitness der University of Massachusetts fanden heraus, dass Menschen nach einem flotten 40-minütigen Walking um 14 Prozent weniger Ängste verspürten. Gehen ist Teil des Therapieprogramms am Betty-Ford-Zentrum für Drogen- und Alkoholkranke.[209]

12. Eine Studie des Sport-, Physiologie- und Leistungslaboratoriums der University of California in San Diego zeigt, dass gesunde Männer zwischen 35 und 65 Jahren, die regelmäßig trainieren, zärtlichere, aktivere Ehemänner und sexuell leistungsfähiger sind als Männer, die keinen Sport ausüben.[210]

13. Verabreicht man Menschen über 60 ein bestimmtes Wachstumshormon, nimmt das Körperfett ab und die Knochensubstanz zu, der Zustand der Haut verbessert sich, viele andere Anzeichen des Alterungsprozesses bilden sich zurück. Das künstliche Hormon ist sehr teuer und hat ernsthafte Nebenwirkungen, doch schon 20 Minuten Gehen täglich stimulieren die Produktion dieses Wachstumshormons.[211]

14. Gehen führt zur Senkung des Blutdrucks.[212]

15. Gehen reduziert das Risiko, an Dickdarmkrebs zu erkranken.[213]

16. Gehen stärkt die Immunabwehr.[214]

17. Gehen regt das Lymphsystem an, das, wie Sie wissen, zur Vorbeugung von Krankheiten unerlässlich ist.

Eine der positiven Wirkungen einer Sportart wie Gehen oder Walking ist das geistige und emotionale Wohlgefühl, das sie auslöst und das sich auch in anderen Lebensbereichen bemerkbar macht.

Wir alle wissen, wenn wir nichts tun, leiden wir nicht nur körperlich, sondern auch seelisch. Tief in unserem Inneren machen wir uns Vorwürfe, weil wir etwas Richtiges unterlassen.

All das ändert sich, wenn Sie mit dem Gehen beginnen. Statt jedes Mal ein schlechtes Gewissen zu haben, wenn Sie daran erinnert werden, dass Sie sich nicht genug bewegen, werden Sie stolz darauf sein, dass Sie es geschafft haben. Das Selbstbewusstsein nimmt stetig zu, Sie sind von positiven Gefühlen erfüllt, strahlen Glück und Gesundheit aus, weil Sie sich tatsächlich glücklicher und gesünder *fühlen*. Sie verbessern Ihre Gesundheit auf allen Ebenen. Auch der reichste Mensch der Welt kann sich dieses Wohlgefühl nicht für einen Augenblick erkaufen, nicht für alles Geld. Und dieses Wohlgefühl können Sie ab sofort ständig genießen, wenn Sie sich ein Paar bequeme Laufschuhe leisten. Versuchen Sie es. Sie sind es sich wirklich schuldig!

Beim Gehen ist wie bei allen anderen Sportarten Konsequenz der Schlüssel zum Erfolg. Wählen Sie ein Tempo, das Ihnen gut tut und Sie nicht unter Druck setzt. Lassen Sie das Gehen nicht zu einer Belastung werden. Wenn Sie langsam anfangen und sich allmählich steigern, wird Ihnen das Gehen allmählich zur zweiten Natur, so selbstverständlich wie das morgendliche Anziehen. Sie freuen sich darauf, und es wird Ihnen etwas abgehen, wenn Sie darauf verzichten. Entdecken Sie das Gehen. Lassen Sie es zu einem Teil Ihres Lebens werden. Sie werden es nicht bereuen.

Andere Möglichkeiten

Es gibt zwei weitere erwähnenswerte Methoden, das Lymphsystem anzuregen. Die erste ist die so genannte Lymphdrainage. Suchen Sie sich einen qualifizierten Masseur, der mit der Methode vertraut ist. Es gibt mehrere Bereiche des Körpers, an den Beinen, Armen, am Rumpf und im Nacken, deren Massage das Lymphsystem bei der Reinigung des Körpers kräftig unterstützt.

Die zweite Methode ist Rebound Aerobics, Training auf dem Minitrampolin, das in *Fit fürs Leben 2* ausführlich besprochen ist. Minitrampoline sind nicht teuer. Man kann sie schon um etwa 20 Euro erstehen. Wenn Sie in Betracht ziehen, wie sehr Ihnen Rebound Aerobics beim Schutz vor Krankheit helfen kann, ist das eine gute Investition.

Rebound-Aerobics ist ganz einfach. Nur eine leichte Auf-und-ab-Bewegung ist erforderlich, durch die der Körper bei jedem Sprung zwei Mal einer Änderung der Geschwindigkeit und der Richtung unterworfen wird. Am untersten Punkt werden die Ventile des Lymphsystems durch den Druck von oben geschlossen. Am obersten Punkt sind alle Ventile geöffnet, die Lymphe kann nach oben fließen, während der Körper sich nach unten bewegt. Alle Ventile öffnen sich gleichzeitig, die Lymphe kann zirkulieren und wird angeregt.[215] Schon fünf oder sechs Minuten pro Tag sind von unschätzbarem Wert. Dr. Paul Yanick berichtet: »Alle meine Patienten machen Rebound-Aerobics. Ich halte das für eine einzigartige Methode, die Zirkulation und Drainage der Lymphe anzuregen. Im Gegensatz zu vielen anderen Sportarten ist Rebound Aerobics eine sanfte, aber sehr wirkungsvolle Methode.«

Und Sie sollten wirklich alles tun, was Ihrem Lymphsystem hilft. Schon der kleiner Einsatz bringt eine Menge.

Fangen Sie einfach an! Ihr Körper wird es Ihnen mit neuer Rundum-Gesundheit danken.

Teil II

Das CARE-Programm

Einführung in das CARE-Programm

Ein Programm zur Krankheitsvorbeugung kann noch so überzeugend klingen, die Argumente mögen durchschlagend sein, die Wirkung viel versprechend; wenn es nicht zugleich gut umzusetzen ist und deutlich erkennbare Ergebnisse bringt, sind alle Versprechungen nutzlos. Seit Jahrzehnten prasseln Ermahnungen auf uns ein, hören wir immer wieder, *was* wir für unsere Gesundheit tun sollten und *warum*. Auch wenn es extrem wichtig ist, das Was und Warum zu kennen, so helfen doch beide nichts, wenn wir nicht wissen, *wie* wir die gewünschten Ergebnisse erreichen können.

Das CARE-Programm ist ein neuer Weg zu dynamischer Gesundheit! Im Zentrum dieses Programms stehen drei Prinzipien, die bei regelmäßiger Anwendung rasch ihre Wirksamkeit unter Beweis stellen. Sie werden sich besser *fühlen*, besser *aussehen*, und Ihr Lymphsystem wird sauber sein und sehr effizient arbeiten.

Allerdings gibt es es keine Zauberformel, auch wenn die positive Wirkung der Reinigung des Körpers von Schlacken- und Giftstoffen an ein Wunder zu grenzen scheint. Solche »Wunder« aber vollbringt der Körper ganz automatisch, wenn eine Veränderung der Lebensgewohnheiten ihm die Möglichkeit dazu geben. Doch wie gesagt, damit sich etwas ändern kann, müssen wir etwas verändern. Das ist klar und einleuchtend. Wenn sich unser Gesundheitszustand verbessern soll, müssen Änderungen sein.

Immer wieder konnte ich beobachten, dass Menschen, die nach Veränderung streben, sich selbst zu stark unter Druck setzen, besonders wenn es um eine Umstellung der Ernährung geht. Aus irgendeinem Grunde gilt hier meist der Grundsatz »alles oder nichts«. Die neue Verhaltensweisen werden allzu rigoros übernommen, man unterwirft sich sogleich sämtlichen Einschränkungen, die sie verlangen. Doch dann ist die Energie innerhalb weniger Wochen aufgezehrt, und es folgt die Rückkehr zu den alten Gewohnheiten. Das Einzige, was sich geändert hat, sind die Schuldgefühle, denn die sind durch den neuesten Misserfolg noch gewachsen.

Manchen von Ihnen könnte es vielleicht ähnlich ergehen, wenn sie die auf den folgenden Seiten vorgestellten drei Prinzipien umzusetzen beginnen. Deshalb möchte ich von Anfang an versuchen, möglichst viele von Ihnen vor dieser Falle zu bewahren. Die CARE- Prinzipien sind Richtlinien, die Ihnen helfen sollen, und nicht strikte, unerbittliche Verbote.

Ihre Bemühungen, gesünder zu werden und Krankheiten vorzubeugen, sollen Ihnen ja keinen Stress, sondern Spaß machen. Das hier ist kein Wettrennen! Wer als Erster am Ziel ist, bekommt keinen Preis. Den Preis erhält jeder, der teilnimmt, denn tatsächlich ist bei diesem Programm der Weg das Ziel. Wichtig ist, dass Sie unterwegs sind, nicht auf die Geschwindigkeit kommt es an. Sie haben Zeit. Mehr Zeit als Sie brauchen. Setzen Sie die drei CARE-Prinzipien nur ganz behutsam um. Wenn Sie dann mit ihnen vertraut und diese Grundsätze aus Ihrem Leben nicht mehr wegzudenken sind, so hat sich bereits Entscheidendes verändert, und die Krankheitsgefahr wird mit der Zeit immer geringer. Statt auf der Stelle zu treten und den Krankheitsprozess fortschreiten zu lassen, werden Sie mit jedem Tag ein wenig gesünder werden. Auf die Richtung kommt es an. Die Geschwindigkeit spielt keine Rolle.

Stellen Sie sich vor, Sie suchen mit Ihrer Familie einen großen Nationalpark auf. Sie könnten eine Woche damit verbringen, die Naturschönheiten zu bewundern und noch längst nicht alles gesehen haben. Oder Sie durchkämmen den Park in einem halben Tag, im Eiltempo, wie von wilden Tieren gehetzt. In beiden Fällen würden Sie Ihren Freunden erzählen: »Ich habe den Nationalpark besucht.« Keine Frage, welcher der lohnendere und erlebnisreichere Besuch gewesen wäre. Natürlich haben Sie den viel größeren Genuss, wenn sich Geist und

Seele in aller Ruhe an der Schönheit der Natur laben können, ohne alle Hektik, ohne Druck.

Die Prinzipien, die ich Ihnen vorstellen möchte, sind keine strengen Anweisungen, denen Folge geleistet werden muss, sondern eher ein Licht an Ihrem Wege. Wenn Sie es problemlos schaffen, sie umzusetzen, tun Sie es. Wenn nicht, dann eben nicht. Wie schnell Sie bei der Umsetzung weiterkommen, hängt von Ihnen ab, Sie sind das Maß. Es ist viel besser, vorsichtig zu beginnen und nachzusetzen, sobald sich erste Erfolge zeigen, als am Anfang zu viel zu wollen, dann zurückzustecken und sich als Versager zu fühlen.

Auf eines können Sie sich jedenfalls verlassen, wenn Sie die drei CARE-Prinzipien befolgen: Sie funktionieren! Das konnte ich an sehr vielen Menschen viele Jahre lang beobachten. Ich bin einer von ihnen. Aber auch Ihr Körper ist bereit und bestens gerüstet; dynamische Gesundheit ist das Ziel.

Die Selbstheilungskräfte des Körpers

Ich habe in diesem Buch immer wieder die kaum vorstellbare Perfektion des menschlichen Körpers gepriesen. Auf sie möchte ich noch kurz zurückkommen, bevor ich die CARE-Prinzipien vorstelle. Wie bereits erwähnt geht jede der zahllosen Aktivitäten des Körpers vom Gehirn aus und wird von ihm überwacht. All die kaum vorstellbaren Fortschritte der Menschheit, von der Dampfmaschine bis zur Raumfahrt, vom Automobil bis zum Computer, sind dem menschlichen Gehirn entsprungen; dabei nützen wir nur 10 bis 15 Prozent seiner Kapazitäten aus. Und was ist mit den übrigen 85 bis 90 Prozent? Sie können sicher sein, sie sind nicht bloß dazu da, den Platz in unserem Kopf auszufüllen.

Oberste Priorität hat zu jedem Zeitpunkt unseres Lebens die Selbsterhaltung. Wenn der Teil des Gehirns, den wir brauchen, um auszurechnen, wie wir es schaffen, mit einer Geschwindigkeit von 27 000 Kilometern in der Stunde zum Mond zu fliegen, können Sie sich ungefähr vorstellen, welche Kräfte im größeren Teil des Gehirns für unser Wohlbefinden am Werk sind? Ehrfurcht gebietend! Ihr Körper wird *niemals* aufgeben. Sie dürfen ihm bloß nicht im Wege stehen. Damit Sie von diesen einzigartigen Fähigkeiten profitieren können, müssen Sie das natürliche Bestreben des Körpers, den optimalen Gesundheitszustand zu erreichen und zu erhalten, nach Kräften unterstützen. Die drei CARE-Prinzipien, die Thema der nächsten drei Kapitel sind, helfen Ihnen dabei.

Natürlich wollen Sie irgendeinen Beweis dafür, dass diese Prinzipien wirklich bewirken, was ich hier verspreche. Ich könnte Ihnen von vielen Menschen erzählen, die sich an die CARE-Prinzipien halten und gesund geworden oder geblieben sind, doch dann kämen Sie mit der Frage: »Woher weiß ich, dass die Gesundheit dieser Leute mit den drei Prinzipien zu tun hat? Vielleicht liegt es daran, dass sie gerne im Garten arbeiten, Vitamine einnehmen oder irgendwelchen anderen Aktivitäten nachgehen.« Der Beweis, den ich anbieten kann, ist ein Bericht über die Wirkung der CARE-Prinzipien in einem ganz bestimmten Fall, als eine bestehende Krebserkrankung gestoppt, gebessert oder geheilt werden konnte.

Fallstudie

Im Lauf der Jahre habe ich unzählige Briefe von Menschen erhalten, deren Gesundheit sich auf bemerkenswerte Weise gebessert hat. Ich möchte Ihnen hier die ungewöhnliche Geschichte einer Frau erzählen, von ihrer ungebrochenen Willenskraft und der einzigartigen Fähigkeit des menschlichen Körpers zur Selbstheilung berichten. Der Name der Frau ist Anne Frahm. Sie hat ihre Erfahrungen selbst in einem Buch veröffentlicht. Hier ist ihr Fall.

Anne Frahm ist eine 46-jährige Frau, verheiratet, Mutter zweier Kinder. Im Alter von etwa 35 Jahren bekam sie heftige Schmerzen zwischen den Schulterblättern. Auf dem Röntgenbild zeigten sich kritische Punkte auf den Schulterknochen, der Arzt diagnostizierte Bursitis. Er teilte ihr auch mit, dass eine Niereninfektion zur weiteren Komplikation beitrüge.

Sie bekam Cortison-Spritzen und sollte täglich Eisbeutel auflegen. Man verordnete ihr zudem hohe Dosen Antibiotika, sowohl oral als auch intravenös, gegen die Niereninfektion. Die einzige Wirkung waren noch heftigere Schmerzen. Ihr Zustand wurde so schlimm, dass sie sich im Bett nicht mehr umdrehen oder ihre Kinder umarmen konnte, ohne dass es unerträglich wehtat.

Sieben Monate dauerte dieser Zustand, dann suchte sie eine Notfallambulanz auf, um die Meinung eines anderen Arztes einzuholen. Dieser Arzt beriet sich mit Anne Frahms Hausarzt, die beiden fragten sich, ob sie sich die Schmerzen nicht vielleicht bloß einbildete. Sie erhielt eine muskelentspannende Injektion und ein Rezept für Valium und wurde nach Hause geschickt.

Wegen der anhaltenden Schmerzen verlangte sie von ihrem Arzt eine gezielte Hilfe. Man schickte sie zur Computertomographie. Ein junger Arzt suchte sie in ihrem Zimmer auf und überbrachte den Befund: Brustkrebs, der so weit fortgeschritten war, dass die Brust am nächsten Tag operativ entfernt werden sollte! Als sie fragte, wie ihre Aussichten seien, erhielt sie die Antwort: »Ich kann Ihnen nicht verhehlen, dass die meisten Menschen, die Krebs in diesem Stadium haben, innerhalb von zwei Jahren sterben.«

Anne war nicht nur über die Diagnose Brustkrebs schockiert, sondern auch darüber, dass sie ein paar Monate vor dem Einsetzen der Schmerzen bei ihren Selbstuntersuchungen einen kleinen Knoten in ihrer Brust entdeckt hatte. Ihre Großmutter war an Brustkrebs gestorben, ihrer Mutter hatte man wegen gefährlicher Zysten beide Brüste entfernen müssen, daher verlor Anne keine Zeit und ging sofort zur Mammographie. Man sagte ihr, sie hätte tatsächlich zwei kleine Knoten, doch die seien gutartig. Eine zusätzliche Ultraschall-Untersuchung bestätigte, dass es sich um gutartige Knoten handelte. Der Arzt stellte fest: »Nein, es ist kein Krebs.«

Doch es war Krebs, und er hatte sich bereits ausgebreitet, auf Schädel, Schultern, Rippen, Becken und entlang der Wirbelsäule wurden Metastasen festgestellt.

Man entfernte die Brust und einen darunterliegenden Tumor von der Größe der gesamten Brust. In den nächsten eineinhalb Jahre hatte sie verschiedene Therapien, hochdosierte Chemotherapie und Strahlentherapie auszuhalten. Sie verlor die Haare, bekam eine schwere Lungenentzündung, auf ihrer Haut erschienen von Kopf bis Fuß juckende, rote Flecken.

Nach all den Schmerzen und dem Leid, das sie durch den Krebs, die Chemotherapie und die Strahlentherapie zu erdulden hatte, sagte man ihr schließlich, der Krebs schreite stetig fort, ihr Zustand werde immer schlimmer. Die letzte Hoffnung biete eine Knochenmarkstransplantation. Ich möchte Ihnen lieber nicht schildern, wie schrecklich eine solche Transplantation ist.

Einige Monate danach wurde an der Zahl der weißen Blutzellen deutlich, dass das Knochenmark immer noch viele Krebszellen enthielt. Eine weitere Chemotherapie kam nicht in Frage, sie wäre sofort daran gestorben.

Als sie sich nach einem neuen, noch im Versuchsstadium befindlichen Medikament erkundigte, das das Wachstum der weißen Blutzellen stimulieren sollte und an einigen Patienten getestet wurde, erhielt sie die unsägliche Antwort, von diesem Medikament gebe es nur eine begrenzte Menge, es müsse daher Patienten mit besseren Überlebenschancen vorbehalten bleiben. Leider! Mit Bedauern schickte man sie nach Hause zum Sterben.

Man kann Annes Schilderungen über herzzerreißende Szenen mit ihrem Mann und den Kindern nicht lesen, ohne zu weinen.

Aber für Anne Frahm gab es kein »Aufgeben«. Sie liebte ihre Familie und ihr Leben und war noch nicht bereit, abzutreten. Als allerletzten Versuch bat sie einen Ernährungsfachmann um Hilfe. Sie ließ sich beraten, Bücher empfehlen, wurde auf eine sehr strenge, entgiftende Diät gesetzt und verlor niemals ihre positive Einstellung. Bald wusste sie, dass sie gewinnen würde.

Nur fünf Wochen später war in ihrem Körper nicht mehr die kleinste Spur von Krebszellen zu finden – der erstaunlichste Fall von Selbstheilung, der mir je untergekommen ist. Der Krebs war weg! Ihr Arzt war wie vor den Kopf gestoßen, er sagte: »Als Sie nach der Transplantation mit Krebszellen im Blut nach Hause kamen, war ich zutiefst überzeugt, dass es nun aus wäre!«

Als sich Annes wunderbare Heilung herumsprach und immer mehr Ärzte und Laien ihre Geschichte hören wollten, entschloss sie sich, ein Buch darüber zu schreiben. Es trägt den Titel *A Cancer Battle Plan* und erschien 1993.

Bevor ich noch von Anne oder ihrem Buch hörte, schrieb sie mir einen Brief und schickte ein Foto von sich selbst mit. Ich sah ihr lächelndes Gesicht, ihre volle schwarze Haarmähne und das Bild erfüllte mich mit ebensolcher Freude wie dieser Brief:

»Lieber Harvey!

Danke! Danke! Danke! Sie haben geholfen, das Leben einer 46-jährigen Ehefrau und Mutter zu retten – nämlich meines! Vor zehn Jahren sollte ich an Krebs sterben. Nach eineinhalb Jahren Chemotherapie, Strahlentherapie, Operationen und sogar Knochenmarkstransplantation gab es keine Hilfe mehr, man schickte mich zum Sterben nach Hause. Ich konsultierte noch einen Ernährungsfachmann. *Fünf Wochen* später, bei der nächsten Kontrolluntersuchung, fand man *keine Spur* mehr von Krebs in meinem Körper!! Ich bin seit zehn Jahren ohne Krebs und *gesund!*

Eines der ersten Bücher, das mir während der Ernährungsberatung empfohlen wurde, war »Fit fürs Leben«. Ihre einfache, leicht verständliche Darstellung verhalf mir und meinem Mann zu einem grundlegenden Verständnis, mit dessen Hilfe ich den Krebs überwinden konnte. *Danke*, dass Sie allen Widerständen zum Trotz Ihren Standpunkt vertreten und die Wahrheit publik gemacht haben!!

Ihr größter Fan
Anne Frahm

Um den Krebs in diesem fortgeschrittenen Stadium niederzuringen, entgiftete Anne ihren Körper mit diätetischen Maßnahmen (Prinzip 1 des CARE-Programms); sie nahm keinerlei tierische Produkte mehr zu sich (Variation von Prinzip 2); mental stellte sie sich ganz auf positives Denken ein und betete (Prinzip 3). Die Wirkung sollte jedem, der verhindern möchte, dass Zellen in seinem Körper unkontrolliert zu wachsen beginnen, klar sein. Wenn diese Frau, die an der Schwelle des Todes stand und keine Überlebenschance mehr zu haben schien, mit Informationen wie diesen den Krebs aus ihrem Körper verbannen konnte, begreifen Sie sicher, welche Möglichkeiten Sie selbst haben. Ich hoffe, Sie sind sich dessen bewusst. Wenn eine Rückbildung von Krebs möglich ist, muss doch auch Vorbeugung möglich sein. Sie *können* sich dynamischer Gesundheit erfreuen!

Da es in diesem Buch in erster Linie um Vorbeugung geht, werde ich oft gefragt, ob auch bereits in Erscheinung getretene Krankheiten durch die Prinzipien des CARE-Programmes geheilt werden können. Am liebsten würde ich laut *Ja!* sagen. Aber das darf ich nicht, und ich muss Ihnen erklären, warum nicht. Es gibt strenge Gesetze für alle, die Aussagen über die Wirkung eines bestimmten Gesundheitsprogrammes treffen, ohne eine ärztliche Ausbildung zu besitzen. Tatsache ist, dass ich und auch jeder andere, der in der Gesundheitsbewegung aktiv, aber kein Arzt ist, sein Wissen sehr behutsam weitergeben muss, um sich nicht der Quacksalberei schuldig zu machen. Ich habe Anne Frahms Brief in voller Länge in dieses Buch aufgenommen, weil sie darin erzählt, wie sie von einer so weit fortgeschrittenen Krebserkrankung geheilt wurde, und kein Gesetz verbietet, dass jemand über seine eigenen Erfahrungen spricht. Sie müssen also bedenken, dass ich alles, was ich hier sage, sehr vorsichtig formulieren muss, um nicht in Schwierigkeiten zu geraten.

Sie kennen das bereits: Die einzigen Gewissheiten im Leben sind Steuern und der Tod. Über alles andere lässt sich streiten. In Wahrheit kann keiner, ob Arzt oder nicht Arzt, mit Sicherheit sagen, was geschehen oder nicht geschehen wird, wenn es um die Gesundheit und die Selbstheilungskräfte des menschlichen Körpers geht. Es sind einfach zu viele bekannte und unbekannte variable Größen daran beteiligt, um definitive Vorhersagen zu treffen. Aber so viel steht fest: Sie können auf jedem Weg umkehren und in eine andere Richtung fahren. Ich meine damit, dass jede Krankheit, die noch keine irreparablen Schäden hinterlassen hat, geheilt werden kann. Wie das zu erreichen ist, bleibt offen.

Ich kann nicht sagen, dass die Informationen in diesem Buch Ihre Krankheiten heilen werden … aber es gibt einen Weg, das herauszufinden. Wenn das Gelesene Sie wirklich anspricht und Ihnen der gesunde Menschenverstand meldet, dass es logisch und plausibel erscheint, dann versuchen Sie es und stellen Sie fest, ob dieser Weg für Sie der richtige ist. Was Sie auch tun, hören Sie niemals auf, an die einzigartige Intelligenz zu glauben, die in jeder Zelle Ihres Körpers wohnt. Wir alle haben jedenfalls von »wunderbaren« Heilungen gehört.

Nun möchte ich Sie etwas fragen, was Sie sich eigentlich selbst fragen sollten. Wollen Sie die Bestrebungen Ihres Körpers für bestmögliche Gesundheit unterstützen? Sie wissen, dass Ihr Körper unter Führung des Gehirns unermüdlich für Sie arbeitet, damit Sie gesund bleiben. Sind Sie bereit, auch etwas beizutragen? Oder gehören Sie zu jenen, die nur vergnügt ihrer Wege gehen wollen und alles dem Schicksal überlassen? Wenn Sie sehen, wie einfach die drei CARE-Prinzipien sind, wie viel Sinn sie machen, wie leicht sie sich in den Alltag integrieren lassen, werden Sie wahrscheinlich den Wunsch haben, sie zumindest auszuprobieren. Also … lesen Sie die nächste Seite, und ich zeige Ihnen, wie es geht.

Das 1. Prinzip:
periodische Monodiäten

Die drei CARE-Prinzipien ergänzen sich und sind jedes für sich wichtig, alle drei helfen Ihnen bei Ihren Bemühungen, ohne Schmerzen und Krankheit zu leben. Aber das erste Prinzip, nämlich periodische Monodiäten, wird, wenn Sie es richtig machen, mehr zur Reinigung und Stärkung Ihres Lymphsystems beitragen als jede andere Maßnahme, die Sie neben dem Fasten* noch ergreifen können.

Für die Wiederherstellung meiner eigenen Gesundheit und mein anhaltendes Wohlbefinden sind mehr als alles andere periodische Monodiäten verantwortlich, daran besteht für mich kein Zweifel. Ich profitiere seit 30 Jahren von dieser Erkenntnis und ernte immer noch die Früchte dieser Praxis, denn ich konnte mir meinen guten Gesundheitszustand erhalten. Das Beste an diesen periodischen Monodiäten liegt in ihrer Einfachheit. Jeder kann diese Methode nützen und damit sofort etwas für seine Gesundheit tun. Sie ist der Schlüssel zur Prävention von Krankheiten und zur Erlangung dynamischer Gesundheit.

---

* Das Thema Fasten ist viel zu komplex und verdient viel eingehender behandelt zu werden, als es hier möglich ist. Nur so viel, es gibt keine gesundheitliche Maßnahme, die gründlicher, wirkungsvoller und wohltuender ist als richtig durchgeführtes Fasten, aber auch keine andere Möglichkeit der Heilung, die mehr vernachlässigt, missverstanden oder zu Unrecht diffamiert wird. Wer Fasten und Hungern für dasselbe hält, hat keine Ahnung von der Physiologie des menschlichen Körpers. Es ist, als wollte man Schwimmen mit Ertrinken gleichsetzen.

Was bedeuten periodische Monodiäten?

Diese Art des Fasten besteht darin, dass man, über einen gewissen Zeitraum – einen Tag oder mehrere Wochen lang – nur frisches, rohes Obst und/oder Gemüse sowie Säfte daraus zu sich nimmt. Bevor ich die Logik und die zu erwartenden Ergebnisse der Monodiäten näher erläutere, möchte ich Ihnen drei Beispiele für mögliche Monodiäten geben:

1. 1 bis 3 Tage nur frische Obst- und Gemüsesäfte trinken.
2. 3 bis 5 Tage nur frische Obst- und Gemüsesäfte trinken und Früchte und Gemüse verzehren.
3. 1 Tag bis 1 Woche oder 10 Tage lang nur frische Obst- und Gemüsesäfte trinken und nur frisches Obst, Gemüse und Salate verzehren.

Mit anderen Worten, bei periodischen Monodiäten kombiniert man rohe, frische Nahrungsmittel und Säfte über einen beliebigen Zeitraum.

Dass während einer Monodiät alle Nahrungsmittel natürlich und vollwertig sein müssen, ist letztlich entscheidend für die Reinigung des Lymphsystems.

Zweck der Monodiäten

Mit den Monodiäten bezwecken wir zweierlei. Erstens soll für die Verdauung möglichst wenig Energie in Anspruch genommen werden, damit sie für die Reinigung und Verjüngung des Lymphsystems zur Verfügung steht. Zweitens wollen wir ein Maximum an Nährwert und Nährstoffen aus der Nahrung beziehen. Rohkost entspricht diesen Anforderungen besser als gegarte oder bearbeitete Nahrungsmittel. Rohkost ist leichter verdaulich und liefert reichlich Nährstoffe, weil sie ursprünglich und natürlich ist. *Jeder* Garprozess bewirkt, dass wertvolle

Inhaltsstoffe verloren gehen. Denken Sie daran, dass nur der Mensch gegarte Nahrungsmittel zu sich nimmt und dass er unter den meisten degenerativen Erkrankungen zu leiden hat. Unser überlegener Verstand hat uns im Stich gelassen, als er aufs Kochen der Nahrung verfallen ist.

Idealerweise sollten periodische Monodiäten nicht nur in Krisenzeiten durchgeführt werden, um eine geschwollene Lymphdrüse oder einen bereits vorhandenen Krebs zu heilen, obwohl sie sich in beiden Fällen schon als hilfreich erwiesen haben. Den größten Nutzen ziehen aus Monodiäten, wenn man sie regelmäßig durchführt und als Methode der Langzeit-Vorbeugung für langfristige Gesundheit betrachtet. Doch es hängt ganz von Ihnen ab, wie oft Sie sich dieser Methode bedienen; es gibt zahlreiche Möglichkeiten und keine genauen Vorschriften. Manche Menschen legen einmal in der Woche einen Saft- oder Obsttag ein. Andere essen an einem Tag der Woche nur Rohkost. Manche entscheiden sich für drei Tage Rohkost einmal im Monat. Der Autor Dr. Gabriel Cousens schlägt vor, alle sechs Monate eine Woche lang nur frische Säfte zu trinken. Dr. Paul Yanick stellt fest: »Kurze Monodiäten gönnen dem strapazierten Verdauungsapparat eine Ruhepause. Ich setze Monodiäten mit großem Erfolg bei Allergikern ein, die während der Diät keinerlei allergische Symptome aufweisen. Die reinigende Wirkung und das Eliminieren potenzieller Allergene gibt dem Immunsystem eine Chance, sich zu revitalisieren.«

Natürlich sind Monodiäten dazu da, dass sie auch angewendet werden! Sie können die nächste Monodiät von langer Hand planen und in Ihren Kalender eintragen, wenn das für Ihre Selbstdisziplin günstig ist, aber auch am Morgen aufwachen und beschließen, einen oder drei oder fünf Tage oder eine Woche lang diese Kostform zu praktizieren. Mit Monodiäten sind Sie ganz flexibel; erst wenn Sie sich mit ihnen leichter tun, können Sie sich strengeren Regeln unterwerfen.

Wenn ich diesen Punkt betone, so hat das damit zu tun, dass die Menschen, wenn es um das Thema Essen geht, sofort Ausschau nach strengen Regeln halten, gewissermaßen als Strafe für Ernährungssünden. Ich möchte Sie jedoch anhalten, die Dinge von einem anderen Standpunkt aus zu betrachten. Sehen Sie die periodischen Monodiäten einfach als dynamischen Teil Ihrer Lebensgewohnheiten an, der Ihnen dynamische Gesundheit auf Dauer ermöglicht.

Durch periodische Monodiäten wird auch das Essen selbst ein viel befreienderer Vorgang. Einer der erfreulichsten Vorteile der Monodiäten ist, neben der Krankheitsvorbeugung, ein unglaubliches Mehr an Energie und Wohlbefinden. Sie werden sich wie neu geboren fühlen, das gilt für jeden Aspekt Ihres Lebens. Wer erst einmal seine Erfahrungen mit Monodiäten gemacht hat, wird nie mehr damit aufhören. Auch wenn Sie nur drei Tage im Jahr dafür übrig haben, vergessen Sie dieses Erlebnis nicht. Sie freuen sich schon auf das nächste Mal, denn periodische Monodiäten sind keine Strafe, sondern ein Genuss!

In diesem Buch habe ich immer wieder darauf hingewiesen, dass Heilung in unserem Gesundheitssystem ausschließlich als Genesung von Krankheit verstanden wird. Verhindern lassen sich Krankheiten aber nur durch Maßnahmen, die man trifft, *bevor* eine Behandlung nötig wird. Periodische Monodiäten sind der Eckpfeiler der Prävention und deshalb auch der dynamischen Gesundheit.

Auf meinem langen Weg zur Gesundung haben sich die Monodiäten als unverzichtbar erwiesen. Sie gaben mir zu einer Zeit, als ich mich schrecklich fühlte, einen ersten Hoffnungsschimmer. Nachdem ich mit ein-, zwei- und dreitägigen Monodiäten begonnen hatte, verlängerte ich sie mit der Zeit auf zehn Tage bis zwei Wochen zwei- oder dreimal im Jahr. Meine gesundheitlichen Probleme gingen zurück, und ich bin überzeugt davon, dass die periodischen Monodiäten der Hauptgrund für meine Heilung waren. Sie sind bis heute das wichtigste Werkzeug zur Erhaltung meiner Gesundheit geblieben.

Der Sinn, der hinter den Monodiäten steckt, könnte nicht einfacher sein. Die Botschaft dieses Buches besteht darin, dass

Sie Ihre Gesundheit selbst in die Hand nehmen können, wenn Sie Ihren Körper von Schlacken- und Giftstoffen befreien. Und das erreichen Sie mit CARE. Die periodischen Monodiäten wirken nachhaltig. Sie erleichtern die Reinigung des Systems und lassen die Energie dramatisch ansteigen. Seien wir ehrlich – Energie ist alles. Ohne Energie geht gar nichts. Ein Auto ohne Treibstoff kommt nirgendwohin; ebenso wenig ein Körper ohne Energie.

Die Befreiung des Verdauungssystems

Man kann nicht über Energie und Leistungsfähigkeit sprechen, ohne auf die Verdauung einzugehen. Wenn man sich die Aktivitäten des Verdauungsapparates vor Augen hält, wundert man sich nicht, dass dazu eine so große Menge Energie erforderlich ist. Der Verdauungsprozess reicht von der Nahrungsaufnahme und -verarbeitung, der Nährstoffaufnahme, dem Nährstofftransport in die Zellen, der Ausscheidung der Abfallstoffe über das Zusammenspiel der Organe – des Magens, Darms, der Bauchspeicheldrüse, der Leber und der Nieren – bis zu den Stoffwechselvorgängen, bei denen die Nahrung zum Aufbau von Blut, Muskeln und Knochen genutzt wird.

Es gibt kaum eine Aktivität, die so viel Energie erfordert wie die Verdauung. Den Beweis dafür bekommen Sie alltäglich. Wonach sehnen Sie sich, wenn Sie eine üppige Mahlzeit mit verschiedensten Nahrungsmitteln genossen haben? Nach einer Bergtour oder einem Nickerchen auf dem Sofa? Wenn man weiß, wie extrem wichtig Energie für den Reinigungsprozess ist, was liegt dann näher, als ein wenig von der vielen Energie, die der Verdauungsvorgang erfordert, abzuzweigen?

Es gibt zwei Möglichkeiten, Energien vom Verdauungsvorgang auf andere Bereiche umzuleiten. Die erste Methode ist die Trennkost, die ich in meinen vorangegangenen Büchern vorgestellt habe.

Lassen Sie mich noch kurz auf die Grundregeln richtiger

Trennkost eingehen. Die zwei wichtigsten Nahrungsmittel-gruppen sind Eiweiß (Fleisch, Geflügel, Eier, Fisch, Milchprodukte) und Stärke (Kartoffeln, Reis, Brot und Teigwaren). Sowohl Eiweiß als auch Stärke sind hochkonzentrierte Nahrungsmittel, die unter großem Energieaufwand verdaut werden. Obst und Gemüse sind keine konzentrierten Nahrungsmittel und verlangen weit weniger Energie für ihre Verdauung.

Ein eiweißbetontes Nahrungsmittel braucht im Magen ein saures Milieu für seine Verdauung. Stärkebetonte Nahrungsmittel benötigen alkalische Verdauungssäfte. Erinnern Sie sich noch an den Chemie-Unterricht? Wissen Sie noch, was passiert, wenn Säuren und Basen zusammentreffen? Sie neutralisieren sich gegenseitig. Wenn Sie nun etwa Fleisch und Kartoffeln, Fisch und Reis, Huhn und Nudeln zusammen bei einer Mahlzeit essen, jeweils eine Kombination aus Eiweiß und Stärke, werden die Verdauungssäfte neutralisiert und der Verdauungsprozess zieht sich unnötig in die Länge.

Haben Sie manchmal Magenschmerzen? Einen übersäuerten Magen oder saures Aufstoßen? Sodbrennen oder Blähungen? Oder vielleicht dieses drückende Völlegefühl nach dem Essen? Alle diese Beschwerden haben damit zu tun, dass die Nahrung im Magen nicht effizient verdaut wird. Weil die Nahrung zu lange im Magen bleibt, fängt sie an, das beschriebene Unwohlsein auszulösen. Die größten Verkaufsschlager unter den rezeptpflichtigen Medikamenten sind Tagamet und Zantac (bzw. Zantic). Beide helfen bei Magenbeschwerden. Was denken Sie, warum immer mehr Menschen Jahr für Jahr viele Milliarden Euro in frei verkäufliche Medikamente gegen Verdauungsbeschwerden investieren? Weil der Verdauungsprozess durch die Kombination von Eiweiß und Stärke bei einer Mahlzeit beeinträchtigt wird.

Die Lösung könnte nicht einfacher sein. Wenn Sie Eiweiß essen möchten, kombinieren Sie es mit Gemüse und Salaten, nicht mit Stärke. Wenn Sie Stärke essen möchten, kombinieren Sie diese ebenfalls mit Gemüse und Salat, aber nicht mit Eiweiß. Das ist alles.

Viele Tausende Menschen haben mir inzwischen mitgeteilt, sie seien jahrelang von allen möglichen Verdauungsbeschwerden geplagt gewesen, bis sie gelernt hätten, Eiweiß und Stärke zu trennen. Und nun haben sie überhaupt keine Beschwerden mehr, ganz ohne Medikamente! Ich bin selbst ein Betroffener. Je reibungsloser der Verdauungsprozess abläuft, desto weniger Beschwerden und Unbehagen verursacht er. So einfach ist das.

»Trennkost ist ein Muss für Kranke«, sagt Dr. Paul Yanick. »Ich spreche mich für die Trennkost aus, um sicherzustellen, dass die Menschen reichlich Nährstoffe aufnehmen. Sie können damit auch die negativen Auswirkungen einer gestörten Verdauung vermeiden, die so vielen Kranken zu schaffen macht. Trennkost belastet den ohnehin bereits überforderten Verdauungsapparat nicht übermäßig und ermöglicht die reibungslose Ausscheidung von Giftstoffen und unverdauten Nahrungsbestandteilen aus dem Darm.«

Brauchen Sie einen sicheren Beweis für diese These? Probieren Sie einfach aus, bei Ihren Mahlzeiten Eiweiß und Stärke in der beschriebenen Weise zu trennen; nach einer Woche oder früher werden Sie es am eigenen Leib spüren. Werden Sie einer von Millionen Menschen, die entdeckt haben, wie gut man sich nach einer Mahlzeit fühlen kann, wenn sie richtig zusammengestellt wurde. Informationen zur Trennkost finden Sie in vielen Büchern, aber auch in »Fit fürs Leben«.

Die zweite Methode, jede Menge Energie einzusparen, besteht darin, den Verdauungstrakt zu entlasten. Energie, die normalerweise für die Verdauung aufgewendet wird, wird dann frei und kann auf die Selbstreinigung des Körpers von Abfallstoffen verwendet werden. Der Organismus setzt immer Prioritäten; Schlacken und Abfallstoffe zu entfernen, die das reibungslose Funktionieren des Systems stören, steht ganz oben auf der Liste. Lymphknoten werden gar nicht anschwellen, wenn im Körper nur ein Minimum an Schlackenstoffen vorhanden ist.

Da periodische Monodiäten dem Verdauungsapparat eine

Erholungspause gönnen, sind sie vermutlich eine besonders wirkungsvolle Methode, Krankheiten zu verhindern. Mir ist klar, wie provokant und anmaßend diese Aussage erscheinen mag. Und viele Menschen fragen zu Recht nach Beweisen. Obgleich der wichtigste Beweis immer in der Anwendung liegt, möchte ich dennoch zwei Beispiele anbieten, einen wissenschaftlichen und einen empirischen Nachweis.

Roy Walford ist Arzt. Seit 1966 wirkt er als Professor an der University of California in Los Angeles (UCLA), und er ist einer der bedeutendsten Gerontologen der Welt. Walford leitet das 16-köpfige Forschungsteam der UCLA, das sich mit Fragen der Immunologie und des Alterungsprozesses befasst. Er war Mitglied der White House Conference on Aging und des Committee on Aging der amerikanischen Academy of Science sowie Vorsitzender der Arbeitsgruppe Immunologie des National Institute on Aging. Der renommierte Wissenschaftler hat fünf Bücher über Immunologie und Alter geschrieben und gilt auf seinem Gebiet weltweit als Kapazität.

Dr. Walford hat zahlreiche Langzeitversuche über das Altern durchgeführt. Auf diese Experimente gründet sich seine Überzeugung, dass er bei bester Gesundheit etwa 120 Jahre alt werden wird – seiner Meinung nach jenes Lebensalter, das für uns alle erreichbar wäre. Natürlich konzentrieren sich seine Experimente nicht auf periodische Monodiäten, dieser Ausdruck stammt von mir. Aber mit Hilfe dieser Experimente konnte er die langfristigen Auswirkungen einer Entlastung des Verdauungstraktes auf Gesundheit und Langlebigkeit erkunden. Dr. Walfords Erkenntnisse stimmen voll mit meiner Behauptung überein, dass man umso gesünder ist und umso länger lebt, je weniger der Verdauungsapparat zu leisten hat.

Seine Experimente mit Mäusen haben Dr. Walford weltweit berühmt gemacht. Während die normale Lebenserwartung einer Maus etwa zwei Jahre beträgt, leben Dr. Walfords Mäuse alle mindestens doppelt so lang. Könnten wir Menschen das erreichen, würden wir mehr als 150 Jahre alt. Aber es kommt noch besser. Seine Mäuse leben nicht nur doppelt so lang, sie entwickeln auch noch deutlich weniger oft Herz-Kreislauf-Erkrankungen und Krebs. Die kleine Zahl von Tieren aber wird wesentlich später krank als »normale« Mäuse. Und wie hat er dieses ungewöhnliche Ergebnis erzielt? Er lässt seine Mäuse einfach zwei Tage in der Woche fasten. Das ist alles. Keine Medikamente, Pillen oder Zaubertränke, keine Injektionen oder Wundermittel. Völlige Ruhe für den Verdauungsapparat der Mäuse an zwei Tagen in der Woche *verdoppelt* deren Lebenserwartung und verringert die Krankheitsanfälligkeit. Die Mäuse mit der doppelt so hohen Lebenserwartung weisen weniger Erkrankungen auf. Das, Leute, ist wirklich eindrucksvoll. Dr. Walford ist selbst über siebzig, und er fastet jede Woche zwei Tage.[216]

Die Experimente von Dr. Walford belegen, was Anhänger der natürlichen Gesundheitslehre schon seit langem wissen: dass der Konsum von Nahrungsmitteln, ihre Verwertung und die Ausscheidung der Schlacken dem Körper im Lauf eines Lebens mehr Energie abverlangen als jede andere Aktivität. Ein kleiner Teil dieser Energie soll nun in die Selbstreinigung umgeleitet werden, die letztlich zu dynamischer Gesundheit führt. Das aber gelingt bestens mit Hilfe der periodischen Monodiäten.

Das Prinzip, den Verdauungstrakt vorübergehend ruhig zu stellen, damit Energie für den Heilungsprozess frei wird, ist in der Natur sehr häufig. Wer längere Zeit auf einem Bauernhof gelebt oder mit Tieren gearbeitet hat, konnte das sicher schon häufiger beobachten. Ein Pferd, das lahmt, verweigert die Nahrungsaufnahme, wie man so schön sagt. Jeder Bauer weiß, dass eine Kuh, ein Pferd, ein Schwein oder ein Schaf nicht ganz gesund sein kann, wenn sie nicht fressen wollen oder deutlich weniger Futter zu sich nehmen als normal. Sie reduzieren *instinktiv* die Nahrungsaufnahme, damit ihr Körper mehr Energie auf die Behebung des Problems verwenden kann. Jeder Haustierbesitzer weiß, dass ein kranker oder verletzter Hund oder eine Katze manchmal gar nichts oder kaum etwas frisst. Auch nicht, wenn die besorgten Besitzer mit den verlockendsten Leckerbissen kommen. Sie ziehen sich an ein stilles Plätzchen zurück und ruhen, bis der Körper den Heilungsprozess abgeschlossen hat.

Ähnliche Reaktionen beobachtet man bei Kindern. Wenn sie krank sind, sind sie appetitlos und weigern sich zu essen. Die Eltern versuchen dann oft, sie mit Sätzen wie »einen Bissen für Mama« oder »der Arzt sagt, du wirst nur gesund, wenn du isst« zum Essen zu bewegen. Da sie aber noch nicht ganz darauf programmiert sind zu glauben, kranke Kinder müssten essen, folgen sie nur ihrem Instinkt und verweigern die Nahrungsaufnahme.

Wahrscheinlich haben Sie auch an sich selbst schon beobachtet, dass Sie gar keinen Appetit haben, wenn Sie sich nicht wohl fühlen. Wie Sie sich sicher erinnern, habe ich bereits bei der Beschreibung der sieben Stadien einer Krankheit erwähnt, dass Appetitverlust vermutlich das wichtigste Anzeichen dafür ist, dass der Körper versucht, sich zu reinigen und wieder gesund zu werden. Appetitmangel ist die natürliche Reaktion des Organismus, der Energie von der Verdauung in andere Prozesse umleiten muss. Obwohl Monodiäten eine feine Sache sind, um im Krankheitsfall das Gesundwerden zu beschleunigen, das Wohlbefinden rascher wiederherzustellen, so sollten sie doch primär und vor allem in die ganz normalen Lebensgewohnheiten integriert werden – als Mittel zur Verhinderung von Krankheit. So kommen wir schließlich dazu, uns statt auf Krankheit auf unsere Gesundheit und unser Wohlbefinden zu konzentrieren.

Planung einer Monodiät

Ich möchte Ihnen nicht empfehlen, Monodiäten nur als Notfallmaßnahme einzusetzen (etwa so wie ein Medikament), nämlich dann, wenn sich bereits die negativen Auswirkungen einer dauernden Vernachlässigung des Körpers zeigen. Sie sollten vielmehr Bestandteil Ihrer Lebensgewohnheiten im Alltag werden. Könnten Sie sich ernsthaft vorstellen, Ihr Haus nicht regelmäßig zu putzen? Kämen Sie auf die Idee, den nächsten Ölwechsel bei Ihrem Auto einfach ausfallen zu lassen? Dann sollte es für Sie auch keine Frage sein, ob Sie die regelmäßigen Monodiäten in Ihre Planung einbeziehen, um Ihren Körper auch von innen zu reinigen; denn ein innerlich sauberer Körpers ist für Sie noch viel wichtiger als ein sauberes Haus oder Auto. Denn diese innere Reinheit ist es, die Ihnen ein gesundes Leben ohne Schmerzen, gesundheitliche Probleme und Krankheit bescheren kann.

Wie finden Sie nun die Monodiät, die für Sie am besten geeignet ist? Am besten probieren Sie es einfach mal aus. Auch kurze Monodiäten sind wohltuend, doch erst bei einer mindestens drei Tage dauernden Diätfolge lässt sich die Wirkung dieser Methode richtig einschätzen. Immerhin, auch eine Monodiät für einen Tag ist ein Anfang und gibt Ihnen eine Ahnung, was Sie von künftigen Monodiäten zu erwarten haben. Mit etwas Übung werden Sie rasch herausfinden, wie Sie die Monodiäten am besten in Ihren Alltag und Ihre Lebensgewohnheiten einbauen. Wer gerne streng nach Plan lebt und jederzeit ganz genau wissen möchte, was wann auf dem Programm steht, wird seine Monodiäten ebenso vorausplanen wie andere wichtige Ereignisse. Wer lieber spontane Entschlüsse fasst, wird eines Morgens erwachen und beschließen: »Jetzt ernähre ich mich drei Tage lang von Obst und Säften«. Wie Sie sich auch entscheiden, das eine ist so gut wie das andere.

Die folgenden drei Monodiäten – erstens: ein Safttag; zweitens: drei Tage Säfte, Obst und Smoothies; drittens: eine Woche Rohkost – sind nur Beispiele und nicht etwa Vorschrift. Halten Sie sich genau daran, oder ändern Sie sie nach Ihren persönlichen Wünschen ab. Das einzige unumstößliche Gebot lautet: Rohkost, also nichts essen, was vorher gegart worden ist.

Ein Safttag

Nehmen Sie über einen ganzen Tag verteilt ausschließlich Säfte zu sich, entweder Frucht- oder Gemüsesäfte oder auch beides gemischt. Nach meiner Erfahrung eignen sich Fruchtsäfte am besten für die erste Tageshälfte, Gemüsesäfte für die zweite, und am Abend sind wiederum Fruchtsäfte günstig. Aber Sie haben die Wahl. sich Ihre Säfte nach Wunsch zusammenzustellen. Sie können auch nur Fruchtsäfte oder nur Gemüsesäfte oder, über den ganzen Tag verteilt, abwechselnd Frucht- und Gemüsesäfte trinken. Solange Sie nur Säfte zu sich nehmen, spielt es keine Rolle, welche Sie trinken und wann. Am besten schlürfen Sie alle zwei Stunden genüsslich 300 bis 400 Milliliter. Auch das ist aber nur ein Richtwert; richten Sie sich einfach nach Ihren ganz persönlichen Bedürfnissen und Wünschen.

Wichtig ist, dass Sie 24 Stunden lang nur frische Säfte zu sich nehmen. Viele Bücher zum Thema Säfte bieten eine erstaunliche Vielfalt an Rezepten, sowohl für Obst- als auch für Gemüsesäfte. Probieren Sie verschiedene Mischungen aus. Säfte zuzubereiten, macht Spaß, und sie schmecken köstlich. Eines meiner Lieblingsrezepte ist Apfel-Sellerie-Saft. Sie meinen, das könne doch nicht schmecken? Nun, Sie werden überrascht sein. Diese Mischung ist einer der erfrischendsten und inhaltsreichsten Rohkostsäfte, die ich kenne. Machen Sie einen Versuch. Sie werden genauso begeistert sein wie viele Leute, die ich vor Ihnen auf diese Idee gebracht habe.

Wer mein erstes *Fit for Life*-Buch gelesen hat, wird nun vielleicht stutzen: »Solltes es nicht streng verboten sein, Obst mit anderen Nahrungsmitteln zu mischen?« Stimmt, aber wie bei so vielen Dingen im Leben gibt es auch hier Ausnahmen. Da Sellerie viel Wasser und keine komplexen Kohlenhydrate, Proteine oder Fette enthält, kann er bedenkenlos mit Obst kombiniert werden. Aber Vorsicht: Selleriesaft ist sehr intensiv im Geschmack; beim Mischen mit Apfelsaft sollten Sie etwa drei Viertel Apfelsaft auf ein Viertel Selleriesaft nehmen.

Drei Tage Saft, Obst und Smoothies

Bei dieser Monodiät nehmen Sie den ganzen Tag über frische Säfte und Smoothies, aber auch etwas Obst und Trockenfrüchte zu sich. Sie können alles frische Obst essen, das Sie mögen, dazu getrocknete Früchte wie Datteln, Feigen oder Rosinen, wenn sie natürlich getrocknet und ungeschwefelt sind. Trockenobst ist sehr nahrhaft, Sie sollten also eine gewisse Zurückhaltung üben.

Smoothies sind ganz leicht zu mixen. Geben Sie entweder Apfel- oder Orangensaft (frischen natürlich) in einen Mixer, dazu eine tiefgefrorene Banane und andere Obstsorten nach Geschmack – und fertig ist ein fabelhafter, kühler Drink. Sie können auch tiefgekühlte Heidelbeeren, Erdbeeren, Pfirsiche oder andere Obstsorten zum Saft und der tiefgefrorenen Banane geben. Viel Spaß beim Mixen! Es gibt unendlich viele Kombinationen, und sie schmecken alle vorzüglich. (Bananen frieren Sie am besten ohne Schale in einem gut schließenden Kunststoffbehälter ein.)

Eine Woche Rohkost

Essen Sie eine Woche lang nur rohe, ungegarte Nahrungsmittel, das können sämtliche Obst- und Gemüsesorten, die Säfte daraus und Salate sein. Nehmen Sie so viele Säfte und Früchte und Gemüse zu sich, wie Sie wollen, und essen Sie abends eine große Portion gemischten Salat mit einer Marinade aus Olivenöl (von dem man annimmt, dass es das Krebsrisiko signifikant herabsetzt[217]), Zitronensaft und Ihren Lieblingskräutern und -gewürzen. Sie können auch andere Marinaden verwenden, aber möglichst ohne chemische Konservierungsmittel und andere Zusätze. Nach dem Salat sollten Sie allerdings drei Stunden lang weder Obst essen noch Fruchtsäfte trinken.

Die im Kapitel *Was sind periodische Monodiäten?* genannten drei Beispiele sind nur Vorschläge. Sie können jede dieser Diäten beliebig lange durchführen. Die erste lässt sich auf mehrere Tage oder sogar eine Woche ausdehnen, ebenso die zweite. Die dritte Diät kann auch auf einen oder auf drei Tage beschränkt werden. Vielleicht machen Sie auch einen Tag Diät 1, einen Tag Diät 2 und einen Tag Diät 3. Jede beliebige Kombination und Dauer ist bei Monodiäten zulässig, solange Obst und Gemüse ausschließlich roh getrunken und gegessen werden.

Weitere Tipps für Monodiäten

1. Die beste Wirkung erzielen Sie bei Monodiäten mit frischen, nicht pasteurisierten, nicht konservierten oder aus Konzentrat hergestellten Säften. Ohne frisch zubereitete, unerhitzte Säfte bleibt eine Monodiät praktisch wirkungslos. Zum Glück bekommt man heute überall Entsafter zu vernünftigen Preisen. Gemessen an den Vorteilen, die sie bringen, fallen die Kosten kaum ins Gewicht. Der eigene Entsafter ist eine lohnende Anschaffung. Sie haben vermutlich mindestens einen Fernsehapparat in Ihrem Heim. Nun, ein Entsafter kostet deutlich weniger und kann Sie zudem noch vor Krankheiten schützen. Das tut das Fernsehgerät nicht. Wenn Sie keinen Entsafter besitzen, kaufen Sie frisch gepressten Saft. Das geht auch. Ich verwende seit vielen Jahren einen guten Marken-Entsafter, der allerdings relativ teuer war. Doch die Anschaffung hat sich gelohnt, denn die Spitzengeräte sind besonders einfach in Verwendung und Reinigung und von bester Qualität.

2. Säfte trinkt man am besten langsam und in kleinen Schlucken. So gelangt nicht die gesamte Flüssigkeit auf einmal in den Magen, denn das würde den Körper belasten, möglicherweise Magenschmerzen verursachen und

wäre deshalb kontraproduktiv. Schlucken Sie jeweils nur eine kleine Menge, wenn der Saft im Mund gut mit Speichel durchmischt wurde.

3. Ob Monodiät oder nicht, Obst und Fruchtsäfte sollten Sie frühestens drei Stunden nach einer anderen Mahlzeit zu sich nehmen. Obst ist ein eigenes Nahrungsmittel, im Gegensatz zu anderen Dingen bleibt es nicht lange im Magen liegen. Die meisten Nahrungsmittel verbleiben bis zu drei Stunden im Magen. Obst verlässt den Magen nach etwa 20 bis 30 Minuten, Fruchtsäfte noch rascher.

4. Wenn Sie sich vor der Monodiät nicht durch reinigende Nahrungsmittel entschlackt haben, wird sich vielleicht eine etwas lästige, aber durchaus günstige Nebenwirkung bemerkbar machen: Durchfall. Sie müssen wissen, dass sich im Laufe der Zeit eine bestimmte Menge an Schlacken im Verdauungstrakt ansammelt. Wenn plötzlich einige Tage lang nur Säfte und Obst, die zu mehr als 90 Prozent aus Wasser bestehen, in den Verdauungstrakt gelangen, ist das, als würde das gesamte System durchgespült und geschrubbt. Dieser Durchfall dauert selten mehr als 48 Stunden, meist aber nur 24 Stunden. Sie wissen, jeder Vorgang im Körper hat seine Ursache. Wenn man nur wasserreiche, reinigende Nahrungsmittel aufnimmt, ist Durchfall die logische Folge. Falls Sie aus irgendeinem Grund länger als 48 Stunden Durchfall haben, sollten Sie sofort Ihren Arzt oder Ernährungsberater um Rat fragen. Dass bei reinigenden Nahrungsmitteln Durchfall auftritt, sollte Sie aber nicht weiter beunruhigen.

5. Weil die Nahrungsaufnahme bei Monodiäten stark eingeschränkt wird, denken manche Menschen, sie hätten zu wenig Energie für Arbeit oder andere wichtige Dinge. Interessanterweise ist genau das Gegenteil der Fall. Während einer Monodiät nimmt die Energie sogar zu. Sie wissen, dass für die Verdauung riesige Mengen an Energie erforderlich sind. Wenn man nun nur rohe Nahrungs-

mittel isst und trinkt, wird zur Verdauung ganz wenig Energie verbraucht, dafür aber viel Energie zugeführt. Deshalb berichten viele Leute begeistert, dass sie sich während der Monodiät unglaublich leistungsfähig fühlen.

6. Andere Bedenken und Einwände kommen von all jenen, die nie zuvor über einen längeren Zeitraum ausschließlich rohe Nahrungsmittel zu sich genommen haben: »Ich werde sicher schrecklich hungrig sein, wenn ich nur Rohkost esse. Und wenn ich ständig hungrig bin, kann ich sicher nicht arbeiten.« Eine verständliche Sorge, die aber gänzlich unbegründet ist.

Kennen Sie vielleicht das folgende Szenario? Sie haben eine appetitliche Mahlzeit vor sich, essen Ihren Teller leer, weil es Ihnen schmeckt, und Sie fühlen sich hinterher satt und zufrieden. Dann, nach 45 Minuten, finden Sie sich in der Küche wieder, neuerlich auf der Suche nach etwas Essbarem, obwohl der Magen noch voll ist. Sie wissen nicht, warum das so ist, und denken vermutlich: »Wieso sollte ich jetzt essen? Ich bin doch nicht hungrig.« Und dennoch müssen Sie etwas essen. Wenn Sie solche Erfahrungen schon öfter gemacht haben, wird es Sie beruhigen, zu hören, dass es dafür, wie für alle Aktivitäten des menschlichen Körpers, eine ganz einfache, physiologisch sinnvolle Erklärung gibt: In einem Teil des Gehirns, dem Hypothalamus, befindet sich das Appetitzentrum, das den Appetit regelt. Es überwacht den Körper ständig, stellt sicher, dass immer genügend Nährstoffe vorhanden sind. Solange kein Mengel herrscht, verhält es sich ruhig. Sind nicht genügend Nährstoffe verfügbar, schlägt dieses Zentrum Alarm: »Essen!« Und diesen Alarm können wir nur abstellen, indem wir dem Körper die benötigten Nährstoffe zuführen. Viele Menschen richten sich nach ihrem Appetitzentrum und essen, wenn es sie dazu veranlasst. Doch ist ihre Nahrung durch vorwiegend denaturierte Produkte und durch den

Garvorgang oft so arm an Nährstoffen, dass das Appetitzentrum den Alarm nicht einstellt. Dann bleibt man
»hungrig« bei vollem Bauch – nicht nach Essbarem, sondern nach Nährstoffen. Der Körper weiß aber nur, dass er
mehr essen muss, um die benötigten Nährstoffe herbei-
zuschaffen. Also finden wir uns in der Küche wieder, auf
der Suche nach etwas Essbarem, denn der Körper leidet
Mangel, was die Nährstoffzufuhr angeht.

Bei einer Monodiät nehmen Sie Nahrungsmittel zu sich,
die übervoll mit Nährstoffen sind. Nichts wurde zerstört,
entfernt oder beschädigt. Aus der Sicht des Organismus
ist das wie im Schlaraffenland. Wenn er tagelang (oder
egal wie lange) nur naturbelassene Nahrungsmittel erhält, wird er von hochwertigen, sofort verfügbaren Nährstoffen geradezu überschwemmt. Das System ist mit
Nährstoffen gesättigt, und das Appetitzentrum hat keine
Veranlassung, Alarm zu schlagen und zum Essen aufzufordern.

7. Menschen, die zur Unterzuckerung (Hypoglykämie) nei-
    gen, haben oft Angst, nur Obst oder insgesamt sehr we-
    nig zu essen. Sehen wir uns einmal an, was ein niedriger
    Blutzucker bedeutet. Das Gehirn überwacht den Blutzu-
    ckerspiegel (und den Spiegel anderer Nährstoffe) stän-
    dig. Sinkt der Spiegel zu weit ab, gibt es Warnzeichen in
    Form von Reizbarkeit, Unwohlsein und Trägheit. Obst,
    dessen Fruchtzuckergehalt als Glukose ins Blut gelangt,
    erhöht den Blutzuckerspiegel rascher als alles andere. Im
    Falle einer Unterzuckerung können die Symptome mit
    Obst also sehr rasch zum Verschwinden gebracht wer-
    den. Es gibt nichts Besseres gegen niedrigen Blutzucker
    als Obst. Wer zu Unterzuckerung neigt, muss allerdings
    ziemlich oft etwas essen. Kein Problem. Bei Ihrer Mono-
    diät können Sie so oft essen, wie nötig, wenn Sie Prob-
    leme mit Unterzucker haben.

8. Das mit dem Zucker ist so eine Sache. Einerseits kann Zu-
    cker in seiner *natürlichen* Form (Glukose) als der wohl

wichtigste Nährstoff für den Menschen überhaupt gelten, da der menschliche Körper nur daraus Energie gewinnen kann. Diese Glukose ist so wichtig für das Überleben, dass der Körper, wenn er mit der Nahrung nicht ausreichend Kohlenhydrate bekommt (die dann in Glukose umgewandelt werden), automatisch die Fettreserven angreift und in Glukose umwandelt und notfalls sogar aus Eiweiß Glukose gewinnen kann (Glukoneogenese).

Andererseits wird verarbeiteter, raffinierter Zucker mit so vielen verschiedenen Krankheiten und Stoffwechselstörungen in Verbindung gebracht, dass man sie gar nicht alle aufzählen kann.

Der beste und gesündeste Zucker, den wir zu uns nehmen können, ist Fruktose, die in Früchten enthalten ist. Sie kann vom Körper ganz leicht und effizient verwertet, muss nicht einmal verdaut werden. Sie wird direkt in den Körper aufgenommen, vor allem in die Leber, und dabei in Glukose umgewandelt. Dann steht sie sofort zur Energiegewinnung zur Verfügung oder wird als Glykogen in der Leber gespeichert. Aus diesen Gründen ist unsere Vorliebe für Süßes die natürlichste Sache der Welt. Leider hat im Lauf der letzten 200 Jahre raffinierter Zucker allmählich den natürlichen Zucker in der Nahrung ersetzt, und wir bekommen nun die Quittung dafür.

Raffinieren heißt »reinigen« durch Extraktion und Separation. Zur Herstellung von raffiniertem Zucker nimmt man Nahrungsmittel mit einem natürlich hohen Zuckergehalt und entfernt alle anderen Stoffe, bis nur der Zucker übrig bleibt.

Unser Haushaltszucker wird meist aus Zuckerrüben, zum Teil aus Zuckerrohr hergestellt. Durch Erhitzen, mechanische und chemische Prozesse werden alle Vitamine, Mineralstoffe, Eiweiße, Fette, Enzyme, ja wirklich *jegliche* Nährstoffe entfernt. Zuckerrüben und Zuckerrohr werden geerntet, zerkleinert, mit Wasser ausgelaugt bzw. ausgepresst. Die Flüssigkeit wird erhitzt und mit Kalkmilch versetzt. Das Wasser verdampft durch Kochen, die verbleibende Flüssigkeit, der Dicksaft, wird in liegende Vakuumbehälter gepumpt, wo die Kristallisation erfolgt. Nun kommt diese Kochmasse in die Zentrifuge, wo die verbliebenen Rückstände als dicker Sirup abzentrifugiert werden. Der aus dem noch zuckerhaltigen Sirup gewonnene braune Roh- und Nachproduktzucker wird bis zum Siedepunkt erhitzt, durch Aktivkohlefilter geleitet und danach erneut kristallisiert.

Bei dieser Raffination gehen 64 verschiedene Nährstoffe verloren. Kalium, Magnesium, Kalzium, Eisen, Mangan, Phosphate und Sulfate werden entfernt, die Vitamine A, B und D eliminiert. Aminosäuren, lebenswichtige Enzyme, ungesättigte Fettsäuren und alle Ballaststoffe gehen verloren.

Nimmt man raffinierte Kohlenhydrate wie Zucker auf, muss der Körper lebenswichtige Nährstoffe aus gesunden Zellen holen, um das unvollständige Nahrungsmittel verstoffwechseln zu können. Natrium, Kalium, Magnesium und Kalzium werden verschiedenen Teilen des Körpers entzogen, um den Zucker verwerten zu können. Für die Neutralisierung des Zuckers wird so viel Kalzium benötigt, dass die Knochen, die Kalzium-Depots des Körpers, dadurch in Mitleidenschaft gezogen werden. Auch die Zähne sind betroffen, sie verlieren an Substanz und werden so stark geschädigt, dass sie schließlich ausfallen. Zucker liefert nicht bloß keine Nährstoffe, er raubt dem Körper auch noch viele wichtige Vitamine und Mineralstoffe.

Raffinierter Zucker ist in unvorstellbaren Menge in den verschiedensten Lebensmitteln enthalten. Derzeit werden jährlich etwa 68 Kilogramm raffinierter Zucker für jeden Mann, jede Frau und jedes Kind in den Vereinigten Staaten hergestellt. Lesen Sie die Produktinformation. Wenn Sie Wörter wie Saccharose, Fruktose, Dextrose, brauner Zucker, Maissirup oder fruktosereicher Maissirup, Rohzucker oder Melasse lesen, vom Standpunkt des Körpers sind sie alle nicht vollwertig.

Diese Bezeichnungen mögen harmlos klingen, aber wissen Sie, was sich dahinter verbirgt?

Brauner Zucker ist in manchen Fällen sogar raffinierter weißer Zucker, der mit etwas Melasse eingefärbt wurde. Der so genannte »Rohzucker« ist einfach nur ein Zwischenprodukt der Raffination, ebenso der echte braune Zucker. Ich weiß, ich habe gesagt, Fruktose wäre der beste und gesündeste Zucker, doch das gilt nur, wenn er in frischen, unbearbeiteten Früchten enthalten ist. Reiner Fruchtzucker ist genauso schädlich wie Haushaltszucker. Bei der beschriebenen Herstellungsweise von Zucker fallen auch die Abfallprodukte der Raffination, nämlich Chemikalien und ausgeschiedene, veränderte Nährstoffe an. Sie werden nicht weggeworfen, sondern zum Teil *in der Lebensmittelherstellung verwendet!* So etwas nennt sich dann Melasse. Melasse aber ist nichts anderes als die Abfallstoffe der Zuckerherstellung.

All das süße »Gift« findet sich in unserer Nahrung wieder. Es ist überall enthalten, sogar in manchen »gesunden« Nahrungsmitteln; wenn Sie meinen, Sie täten sich etwas Gutes, bringen Sie damit doch nur wieder Ihre Gesundheit in Gefahr. All diese verschiedenen Tees und fertigen Fruchtsaftgetränke, die sich großer Beliebtheit erfreuen, enthalten jeweils mehrere Teelöffel raffinierten Zucker irgendeiner Art. Wussten Sie, dass in manchen »Fruchtjoghurts« bis zu neun Teelöffel Zucker stecken? Neun! Das ist nur ein Teelöffel weniger als in einer 0,3 Liter Cola-Dose. Und Sie dachten, dieser Joghurt wäre gesund.

Ich kann nur sagen, seien Sie vorsichtig. Wecken Sie bei sich die Vorliebe für echte Süße, die im frischen Obst enthalten ist. Ich sage nicht, dass Sie niemals etwas essen dürfen, das raffinierten Zucker enthält, das wäre ja nicht

realistisch. Aber essen Sie bewusster. Reduzieren Sie den
Zucker, wo es geht, Ihr Körper wird es Ihnen auf vielfältige Weise danken.

9. Viele Menschen essen während einer Monodiät zu ihrer
    Rohkost auch gern Nüsse. Rohe Nüsse sind vollwertig, jedoch mit Vorsicht zu genießen. Nüsse erweisen sich nämlich als *extrem* konzentrierte Nahrungsmittel, von denen
    man sehr leicht zu viel erwischen kann. Man sollte immer
    nur ein paar Nüsse essen und auch nicht öfter als einmal
    am Tag. Zehn oder zwölf Mandeln etwa das Maximum.
    Mehr würden den Verdauungsapparat zu sehr belasten,
    also genau das tun, was wir unbedingt vermeiden möchten. Wenn Sie es nicht schaffen, nur zehn oder zwölf
    Nüsse zu essen, dann verzichten Sie lieber ganz darauf.
    Zu Nüssen (ich habe eine Vorliebe für rohe Mandeln und
    rohe Cashew-Nüsse) esse ich immer entweder Gurkenscheiben oder Sellerie. Das schmeckt nicht nur großartig,
    der hohe Wassergehalt von Gurke oder Sellerie lässt die
    Nüsse anscheinend auch leichter den Verdauungstrakt
    passieren. Vielleicht fragen Sie sich, ob es überhaupt klug
    ist, Nüsse zu essen, weil sie ziemlich viel Fett enthalten.
    Wie schon besprochen, ist jedoch auch etwas Fett in der
    Nahrung lebenswichtig. Bei völlig fettfreier Ernährung
    würden wir sterben. Die Vitamine A, D, E und K können
    nämlich ohne Fett nicht verwertet werden. Es kommt
    aber darauf an, woher das Fett in der Nahrung kommt.
    Schädlich sind gehärtete Pflanzenfette, und Vorsicht ist
    auch geboten bei tierischen Fetten. Für vollwertige Nahrungsmittel wie rohe Nüsse und Samen oder Avocados
    aber gilt, dass wir sie mit Maß genießen sollten.

10. Wenn Sie eine Woche oder länger nur Rohkost zu sich
    nehmen – Salate, Fruchtsäfte, Obst, Smoothies und Gemüse – haben Sie vielleicht Lust auf etwas Gegartes, auch
    wenn Sie die Monodiät fortsetzen möchten. Sie können
    dann etwas gedämpftes Gemüse unter den Salat mischen
    und haben gleich eine etwas ausgiebigere Mahlzeit; Ihr

Körper aber wird dabei dennoch gereinigt. Nehmen Sie Gemüse Ihrer Wahl: z.B. Brokkoli, Blumenkohl, Zucchini oder etwas anderes. Dämpfen Sie es ganz kurz und schonend, und geben Sie es zum Salat, etwas Marinade darüber, und fertig ist ein unglaublich schmackhaftes, befriedigendes Mahl.

Bei kurzen Monodiäten von nur drei oder vier Tagen sollten Sie kein gedämpftes Gemüse essen. Wenn die Diät aber ein oder zwei Wochen dauern soll, mischen Sie in den letzten Tagen gedämpftes Gemüse unter den Salat. Ganz genau: bei einer einwöchigen Monodiät gedämpftes Gemüse an den beiden letzten Tagen zugeben, bei einer zehntägigen Monodiät an den letzten drei oder vier Tagen. Achten Sie darauf, dass Sie mehr Salat essen als gedämpftes Gemüse, nicht umgekehrt. Sie wissen ja, die Hauptsache ist bei diesem Programm die periodische Aufnahme von *nicht gegarten* Nahrungsmitteln.

11. Ein wunderbarer Nebeneffekt periodischer Monodiäten ist die Tatsache, dass die Ernährung insgesamt gesünder wird. Wer über einen gewissen Zeitraum nur natürliche, vollwertige Nahrungsmittel zu sich genommen hat, neigt weniger dazu, wahllos etwas in sich hineinzustopfen. Manchmal ist die Wirkung deutlich erkennbar, manchmal auch nur gering, doch wenn mit der Zeit alle Schmerzen verschwinden, das Körpergewicht sich normalisiert, die Energie gesteigert wird und sich Wohlbefinden einstellt, möchte man sich diesen Zustand auch erhalten. Sie werden bald merken, dass Sie im Restaurant gesündere Speisen wählen, seltener auf Fast Food zurückgreifen und den zahlreichen Imbissstuben aus dem Weg gehen, die so viel zum schlechten Gesundheitszustand sehr vieler Menschen beitragen.

12. Nach einer mehr als fünftägigen Monodiät müssen Sie in den ersten ein oder zwei Tagen ein wenig vorsichtig mit dem Essen sein. Wenn Sie gleich wieder eine Menge schwer verdaulicher Speisen essen, werden Sie sich ver-

mutlich gar nicht gut fühlen. Der Körper hat sich an leichte, naturbelassene Rohkost gewöhnt, durch eine zu rasche Umstellung auf schwere Kost wird er überfordert. Nehmen wir den Fall an, Sie hätten eine einwöchige Monodiät mit Fruchtsäften, Obst und Salaten gemacht. Wenn Sie am Tag danach zu Mittag eine Pizza, ein Brathuhn oder einen Hamburger mit Pommes frites, abends ein Steak mit Kartoffeln und Brot und anschließend ein Stück Apfelkuchen mit Sahne essen, werden Sie sich am nächsten Tag hundeelend fühlen. Am besten nehmen Sie nach Abschluss der Diät am nächsten Morgen nur etwas Obst und/oder einen Fruchtsaft. Gönnen Sie sich mittags einen Salat und eine Folienkartoffel oder ein Stück Vollkorntoast, wenn Salat zu wenig ist, und abends vielleicht ein Nudelgericht mit Gemüse und Salat. Auf diese Weise gewöhnen Sie sich langsam wieder an gegarte Nahrung, statt Ihrem Körper sofort schwere Speisen zuzumuten. Warten Sie nach einer Monodiät zwei oder drei Tage, bis Sie wieder Fleisch, Geflügel oder Fisch essen, und nehmen Sie nur wenig davon (mehr dazu beim nächsten Prinzip).

13. Der nun folgende Tipp ist so wichtig, dass ich ihn eigentlich zum vierten Prinzip erklären möchte. Er beschäftigt sich mit dem, was wir morgens essen. Ich weiß, man hat uns immer gesagt, dass ein »kräftiges Frühstück« ein guter Start in den Tag sei, doch das muss nicht unbedingt stimmen.

Bis zum heutigen Tag wurden von den *Fit for Life*-Büchern weltweit mehr als elf Millionen Exemplare verkauft. Fast eine halbe Million Menschen haben uns brieflich ihre Gedanken, Fragen und Kommentare zu diesen Bänden mitgeteilt. Die meisten Anfragen gab es zweifellos zu der Frage, was wir im ersten Abschnitt des Tages essen sollten, um uns optimaler Gesundheit zu erfreuen. Ich möchte die Lesermeinungen hier kurz für Sie zusammenfassen.

Wir möchten eine Reinigung unseres Körper und den ordnungsgemäßen Abtransport der Schlacken erreichen. Damit helfen wir unserem Lymphsystem und verhindern, dass es toxische Abfallstoffe in den Lymphknoten speichern muss, wodurch verschiedenen Krankheiten Tür und Tor geöffnet wird. Alle physiologischen Funktionen sind einer zeitlichen Abfolge, den so genannten circadianen Rhythmen, unterworfen. Zwischen vier Uhr morgens und zwölf Uhr mittags laufen die Ausscheidungsprozesse des Körpers auf Hochtouren. Dann ist das Lymphsystem am aktivsten, es holt Abfallstoffe aus den Zellen und bringt sie zu den Ausscheidungsorganen.

Wie bereits besprochen, wird für die Verdauung eine Menge Energie verbraucht; wer morgens eine schwere Mahlzeit zu sich nimmt, bewirkt, dass Energie für die Verdauung gebraucht wird, die eigentlich für den Reinigungs- und Entschlackungsvorgang bestimmt ist. Um von unseren drei Prinzipien wirklich zu profitieren, sollten Sie zwischen Aufwachen und Mittagessen so leicht und so wenig wie möglich essen. Wenn Sie bis Mittag nur Obst und Fruchtsäfte zu sich nehmen könnten, und zwar so viel Sie wollen, wäre das sicher am günstigsten, denn Obst und Fruchtsäfte werden praktisch ohne Energieaufwand verdaut. Auf diese Weise kann die Eliminierung der Schlacken mit größtmöglicher Effizienz erfolgen.

Wenn Sie glauben, Sie schaffen es nicht, bis Mittag nur Obst und Fruchtsäfte zu sich nehmen, versuchen Sie es mal folgendermaßen:

• Essen Sie bis Mittag so oft wie möglich, aber ausschließlich Obst und Fruchtsäfte. Wenn das nur an zwei Tagen in der Woche geht, o.k. Falls Sie es an jedem zweiten Tag schaffen – fantastisch.

• Obst und Fruchtsäfte sollten zumindest am Beginn jedes Tages stehen, eine halbe Stunde können Sie dann auch noch Müsli oder Brot essen.

Ihr Ziel sollte sein, an mehreren Tagen der Woche bis mittags nur Obst und Fruchtsäfte zu sich zu nehmen. Es dauert höchstens eine Woche, bis Sie merken, eine wie tolle Wirkung das auf Ihre Energie und Ihr Wohlbefinden hat. Millionen Menschen haben das bereits erkannt und ihre Ernährungsgewohnheiten auf Dauer umgestellt; sie alle können nun die vielen Vorteile dieser neuen Einteilung genießen. Das Ergebnis wird Sie verblüffen. Für den Gesamterfolg Ihrer Bemühungen um einen bestmöglichen Gesundheitszustand ist dieser Tipp ganz besonders wichtig. (Eine eingehende Erläuterung der circadianen Rhythmen und der Vorteile von Obst vom Frühstück bis mittags finden Sie in *Fit fürs Leben*.)

14. Eine Frage, die sich sicher gleich stellen wird, lautet: »Wie oft sollte man eine Monodiät machen und wie lange darf sie dauern?« Ganz allgemein gilt, je häufiger Sie eine Monodiät oder eine Fastenkur machen – oder andere Maßnahmen zur Reinigung und Entgiftung des Körpers treffen –, und je länger sie dauern, desto besser. Also, machen Sie zunächst in regelmäßigen Abständen eine Monodiät; später dienen die Monodiäten mehr der Erhaltung des bereits erreichten Gesundheitszustandes, besonders wenn Sie auf eine vollwertige Ernährung umsteigen und überhaupt weniger Nahrungsmittel zu sich nehmen, die das Lymphsystem belasten.

Das beste Beispiel, das ich Ihnen anbieten kann, sind meine eigenen Erfahrungen mit Monodiäten. Als ich die natürliche Gesundheitslehre und die Monodiäten kennen lernte, fehlte es mir gewiss nicht an Motivation. Ich war krank, übergewichtig, müde, litt unter Schmerzen und Angst, nachdem ich den Krebstod meines Vaters mit angesehen hatte. Der Mann, der mir die Prinzipien der Monodiät nahe brachte, versprach mir, dass ein paar Monodiäten und die gleichzeitige Umstellung der Ernährungsgewohnheiten meinen Gesundheitszustand und damit natürlich auch meine Lebensqualität rasch verbessern würden.

Er schien seiner Sache völlig sicher zu sein, und ich wollte ihm nur zu gern Glauben schenken. Da ich mich schon so lange mit schlimmen Magenschmerzen, fruchtlosen Diäten und meiner immer labiler werdenden Gesundheit herumgeschlagen hatte, war ich natürlich mehr als skeptisch, dass das alles mit relativ wenig Aufwand und so leicht zu erreichen wäre. Doch da war auch noch mein eiserner Wille. Ich wollte einfach heraus aus dem Teufelskreis.

Mein Lehrer sagte mir – der ich immer gegessen hatte, worauf mich gerade die Lust ankam –, was für mich als Erstes auf dem Programm stand, nämlich fünf Monodiättage, an denen ich ausschließlich Obst- und Gemüsesäfte sowie frische Früchte zu mir nehmen sollte. In meiner damaligen Verfassung klang das für mich, als hätte er mich aufgefordert, den Finger anzufeuchten und in die Steckdose zu stecken. Aber ich hielt mich an die Anweisungen meines Lehrers, weil ich verzweifelt auf der Suche nach einer Lösung war. Der erste Tag war der schwerste für mich. Der erste Tag ist immer der schwerste. Aber am sechsten Tag, als ich wieder andere Nahrungsmittel zu mir nehmen durfte, passierte etwas ganz Unerwartetes: Ich fühlte mich so unglaublich gut, so voller Energie, so positiv, leicht und rein, dass ich beschloss, noch fünf Tage weiterzumachen! Ich, der ich eher freiwillig eine Betontreppe hinuntergefallen wäre, als auf eine Mahlzeit zu verzichten!

Ich fuhr jeden Tag mit dem Fahrrad und las Bücher von Herbert M. Shelton, dem Begründer der natürlichen Gesundheitslehre. Nach zehn Tagen hatte sich mein Leben für immer verändert. Ich konnte einfach nicht glauben, wie gut es mir ging. Mein Magen, der seit 20 Jahren jeden Tag wehgetan hatte, verursachte überhaupt keine Probleme mehr, ich hatte etwa fünfeinhalb Kilogramm abgenommen, meine Energie war auf einem Höhenflug, ich hatte das Gefühl, die Welt gehörte mir.

Mein Lehrer sagte mit seinem etwas eigenwilligen Sinn für Humor in streng professoralem Ton zu mir: »So, jetzt müssen Sie Ihre Entscheidung treffen. Entweder Sie stellen Ihre Ernährung um und reinigen Ihren Körper, nehmen weiter Gewicht ab und fühlen sich glücklich, oder Sie kehren wieder zu Ihren alten Ernährungsgewohnheiten und Ihrem vorherigen Gesundheitszustand zurück. Wofür entscheiden Sie sich?« Ich sagte gar nichts, sah ihn nur an, aber mein Blick ließ keinen Zweifel an meiner Entscheidung.

Er sagte mir, die besten und schnellsten Erfolge könne ich erzielen, wenn ich zumindest vorläufig kein Fleisch äße. Sobald es mir wirklich gut gehe, könne ich wieder Fleisch essen, aber auf keinen Fall so viel wie vorher, nämlich zu jeder Mahlzeit.

Ich beschloss, Fleisch, Geflügel und Fisch wegzulassen, bis ich zumindest 23 Kilogramm abgenommen hatte. Ansonsten aß ich im Grunde, was ich wollte, aber in vernünftiger Menge. Zwar waren auch Brot, Käse, Nudeln und anderes auf meinem Speisezettel, Obst und Gemüse dominierten aber. Zwei Tage in der Woche hielt ich Monodiät, einen Safttag (mit Obst- und Gemüsesäften) und (drei Tage später) einen Obsttag (mit Obstsäften und Früchten in beliebiger Menge).

Erstaunlicherweise nahm ich die 23 Kilogramm innerhalb eines Monats ab. Nicht nur mein Körper war bereit zur Selbstheilung, auch ich förderte sie nach Kräften, indem ich meine Ernährung vollwertiger machte, jeden Tag Rad fuhr und mein Bewusstsein mit positiven Gedanken überschwemmte. Ich stellte mir vor, wie gut ich im Rennen lag und wie erfolgreich ich sein würde. Auch beschloss ich, mindestens viermal im Jahr eine Monodiät von zehn Tagen durchzuführen, also alle drei Monate eine. In den folgenden zwei Jahren hielt ich mich genau daran – alle drei Monate lebte ich zehn Tage nur von Säften und Obst oder von Säften, Obst und Salaten. In der Zwischenzeit aß ich nur selten und nie zu viele tierische Produkte, trainierte meinen Körper regelmäßig und legte jede Woche kürzere Monodiäten von ein oder zwei Tagen ein. Nach den ersten zwei Jahren hatte ich mein Gewicht gehalten, keine Schmerzen mehr und steckte so voller Lebenskraft, dass ich wusste, ich hatte eine Lebensform gefunden, an die ich mich für immer halten würde. Inzwischen mache ich zwei- oder manchmal auch dreimal im Jahr eine zehn Tage dauernde Monodiät und halte einen oder zwei Tage Monodiät pro Woche ein.

Ich habe die verschiedensten Monodiäten durchprobiert. Einmal habe ich drei Monate lang an jedem zweiten Tag Rohkost (Obst, Gemüse, Säfte und Salate) gegessen. Dazwischen aß ich, was ich wollte. Das war großartig! Ich fühlte mich unglaublich. Als ich mich auf meine erste Promotion-Tour für *Fit for Life* vorbereitete, genoss ich zwei Wochen lang nur Obst und Säfte und einen Monat lang nur ungegarte Nahrungsmittel, also Rohkost. Diese Touren sind unglaublich anstrengend, aber ich überstand die drei Wochen Arbeit ohne Unterlass mit Interviews von morgens bis spätabends und einer täglichen Flugreise bestens, hatte genügend Energie und positive Gefühle. Die Moderatoren der Talkshows bemerkten immer wieder, ich sei für jemanden, der mitten in einer Promotion-Tour stecke, unglaublich »wach und energiegeladen«.

Doch kommen wir nun zurück auf die ursprüngliche Frage: Wie oft sollte man eine Monodiät machen und wie lange kann sie dauern? Ich rate Ihnen, mit einer drei- bis fünftägigen Monodiät mit Frucht- und Gemüsesäften und Obst zu beginnen, nur um das Prinzip kennen zu lernen. Machen Sie dann jede Woche eine Monodiät von ein oder zwei Tagen, und alle drei bis vier Monate eine sieben- bis zehntägige Monodiät, je nachdem, wie notwendig Ihr Körper eine innere Reinigung braucht, und wie motiviert Sie sind, Ihr Lymphsystem zu reinigen, damit kein Lymphknoten mit Schlacken überlastet wird. Über Dauer und Häufigkeit Ihrer Monodiäten können und müssen Sie also selbst entscheiden.

Nun weiß ich aber, dass viele von Ihnen ein genauer festgelegtes Programm vorziehen – ein Programm, das keine Frage offen lässt. Wieder ein kurzer Vergleich: Wenn Sie in einem Ruderboot sitzen, in das durch ein Leck viel Wasser eingedrungen ist, müssen Sie sehr rasch schöpfen, um den Wasserstand zu senken und das Kentern des Kahns zu verhindern. Sobald nurmehr wenig Wasser im Boot ist, können Sie nachlassen und brauchen nur noch hin und wieder zu schöpfen. Genauso ist es mit dem menschlichen Körper. Anfangs sollten Sie häufigere und längere Monodiäten durchführen, um die Giftstoffe im Körper zu reduzieren. Später, wenn die Menge an Giftstoffen nur noch gering ist, können Sie die Abstände größer werden lassen.

Machen Sie im ersten Jahr alle drei Monate eine Monodiät von mindestens zehn Tagen. Das sind vier zehntägige Monodiäten jährlich. Zwei sollten nur aus Säften (Obst und Gemüse) und frischen Früchten, zwei aus Rohkost jeglicher Art (Obst, Gemüse, die Säfte daraus und Salate) bestehen. Zwischen den zehntägigen Monodiäten machen Sie mindestens zwei Tage pro Woche Monodiät, entweder hintereinander oder mit einer Pause dazwischen. Nach dem ersten Jahr könnten Sie diesen Rhythmus für den Rest Ihres Lebens beibehalten, um absolut sicherzugehen, dass die toxische Belastung des Körpers nie außer Kontrolle gerät und die Lymphknoten nicht anschwellen; doch zur Erhaltung des Erreichten können Sie das Programm auch halbieren. D. h. dann zwei zehntägige Monodiäten pro Jahr und zumindest ein Tag Monodiät pro Woche.

Eines aber müssen Sie wissen: Zu viele Monodiäten gibt

es nicht! Je häufiger Sie sie einhalten, desto gesünder werden Sie, desto geringer ist das Risiko, dass das Zellwachstum außer Kontrolle gerät. Sehr wohl können Sie zu wenige Monodiäten praktizieren. Finden Sie also selbst heraus, was für Sie optimal ist und wie motiviert Sie sind. Im Laufe der Zeit werden Sie sehr genau wissen, wie viele Monodiäten Ihr persönlicher Lebensstil erfordert, besonders nachdem Sie das Wohlbefinden erlebt haben, das sich automatisch nach periodischen Monodiäten einstellt. Denken Sie nicht zu lange nach. Wagen Sie den Sprung, und Sie werden sehen, dass es wirklich nicht annähernd so schwierig ist, wie Sie meinen.

15. Dieser letzte Tipp ist so wichtig, dass ich Sie bitte, ihn besonders zu beachten. Der ausdrückliche Zweck periodischer Monodiäten besteht darin, den Körper zu entgiften, damit er keinen Schaden nimmt und schließlich krank wird. Giftstoffe können, während sie entfernt werden, gelegentlich Beschwerden auslösen, von leichtem Unbehagen bis zu Schmerzen. Natürlich wäre es schön, wenn Sie nur ein paar Monodiäten machen müssten, und alle Schlacken aus vergangenen Jahren wären wie weggewaschen, während Sie glücklich und gesund dem Sonnenuntergang entgegenlaufen – und sehr oft läuft es auch so ab. Aber manchmal kann es, abhängig von verschiedenen Faktoren, auch unangenehm werden. Es kommt nämlich vor, dass eben die Krankheit, an der Sie leiden, ob Kopfschmerzen, ein Hautleiden oder Magenbeschwerden, zunächst schlimmer wird, bevor eine Besserung eintritt. Sie müssen wissen, dass sich während der Selbstreinigung des Körpers genau das, was Sie heilen möchten, zunächst verstärkt. Sie können wirklich arge Kopfschmerzen bekommen. Oder der Zustand Ihrer Haut wird viel schlimmer. So unangenehm das sein mag, es gehört zum Prozess der Gesundung dazu. Die Gesundheit kehrt zurück, und die Beschwerden sind sicher nur vorübergehend, darauf sollten Sie sich einstellen. Sie

sind nämlich auch ein Beweis dafür, dass die Monodiät zu wirken beginnt; schließlich ist es die verstärkte Ausscheidung, die solche Beschwerden verursacht. Ich möchte nicht, dass Sie ein paar Tage Monodiät machen, sich dann aber gar nicht wunderbar, sondern ganz elend fühlen und mit dem Programm aufhören, weil es »nicht funktioniert und alles nur schlimmer wird«.

Die Beschwerden, die ich meine, treten nicht bei jedem und nicht immer auf, aber sie kommen gelegentlich vor. Aus Erfahrung kann ich sagen, dass dann nur Ausdauer, Überzeugung und Vertrauen helfen. Bleiben Sie dabei, halten Sie durch, auch wenn es beschwerlich ist. Glauben Sie an die einzigartigen Selbstheilungskräfte des menschlichen Körpers. Verlassen Sie sich darauf, dass die unendliche Intelligenz und Weisheit Ihres Organismus nur Ihr Bestes will. Wenn die Reinigung des Körpers, die die Beschwerden verursacht, abgeschlossen ist, werden Sie ein Gefühl der Erneuerung verspüren. Sie müssen dem Körper und seiner Eigendynamik vertrauen und ihm etwas Zeit lassen, damit er das Beste für Sie bewirken kann: nämlich Selbstheilung.

Die Wirkung des 1. Prinzips

Mit einer Monodiät reinigen und verjüngen Sie Ihr Lymphsystem. *Und Sie beugen Krankheiten vor.* Machen Sie aber bitte nicht den Fehler, die periodischen Monodiäten nicht ernst genug zu nehmen oder ihre positive Wirkung zu unterschätzen; sie verhelfen Ihnen sicher zu Ihrem ersehnten Ziel, einem Leben ohne die Angst, ein Fall für die medizinische Statistik zu werden.

Haben Sie eventuell ein Problem damit, dass die Lösung einfacher ist, als Sie bislang geglaubt haben? Hätten Sie mehr Vertrauen in die periodischen Monodiäten, wenn sie viel komplizierter, teurer und schwieriger wären? Ich habe Ihnen doch schon von der Frau erzählt, die mich aus dem Krankenhaus anrief, weil sie einen walnussgroßen Knoten in der Brust hatte. Der Knoten ging durch Monodiät weg! Das Leben dieser Frau wurde durch Monodiät gerettet.

Für die meisten Leser werden die periodischen Monodiäten ein ganz neuer Aspekt in ihrem Leben sein, mit dem sie erst Erfahrungen sammeln müssen. Auch wenn Sie nur die Neugierde treibt, versuchen Sie es, damit Sie zumindest wissen, was Sie bisher versäumt haben. Danach werden Sie Ihren Körper mit Sicherheit besser kennen. Wenn Sie einen Videorecorder oder eine Kamera kaufen, lesen Sie natürlich die Bedienungsanleitung, um das Gerät kennen zu lernen. Es wäre natürlich toll, wenn wir eine Bedienungsanleitung für unseren Körper hätten. Aber so etwas gibt es leider nicht. Und dennoch sollten Sie Ihren Körper in allen Einzelheiten kennen, damit Sie ihn optimal einsetzen können.

Falls Sie ein Faxgerät oder einen Computer besitzen, staunen Sie vermutlich, wie solche Geräte unser Leben verändert haben. Und Sie können sich nach kurzer Zeit gar nicht mehr vorstellen, wie Sie ohne Faxgerät fertig geworden sind und vor allem ohne den Computer und das Internet. Was würden Sie tun, wenn Sie plötzlich ohne diese Technik auskommen müssten? Bestimmt wäre das eine Einschränkung für Sie. Hätten Sie diese Dinge und all ihre Vorteile niemals kennen gelernt, wüssten Sie nicht, was Ihnen abgeht, aber etwas zu besitzen, einzusetzen und dann zu verlieren, wäre schwer zu ertragen. Genauso ist das bei den periodischen Monodiäten. Solange Sie nicht wissen, was sie bewirken können, vermissen Sie sie auch nicht.

Wenn Sie aber erst einmal selbst erfahren haben, wie periodische Monodiäten Ihre Gesundheit und daher auch Ihr Leben verändern können, werden Sie nie wieder damit aufhören wollen. Lassen Sie sich bloß nicht dadurch abhalten, dass Monodiäten einfach, preiswert und individuell sind.

Ihre Lebensgewohnheiten haben großen Einfluss auf Ihre Gesundheit. Periodische Monodiäten als selbstverständlicher

Teil Ihres Lebens sind genau das, was Sie brauchen, um den Kampf gegen Krankheiten und Schmerzen schließlich zu gewinnen. Monodiäten sind ein Geschenk des Himmels.

Eine ganz persönliche Erfahrung

Ich kann nicht anders, als Ihnen von einer Erfahrung zu berichten, die besonders eindrucksvoll Zeugnis für die Wirkung periodischer Monodiäten ablegt. Im Jahr 1966 kam ich mit 21 Jahren zur United States Air Force und wurde für ein Jahr nach Vietnam geschickt. Dort war ich dem berüchtigten Entlaubungsmittel »Agent Orange« ausgesetzt, und ich leide seither an einer so genannten peripheren Neuropathie. Alle Streckmuskeln in meinen beiden Armen haben sich zurückgebildet; das bedeutet, ich kann meine Arme nicht heben, wenn meine Handflächen nicht nach oben zeigen oder wenn ich nicht vorher meine Ellenbogen zur Seite wegstrecke. Meine Hände können gut greifen, sich aber nicht allein öffnen. Auch mit den Beinen habe ich Probleme, ich hinke ein wenig. All das beeinträchtigt mich in meinem Alltag aber nicht entscheidend; ich benötige allerdings beide Hände für die einfachsten Bewegungen, die sogar ein Kleinkind mit einer Hand ausführen könnte.

»Agent Orange« ist ein Dioxin-Derivat und gehört zu den giftigsten Chemikalien, die je hergestellt wurden. Seine Wirkung ist sehr eigenartig, denn die Verkümmerung der Muskeln setzt erst etwa zwanzig Jahre nach Kontakt mit der Substanz ein. Ausgesetzt war ich dieser Substanz 1966, meine Muskeln begannen 1986, sich zurückzubilden.

Über die Selbsthilfegruppe Agent Orange in den USA erfuhr ich, dass Tausende Personen, die in Vietnam dieser Substanz ausgesetzt waren, an den gleichen Problemen leiden. Mit einem riesengroßen Unterschied. Agent Orange breitet sich nämlich weiter im Körper aus, fünf Jahre nach Beginn der Beschwerden sind die Betroffenen in ihrer Bewegungsfähigkeit schwer eingeschränkt, an den Rollstuhl gefesselt oder tot. Ich aber nicht. Es ist nun 15 Jahre her, dass die Probleme begannen, und der Prozess scheint gestoppt zu sein. Wie ich das geschafft habe? Mein Kontakt mit Agent Orange erfolgt 1966, mein Wissen über das Lymphsystem und dessen regelmäßige Reinigung eignete ich mir 1970 an. Ich hatte zwar keine Ahnung, dass ich mit Agent Orange in Kontakt gekommen war, bis 1986 meine Armmuskulatur zu verkümmern begann, aber vier Jahre nach Vietnam begann ich aus anderen Gründen mit den periodischen Monodiäten; diese regelmäßige Praxis dürfte mir das Leben gerettet haben!

Warum ich Ihnen das erzähle? Wenn periodische Monodiäten mich vor etwas so Gefährlichem wie »Agent Orange« in meinem Blut retten konnten, ahnen Sie sicher, wie wirkungsvoll diese Methode auch in Ihrem Leben sein kann? Vor allem, wenn Sie sie anwenden können, *bevor* der Krisenfall eintritt. Und darin, verehrte Leser, liegt die wahre Bedeutung von Prävention: Etwas unternehmen, solange es uns gut geht, damit dieser positive Zustand auch erhalten bleibt.

Was mich betrifft, ich lebe und kann lebenswichtige Informationen an andere weitergeben, dank der periodischen Monodiäten. Was Sie auch tun, nehmen Sie das hier Gelernte ernst. Für Ihr Wohlbefinden und Ihre Lebenserwartung können periodische Monodiäten zum wichtigen Werkzeug werden.

Das 2. Prinzip:
die allmähliche Reduktion
tierischer Nahrungsmittel

Im letzten Kapitel haben Sie die periodischen Monodiäten und ihre vorbeugende Wirkung kennen gelernt. Die innere Reinigung des Körpers ist aber noch mit vielen anderen Vorteilen verbunden. Wenn Sie erst Ihre eigenen Erfahrungen mit der Methode gemacht haben, wird Ihnen das allmählich klar werden. Eine der subtileren und daher weniger augenfälligen Auswirkungen besteht darin, dass der Körper von sich aus dazu neigt, von solchen Nahrungsmitteln weniger aufzunehmen, die das System mit den meisten toxischen Abfällen verstopfen, und deren Verdauung und Ausscheidung besonders viel Energie erfordert.

Wie Sie aus dem, was Sie hier bisher gelesen haben, ableiten können, trifft das am ehesten auf tierische Produkte zu. In Anbetracht der Fette, des Cholesterins, der Hormone, Pestizide, Antibiotika und anderen chemischen und pharmazeutischen Rückständen, der Harnsäure und der bakteriellen Zersetzung und Kontamination, die tierische Produkte mit sich bringen, wird man schwerlich etwas finden, das den Körper stärker mit schädlichen Schlackenstoffen belastet. Außerdem sind tierische Produkte auch von ihrer Zusammensetzung her besonders kompliziert und schwer zu zerlegen, weswegen ihre Verarbeitung mehr Energie erfordert als bei allen anderen Nahrungsmitteln. Zieht man dann noch in Betracht, dass sie keine Ballaststoffe enthalten und mit vielen schweren Krankheiten in unrühmliche Verbindung gebracht wurden, ist das sicher Grund genug, sich aktiv um eine Reduzierung der tierischen Produkte in der täglichen Nahrung zu bemühen. Obwohl die meisten Leute heute bereits wissen, dass tierische Nahrungsmittel nicht mehr die »Stars« sind, die sie einmal waren, und obwohl wissenschaftliche Kapazitäten auf der ganzen Welt Ernährungsformen empfehlen, bei denen tierische Nahrungsmittel eine geringere Rolle spielen, ist da immer noch die Stimme in Ihrem Innern, die Ihnen einredet, dass Eiweiß ein wichtiger Nährstoff sei; und Eiweiß bedeutet eben Fleisch und andere tierische Produkte.

Der große Eiweiß-Mythos

Bevor ich Ihnen nun eine einfache Methode vorstelle, mit deren Hilfe Sie den Anteil an tierischen Produkten in Ihrer Ernährung verringern können, sollte ich Sie ganz kurz darüber informieren, warum diese nicht besonders gesunden Nahrungsmittel ein so hohes Ansehen genießen.

Seit Jahrzehnten prasseln einseitige Informationen auf uns herab, die die bekannten »vier Nahrungsmittelgruppen« propagieren, bei denen die Hälfte ganz zufällig tierische Produkte sind. Dahinter steht nicht unbedingt die Sorge um unsere Gesundheit.

Interessanterweise lässt sich die fixe Idee, dass tierisches Eiweiß besonders wertvoll sei, auf Studien an Nagetieren zurückverfolgen, in denen sich zeigte, dass Ratten bei einer Ernährung mit tierischen Produkten besser gediehen, als wenn man sie mit pflanzlicher Nahrung fütterte.[218] Aus diesen Studien an Ratten schlossen die Forscher, tierisches Eiweiß sei dem pflanzlichen überlegen – auch beim Menschen! Diesen Schluss kann man wohl mit Fug und Recht als voreilig bezeichnen, denn wir unterscheiden uns physiologisch und anatomisch beträchtlich von den Ratten.

Die Ernährungsindustrie in den USA machte sich jedoch diese Forschungsergebnisse zunutze. Später zeigte sich, dass diese Studien nicht auf den Menschen anzuwenden sind, denn Ratten benötigen konzentriertere Eiweißquellen, eben Fleisch, und ihr Bedarf an Aminosäuren ist dem des Menschen nicht vergleichbar. Aber es war zu spät. Der Mythos war geboren und die Nahrungsmittelhersteller pflegten ihn nach Kräften.

Ernährungsmodelle

1923 präsentierte das US-Landwirtschaftsministerium die »zwölf Nahrungsmittelgruppen«. Seltsamerweise gruppierten sich diese zwölf um vier Ernährungspläne, die eine Auswahl aus jeder Gruppe enthielten und an die Kaufkraft der verschiedenen Bevölkerungsschichten angepasst wurden.[219] Wer weniger verdiente, konnte also Eiweiß aus der Kategorie Hülsenfrüchte (Bohnen, Linsen, Spalterbsen) und Nüsse aufnehmen, wer sich mehr leisten konnte, aus der Kategorie Fleisch. Tierische Nahrungsmittel waren dadurch mit dem Prestige der »upper class« ausgestattet. Sie galten als Nahrung für die Eliten. Längst vergessen, aber sehr wichtig ist die Tatsache, dass das Landwirtschaftsministerium niemals behauptet hat, tierisches Eiweiß sei dem pflanzlichen überlegen, es war nur eben teurer!

Diese zwölf Nahrungsmittelgruppen behielt man bis 1941 bei, als das »Food and Nutrition Board« des »National Research Council« befand, zwölf seien zu viel, und ihre Zahl auf »sieben Nahrungsmittelgruppen« reduzierte. Hülsenfrüchte und Nüsse fanden sich nun in derselben Gruppe wie Fleisch, Geflügel, Fisch und Ei. Seit 1940 aber führten die Produzenten tierischer Nahrungsmittel unablässig groß angelegte Kampagnen durch, die tierische Produkte als »ideales« Eiweiß propagierten.

Ab 1960 wurden die mittlerweile berühmten (oder berüchtigten) »vier Nahrungsmittelgruppen« das vorherrschende Ernährungsmodell der USA. Obst und Gemüse, die eigentlich zwei Gruppen darstellten, bildeten gemeinsam eine Gruppe; tierische Produkte teilte man in zwei Gruppen auf, nämlich eine für Fleisch und die andere für Milchprodukte. Hülsenfrüchte und Nüsse wurden als Eiweißlieferanten gar nicht mehr angeführt! Tierische Produkte beherrschten mehr und mehr die Speisezettel, sie machten 50 Prozent der empfohlenen täglichen Nahrung aus, schienen so wichtig zu sein, wie alles andere zusammen.

Was gegen tierische Produkte spricht

Ironischerweise förderten zur selben Zeit Forschungsarbeiten, die von der Molkereiwirtschaft finanziert wurden, einen Zusammenhang zwischen erhöhtem Cholesterinspiegel und Milchfett zu Tage. Weitere Studien bestätigten diesen Zusammenhang und auch das größere Risiko für Herz-Kreislauf-Erkrankungen bei erhöhtem Cholesterinspiegel. Zur gleichen Zeit, als Milchprodukte von der Industrie besonders intensiv beworben wurden, arbeitete die Forschung an der Zerstörung des Mythos.

In den 50er Jahren des 20. Jahrhunderts ergaben sich weitere eindeutige Hinweise auf den Zusammenhang zwischen Herz-Kreislauf-Erkrankungen und dem Verbrauch tierischer Nahrungsmittel aus einer eher unerwarteten Richtung. Während des Korea-Krieges wurden Autopsien bei gefallenen amerikanischen und koreanischen Soldaten angeordnet. Von den jungen Amerikanern, die mit vielen tierischen Produkten groß geworden waren, hatten bereits 77 Prozent durch arteriosklerotische Ablagerungen verengte Gefäße. An den Arterien der gleichaltrigen Koreaner, deren Kost aus viel weniger tierischen Produkten und viel Gemüse und Getreide bestand, waren keine Schädigungen festzustellen.[220]

Gleichzeitig zeigten Studien mit Japanern, dass solche Japaner, die in die Vereinigten Staaten eingewandert waren und die westliche, von tierischen Produkten dominierte Ernährungsweise übernommen hatten, viel häufiger Herz-Kreislauf-Erkrankungen hatten als ihre Landsleute in Japan, die sich traditionell fett- und cholesterinarm ernährten. Anfang der 60er Jahre des 20. Jahrhunderts wurde allmählich offenbar, dass das Prinzip der vier Nahrungsmittelgruppen schwerwiegende Probleme mit sich brachte.

Als die Forschung immer mehr schlüssige Beweise lieferte, dass tierische Nahrungsmittel gesundheitsschädlich waren, erhöhten Fleisch- und Molkereiwirtschaft ihre Bemühungen, den Fleisch- und Milchverzehr zu fördern. In den 70er Jahren wurde das allmählich immer schwieriger. Im »Senate Select Committee on Nutrition and Human Needs« waren viele der angesehensten Forscher der Nation vereint, ihre Empfehlungen spiegelten den immer augenscheinlicher werdenden Zusammenhang zwischen der amerikanischen Ernährung und dem Gesundheitszustand der Bevökerung wider. Ihre Hinweise zur »alternativen Ernährung« propagierten nun eine Ernährungsform mit weniger tierischen Produkten und einem erhöhten Anteil pflanzlicher Nahrungsmittel. Diese Empfehlung war das erste offizielle Statement, aus dem hervorging, dass eine Reduktion tierischer Produkten in der menschlichen Nahrung besser für die Gesundheit sei.

1977 erschien ein Folgebericht über die Erkenntnisse des Gremiums unter dem Titel *Dietary Goals for the United States* (»Ernährungsziele für die Vereinigten Staaten«), der die Bedeutung einer neuen Ernährung hervorstrich und die tierischen Nahrungsmittel weiter herabstufte. Nun machte die Fleisch- und Molkerei-Industrie Druck, und aus der ursprünglichen Empfehlung »Essen Sie weniger Fleisch« wurde »Essen Sie mageres Fleisch«.[226]

In den 80er Jahren gab es ähnliche Fortschritte wie in den 70er Jahren, offizielle Empfehlungen führten der Öffentlichkeit die große Bedeutung einer Ernährung vor Augen, die möglichst wenig gesättigte Fettsäuren und Cholesterin enthielt (also wenig tierische Nahrungsmittel). Doch als die Sache gerade ins Laufen kam, kam der Rückschlag. Ein politischer Umschwung hätte fast das Ende der fortschrittlichen Ernährungsreform gebracht.

Die übermächtige Fleisch- und Molkerei-Industrie gehörte mit zu den Gewinnern der Präsidentschaftswahl von 1984; danach waren Versuche, die Öffentlichkeit sachlich zu informieren, stark beeinträchtigt. Michael Jacobson, Leiter des Center for Science in the Public Interest, hat das folgendermaßen formuliert: »Als Ronald Reagan zum Präsidenten gewählt wurde, übernahm praktisch die Fleischindustrie das Landwirtschaftsministerium, die zentrale Stelle für gesundheitliche Aufklärung zum Thema Ernährung.«[227]

Reagans Landwirtschaftsminister war Besitzer einer Schweinefarm, sein Stellvertreter acht Jahre lang Präsident des American Meat Institute. Ein anderer einflussreicher Repräsentant des Ministeriums hatte an der Spitze der Interessensvertretung der Rinderzüchter gestanden; zum Leiter des Büros für Raumordnung, jener Stelle, an der entschieden wird, wie viele öffentliche Ländereien für die Viehzucht ausgewiesen werden, berief man einen Rinderzüchter aus Colorado. Sie alle zögerten keinen Augenblick, die Fortschritte bei der Aufklärung der Bevölkerung über Ernährung und Gesundheit wieder zunichte zu machen. Ernährungswissenschafter, die nicht mitspielten, wurden zum Schweigen gebracht oder mussten den Hut nehmen.

Obwohl die 80er Jahre des 20. Jahrhunderts für das Ernährungsbewusstsein in den Vereinigten Staaten keine gute Zeit waren, endeten sie doch erfreulich mit dem Bericht des Gesundheitsministers zu Ernährung und Gesundheit, dem Bericht der Akademie der Wissenschaften und den Stellungnahmen der Herz- und Krebsgesellschaften sowie anderer Organisationen im Gesundheitsbereich. *Alle* beschworen die Amerikaner, ihren Verbrauch von fett- und cholesterinreichen Nahrungsmitteln, besonders tierischen Produkten, zu senken.

Da stehen wir also jetzt am Anfang des 21. Jahrhunderts. Wie geht es weiter mit den vier Nahrungsmittelgruppen? Auf welcher Seite steht die Regierung, unterstützt sie die Bemühungen der Ernährungsexperten oder kapituliert sie vor dem Gewinnstreben der Industrie? Es gibt heute kaum noch jemanden, der die Gefahren des übermäßigen Fleischkonsums nicht kennt.

Die Ernährungspyramide

Damit kommen wir zum provokantesten Abschnitt der Debatte über die vier Nahrungsmittelgruppen. 35 Jahre Diskussionen und politische Manöver rund um den Umstieg von den vier Nahrungsmittelgruppen auf etwas, das dem tatsächlichen Bedarf besser entspricht, fanden schließlich 1991 ein Ende. Das Landwirtschaftsministerium der USA brachte die Ernährungspyramide (siehe Grafik) heraus, die die vier Nahrungsmittelgruppen ersetzen sollte. In dieser Pyramide sind zwar die empfohlenen Portionen aus jeder Gruppe unverändert geblieben, sie werden aber optisch neu präsentiert. Jene Nahrungsmittel, die in unserer Ernährung im Vordergrund stehen sollten, nehmen den größten Raum ein. Produkte wie Fleischwaren und Milchprodukte nehmen keine 50 Prozent des Diagramms mehr ein. Wie Sie sehen, werden pro Tag im Schnitt fünf Portionen tierischer Produkte empfohlen, während aus den Gruppen Obst, Gemüse und Getreide durchschnittlich 15 Portionen, also dreimal so viel, vorgesehen sind. Die ursprüngliche grafische Darstellung als Kreis hatte noch den Eindruck erweckt, von tierischen Produkten müsse man ebenso viel zu sich nehmen wie von allen anderen Nahrungsmitteln zusammen und war deshalb vollkommen irreführend. Die Pyramide stellte diesen eklatanten Fehler auf fantasievolle Weise richtig.

Jene Nahrungsmittel, von denen wir am meisten essen sollen, nämlich Getreide, Brot, Reis und Teigwaren, haben ihren Platz in der breiten Basis der Pyramide. Darüber folgen nach den empfohlenen Portionen aus Obst und Gemüse die tierische Produkte und schließlich Fette, die ganz oben in der Spitze der Pyramide Platz finden und mit der Aufforderung »sparsam« versehen sind.

Doch nur wenige Tage vor der Veröffentlichung zog Landwirtschaftsminister Edward R. Madigan die Pyramide völlig unerwartet zurück. Der Minister hatte in inoffiellem Rahmen

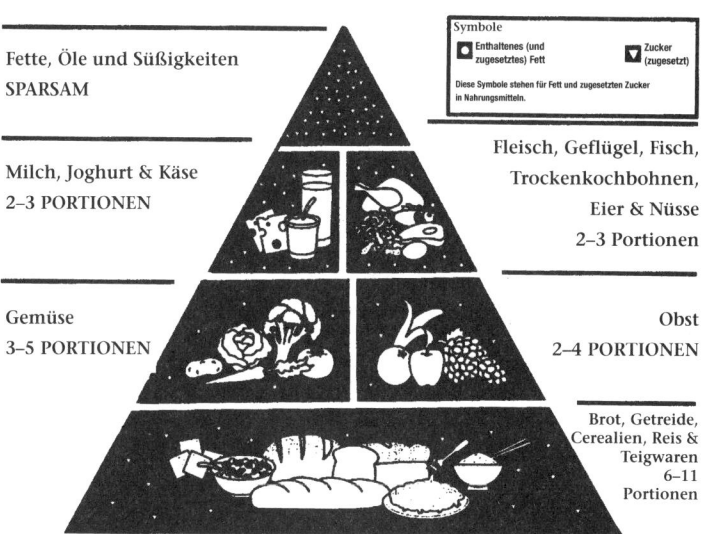

ein Treffen mit der Interessensvertretung der Rinderzüchter gehabt. Ein paar Tage später erhielt er ein Schreiben des American Meat Institute, und danach beklagte sich die National Milk Producers Federation, die Milchprodukte in der Pyramide seien zu dicht neben den Fetten plaziert. Als Nächstes konnte man hören, dass die Pyramide ganz vom Tisch war.[228] Das Center for Science in the Public Interest gab eine kritische Stellungnahme mit folgendem Wortlaut heraus: »Das Landwirtschaftsministerium ist genau das, was der Name sagt, das Ministerium der Landwirtschaft. Es stellt die Interessen der Fleisch-, Eier- und Molkereiwirtschaft über die Gesundheit der Bevölkerung.«[224]

Die offizielle Begründung des Ministers kann man nur als Salz in offene Wunden bezeichnen: Er habe die Pyramide zurückgezogen, weil sie »nicht an Kindern getestet worden war.«[225] Das fiel ihm aber erst im letzten Augenblick vor der Veröffentlichung der Pyramide ein – nach dreijähriger Testphase. Die Reaktion hätte nicht schlimmer ausfallen können, wenn er berichtet hätte, Außerirdische seien nachts in sein Schlafzimmer eingedrungen und hätten ihm gedroht, die Erdkugel zu sprengen, falls die Ernährungspyramide veröffentlicht würde!

Glücklicherweise wurde die Pyramide – ein seltener Sieg für die Verbraucher – unter gewaltigem Druck seitens der empörten Gesundheits- und Ernährungsfachleute dann endlich 1992 veröffentlicht und ersetzte die veraltete Kreisdarstellung mit den vier Nahrungsmittelgruppen. Die Ernährungsexpertin des Center for Science in the Public Interest traf den Nagel auf den Kopf, als sie feststellte, diese Entscheidung »zeigt, dass die Öffentlichkeit zumindest manchmal siegt«[226].

Richtlinien für die Reduktion tierischer Nahrungsmittel

Sicher gibt es viele Leute, die ganz genau wissen, dass sie die tierischen Nahrungsmittel auf ihrem Speisezettel reduzieren sollten, aber unsicher sind, wie sie dieses Ziel erreichen können, ohne die Freude am Essen zu verlieren und ihren ganzen Tagesablauf durcheinander zu bringen. Das zweite Prinzip zeigt ihnen und uns allen, wie wir allmählich unsere Essgewohnheiten umstellen und liefert uns nützliche Ratschläge für die Praxis. Wir erfahren, wie man täglich etwas weniger tierische Nahrungsmittel zu sich nimmt, systematisch und langsam, so dass man sich dabei wohl fühlt und nichts entbehrt.

Ein weit verbreiteter Fehler bei der Umstellung ist das Alles-oder-Nichts-Prinzip. Man verlangt sich zu viel ab und kann ein Programm dann nicht durchhalten, weil die alten Essgewohnheiten viel zu eingefahren sind, um abrupt aufgegeben zu werden. Frustration über die eigene Schwäche ist die Folge. Man fühlt sich als Versager. Das 2. Prinzip des CARE-Programms weist hier den richtigen Weg zur erfolgreichen Entgiftung durch allmähliche Reduktion der tierischen Nahrungsmittel, an die wir uns so gewöhnt haben.

Sie können auch weiterhin tierische Nahrungsmittel in kleinen Portionen essen und trotzdem Ihr Ziel erreichen, den Körper energisch zu entgiften und zu verjüngen. Vergessen Sie nicht, dass diese neuen Prinzipien nur Empfehlungen sind, keine strengen Gesetze. Ich muss das immer wieder betonen, weil viele Leser sonst glauben, jegliche Abweichung von den Richtlinien stempele sie zu Versagern, und das setzt sie noch mehr unter Druck. Es ist einfach nicht möglich, in diesem Buch die persönlichen Lebensumstände, jede individuelle Vorliebe oder Abneigung zu berücksichtigen. Die Richtlinien sollen Vorschläge sein, aufgrund derer man sich nach eigenen Bedürfnissen ein Programm zusammenstellt.

Nehmen Sie die nachfolgende Grafik; daran können Sie sehen, dass der Bereich A der größte ist, während B und C gleich groß, aber viel kleiner als A sind. Das zeigt die Art und Weise, wie Menschen bestimmte Gewohnheiten umsetzen. Wenn es etwa darum geht, wie oft Menschen sich körperlich trainieren, steht der Bereich A für jene Menschen, die zumindest manchmal trainieren. Bereich B umfasst jene, die täglich trainieren, C alle die, die niemals trainieren.

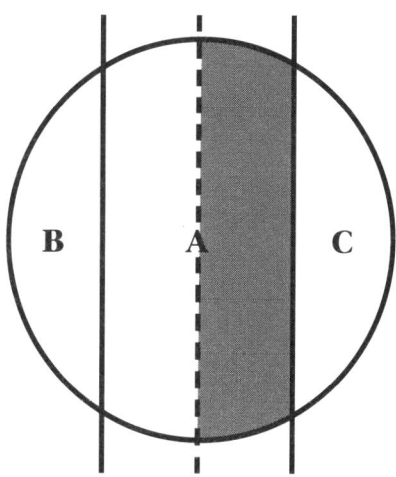

Hier soll anhand der Grafik illustriert werden, wie viele tierische Nahrungsmittel die Menschen essen. Der große Bereich A zeigt den Prozentsatz jener Menschen, die täglich tierische Produkte in irgendeiner Form essen. Bereich B ist den Menschen zugeteilt, die bei jeder Mahlzeit tierische Produkte essen, und Bereich C jenen, die niemals tierische Nahrungsmittel zu sich nehmen.

Für Bereich B und C gibt es keine Abstufungen. Sie essen Fleisch entweder zu jeder Mahlzeit oder gar nicht. Im Bereich A gibt es jedoch große Unterschiede in der Art und Menge der verzehrten tierischen Produkte. Wenn Sie die tierischen Nahrungsmittel so weit reduzieren wollen, dass Ihr Körper frei von Giftstoffen wird, die Lymphknoten nicht anschwellen und Sie sich optimaler Gesundheit erfreuen können, sollte Ihr Verbrauch im schattierten Bereich von A (rechts von der gestrichelten Linie), nahe bei C, liegen. Je weniger tierische Produkte Sie essen, desto näher liegen Sie an C. Je mehr tierische Produkte Sie essen, desto näher liegen Sie an der gestrichelten Linie.

Um in den gewünschten, schattierten Bereich neben C zu gelangen, können Sie drei einfache Regeln befolgen. Unter Fleisch verstehe ich hier tierische Produkte, also Fleisch, Geflügel, Fisch und Eier, unter Milchprodukte fällt alles, was aus Milch hergestellt wird, also Käse, Joghurt, Sahne usw.

1. Versuchen Sie, zum Frühstück kein Fleisch und keine Milchprodukte zu essen.
2. Versuchen Sie, nicht öfter als einmal am Tag Fleisch zu essen. Versuchen Sie, nicht öfter als einmal am Tag Milchprodukte zu essen. (Gelegentlich werden Sie sicher von beiden öfter als einmal essen, doch Ihr Ziel lautet: einmal täglich.)
3. In regelmäßigen Abständen sollten Sie Tage einlegen, an denen Sie weder Fleisch noch Milchprodukte essen. Das ist extrem wichtig. Der Körper braucht zwischendurch Erholung von der energieintensiven Verarbeitung

tierischer Produkte. Ich kenne Menschen, die jeden zweiten Tag tierische Nahrungsmittel essen. Sie entbehren nichts und erfreuen sich trotzdem bester Gesundheit. Genehmigen Sie sich an den Tagen ohne tierische Produkte ruhig ein kleines Stück Butter zu Kartoffeln oder Gemüse. Diese kleine Abweichung schadet nicht. Und verwenden Sie unbedingt Butter, nicht Margarine, die nur ein industrielles Kunstprodukt ist.[227] Butter ist jedenfalls ein Naturprodukt.

Je genauer Sie sich an diese drei Richtlinien halten, umso erfolgreicher werden Sie in der Erreichung Ihres Ziel sein. Doch sollen Sie im Folgenden auch noch etwas Hintergrundwissen mitbekommen.

Die Wirkung des 2. Prinzips

Diese Tipps erscheinen Ihnen vielleicht ein bisschen zu simpel, als dass sich ihre Befolgung maßgeblich auf die Stärkung des Lymphsystems auswirken und Krankheiten vorbeugen könnte. Doch wenn Sie sie sorgfältig beachten und Ihre Essgewohnheiten entsprechend umstellen, machen Sie einen großen Schritt in Richtung dynamischer Gesundheit.

Wir haben schon besprochen, dass die Ausscheidung eine ganz wichtige Körperfunktion ist. Dabei werden die Abfallstoffe durch den Darm, die Blase, die Lunge und die Haut aus dem Körper entfernt. Da sie nicht ohne den Einsatz von Energie vor sich gehen kann, wird sie durch die Art der Ernährung und durch sonstige Lebensgewohnheiten stark beeinflusst. Sie können nicht erwarten, dass die Ausscheidung reibungslos funktioniert, wenn die meisten Nahrungsmittel, die Sie zu sich nehmen, industriell bearbeitet, voller Chemikalien, schwer verdaulich, konzentriert, reich an Fett und Cholesterin, denaturiert, konserviert oder bestrahlt sind. Der Körper braucht dann viel zu viel Energie, um diese Nahrungsmittel umzubauen und ihre negativen Elemente zu neutralisieren; wenn Sie nicht wie ein Löwe 20 Stunden am Tag schlafen, schafft es Ihr Organismus einfach nicht, die Abfall- und Giftstoffe aus der aufgenommenen Nahrung vollständig auszuscheiden. Gründliche Eliminierung der Schlacken ist aber Voraussetzung für ein funktionierendes Lymphsystem.

Bei der gesünderen, vollwertigen Ernährung, die Sie jetzt anstreben, lassen Sie nach und nach alle Produkte weg, die sich als schädlich für Sie erwiesen haben. Je frischer und naturbelassener die Nahrungsmittel sind, desto besser. Sie sollten Ihren Konsum an industriell bearbeiteten Fertigprodukten mit chemischen Zusätzen, an Kaffee, Erfrischungsgetränken, raffiniertem Zucker und dergleichen so weit wie möglich einschränken. Sie wissen ja, was Ihnen nicht gut tut. Nämlich genau das, von dem man uns immer sagt, wir sollten es »in Maßen genießen«. Es wird Sie keiner je auffordern, frisches Obst und Gemüse in Maßen zu essen. Geben Sie sich einen Ruck, und schränken Sie die genannten Dinge ein. Das ist alles. Mit periodischen Monodiäten und einer Reduktion tierischer Produkte haben Sie dann schon einen gewaltigen Satz nach vorn gemacht. Zwischendurch können Sie sich auch gelegentlich einen kleinen Ausrutscher leisten, weil insgesamt die Richtung stimmt.

Der weltberühmte Biochemiker und Forscher Dr. Paul Stitt hat einmal gesagt: »Ein Mittel gegen Krebs werden wir nicht unter dem Mikroskop finden, es liegt vor uns auf dem Teller.«[228] Je mehr Nahrungsmittel aus dem Pflanzenreich kommen und je weniger von Tieren stammen, desto geringer ist die Wahrscheinlichkeit, dass Zellen unkontrolliert zu wachsen beginnen oder irgendeine andere Krankheit entsteht.

Wenn Sie sich entschieden haben, dass periodische Monodiäten und die allmähliche Reduktion tierischer Produkte für Sie sinnvoll sind, werden Sie wie viele andere Menschen beginnen, immer mehr vollwertige, lebenserhaltende Nahrungsmittel zu verzehren, und zwar mit großem Genuss. Das CARE-Programm liefert Ihnen einen umfassenden Ernährungsplan, nicht nur willkürliche Einzelmaßnahmen. So können Sie von Anfang an sicher sein, dass es hilft.

Die Einstellung, die Sie zu Ihrem Körper haben, wird sich für immer verändern, wenn Sie erst unmittelbar zu spüren bekommen, wie Sie Ihren Körper revitalisieren können. Sie werden merken, dass es in Ihrer Macht steht, durch Ihr Verhalten die Ursachen für Gesundheitsprobleme mit der Zeit zu beseitigen. Das Ergebnis wird ein größeres Maß an Gesundheit und Energie sein, als Sie je für möglich gehalten haben. Und, was das Wichtigste ist, Sie werden in dem Bewusstsein leben, dass Sie sich auf Dauer dynamischer Gesundheit freuen können.

Das 3. Prinzip:
was zählt, ist das Denken

Wenn wir glücklich und gesund sein wollen, muss nicht nur der Körper sondern auch der Geist friedlich und voller Harmonie sein.

– Ernest Holmes,
Autor von »Die Vollkommenheitslehre«

Es ist eindeutig belegt, dass die Fähigkeit zur Heilung in einer negativen Atmosphäre stark herabgesetzt ist – so haben depressive Menschen nicht nur eine schwächere Immunreaktion, auch die Fähigkeit der DNA zur Selbstreparatur ist geringer.

– Deepak Chopra,
Autor von »Die unendliche Kraft in uns«

Geist und Seele wirken sich in vieler Hinsicht unmittelbar auf die Gewebe unseres Körpers aus, ohne dass uns das bewusst wird. Der Körper reagiert – bewusst oder unbewusst – auf die Botschaften der Seele.

– Bernie S. Siegel
Autor von »Prognose Hoffnung. Liebe, Medizin und Wunder«

Erst in unseren Gedanken entsteht die Erfahrung von Gesundheit, Wohlstand und allen anderen Dingen dieser Welt.

– Wayne Dyer,
Autor von »Wirkliche Wunder«

Wer nach einem perfekten Körper strebt, achte auf seine Seele.

– James Allen,
Autor von »Heile Deine Gedanken«

Alles worum ihr betet und bittet – glaubt nur, dass ihr es schon erhalten habt, dann wird es euch zuteil.

– Jesus

Was wir sind, ist das Ergebnis unseres Denkens.

– Buddha

Man könnte in Versuchung geraten, diese Zitatenliste fortzusetzen, bis es 70 oder 80 sind, genug für ein ganzes Kapitel – so viel wurde im Lauf der Zeit über die enge Beziehung zwischen Seele und Körper geschrieben. Unser Seelenleben weist zwei Aspekte auf: jenen Teil, über den wir etwas wissen, und jenen Teil, dessen wir uns nicht bewusst sind. Die Seele zu ergründen heißt, den Kosmos zu ergründen.

Was wir über die Seele tatsächlich wissen, ist nur ein Sandkorn auf einem riesigen Sandstrand. Dennoch, das winzigkleine Bisschen, das wir wissen, ist außergewöhnlich und birgt ein ungeheures Potenzial. Und zwar ein Potenzial, das wir einsetzen können! Genau das meint Norman Cousins, wenn er sagt: »Das Wachsen der menschlichen Seele ist immer noch ein großes Abenteuer, in vieler Hinsicht das größte Abenteuer überhaupt.«[229]

Haben Sie nicht auch schon Aussagen gehört wie: »Auf die Einstellung kommt es an«, oder: »Man ist so alt, wie man sich fühlt«? Wie ist das mit dem Glas, das – je nach Betrachtungsweise – halb voll oder halb leer ist? Sportler reden geläufig schon vom »mentalen« Training und davon, was es ihnen für ein Spiel oder eine Leistung gebracht hat. Einer der berühmtesten Tennislehrer der Welt erzählte mir, 10 Prozent beim Tennis seien eine Frage des Talents, 90 Prozent mental. Von Tennisspielern hören Sie vor dem Spiel tatsächlich oft den

Satz: »Wenn mein mentales Spiel passt, werde ich gewinnen.«
Und wenn sie verloren haben: »Mein mentales Spiel war einfach nicht da.«

Kennen Sie die Geschichte von der kleinen Lokomotive, die
einen steilen Hügel hinauffährt? »Ich weiß, ich schaff's, ich
weiß, ich schaff's, ich weiß, ich schaff's«, dampft sie und
schafft es. Und Jesus, unser Herr und Meister, versuchte uns genau das zu sagen, immer wieder, auf verschiedenste Weise:
»Wie ihr geglaubt habt, so soll es geschehen.« Welche Bedeutung sollte dieser Satz haben, wenn nicht die, dass wir durch
die Kraft des Denkens, des richtigen Denkens, praktisch alles
erreichen können.

Unzählige Bücher wurden geschrieben über die Kraft des
Denkens und seine stärkende oder lähmende Wirkung, darüber, wie sie uns aufbaut oder niederschmettert, heilt oder
krank macht. Und obgleich es mehr als genug Beweise gibt,
dass unser Denken, wenn es in die richtigen Bahnen gelenkt
wird, eines der wirkungsvollsten Werkzeuge für Wohlbefinden
und Gesundheit sein kann, wird kein anderer Bereich der Gesundheitsvorsorge mehr vernachlässigt und weniger beachtet.
Mir scheint, wenn wir die Grenze vom Sichtbaren zum Un-
sichtbaren überschreiten, kommen alle möglichen Vorurteile
ins Spiel. Solange wir es mit der »realen« Welt, oder jener Welt,
die wir hören, sehen und greifen können, zu tun haben, ist
alles in Ordnung. Sobald wir uns jenem Teil unserer Existenz
zuwenden, der sich der Sinneswahrnehmung entzieht, haben
wir nicht länger festen Boden unter den Füßen. Der Heilkraft
des Geistes haftet ein Beigeschmack von Hokuspokus, Kultver-
herrlichung und ähnlichem Unsinn an.

Um zu sehen, dass dieser Bereich sehr wohl bedenkenswert
ist, brauchen Sie nur eines der Bücher von Dr. Deepak Chopra,
Dr. Wayne Dyer, Louise Hay, Dr. Bernie Siegel oder Ernest Holmes zu lesen; Sie werden dort Berichte über viele bemerkenswerte Fälle finden, in denen Menschen mit der Kraft ihrer Gedanken positive Botschaften der Liebe und Heilung an ihren
Körper sandten und so schwerste Krankheiten überwanden.

Die Seele-Körper-Verbindung

Für die reale Welt gelten einfache, unfehlbare Naturgesetze, die allgemein anerkannt sind. Wenn man einen Pfirsichsamen in die Erde legt, wächst daraus ein Pfirsichbaum. Sät man aber die Samen von Disteln aus, werden keine Pfirsichbäume daraus sondern nur Disteln. Sie meinen sicher, das sei allzu simpel, weil offensichtlich. Aber die wenigsten Menschen verstehen, dass dieses Gesetz ebenso unverrückbar für Seele und Geist gilt.

Ihre Gedanken sind wie Samen, auch aus ihnen wächst etwas heran, so wie aus Samen Pflanzen werden. Gute Gedanken führen zu Gutem, schlechte Gedanken zu Schlechtem. Gute Gedanken werden niemals schlechte Folgen haben, und schlechte Gedanken werden niemals gute Folgen haben.

Auch wenn viele Wissenschaftler die Bedeutung der Seele für den Heilungsprozess nicht ernst nehmen und Medikamente vorziehen, gibt es doch wissenschaftliche Beweise für die erstaunliche Heilkraft der Seele. Im Bereich Psychiatrie und Psychologie sind die Forschungsergebnisse über das Verhältnis zwischen Körper und Seele in den letzten zehn Jahren explosionsartig angewachsen. Dr. Martin Seligman, Professor an der University of Pennsylvania und Autor des Buches *Pessimisten küsst man nicht. Optimismus kann man lernen* hat bei seinen Forschungen herausgefunden, dass pessimistische Menschen ein schwächeres »Immunsystem« haben, leichter zu Erkältungen und Grippe neigen und ab dem 50. Lebensjahr häufiger schwere gesundheitliche Probleme aufweisen. Ihr Körper kann schwerste Krankheiten wie Krebs weniger gut abwehren.

Ein Kollege von Dr. Seligman, Dr. Gregory Buchanon, ebenfalls Wissenschaftler an der University of Pennsylvania, führte Tests an einer Versuchsgruppe durch, um festzustellen, ob die Teilnehmer grundsätzlich Pessimisten oder Optimisten waren. Laut Dr. Buchanon starben von den als Pessimisten eingestuften Menschen innerhalb der nächsten zehn Jahre mehr. Die höchste Sterblichkeitsrate fand er bei den 25 Prozent, die besonders negativ eingestellt waren: 26 von 31 Testpersonen starben. Im Gegensatz dazu starben von den 25 Prozent Testpersonen mit besonders positiver Einstellung nur 10 von 31.[230]

Die Placebo-Wirkung

Einer der eindrucksvollsten und überzeugendsten Beweise für die Kraft der Seele bei der Heilung des Körpers ist die so genannte »Placebo-Wirkung«. In Studien über die Wirksamkeit eines Medikamentes werden die Patienten in zwei Gruppen eingeteilt. Eine Gruppe erhält das zu testende Medikament, die andere erhält ein Scheinmedikament, das Placebo, das genauso aussieht, aber keine Wirkstoffe enthält. Keine Gruppe weiß, was sie erhält, das echte Medikament oder das Placebo. Wenn die Gruppe mit dem echten Medikament eine deutliche Besserung gegenüber der Gruppe mit dem Placebo aufweist, wird das Medikament als wirkungsvoll bewertet. Aber immer wieder zeigt sich, dass bei manchen Menschen das Placebo genauso wirksam ist wie das Medikament. Nicht bei jedem tritt diese Reaktion ein, aber im Allgemeinen berichten 30 bis 60 Prozent über ein Nachlassen der Schmerzen, auch bei starken Schmerzen, durch das Placebo.[231]

Anders ausgedrückt, wenn man von der Wirksamkeit einer bestimmten Arznei oder eines chirurgischen Eingriffs überzeugt ist, fördert das die Genesung und erhöht die Chancen einer Heilung. Andererseits führen Skepsis und Zweifel in derselben Situation zum genauen Gegenteil, nämlich zu einer verringerten Heilungschance.[232] Dieses Phänomen beobachtet man seit Jahrhunderten![233] Zu Beginn des 20. Jahrhunderts hatte Dr. William Osler einen außergewöhnlichen Ruf als Arzt und Heiler. Er lehrte seine Studenten, dass seine Patienten häufig durch den Glauben an die Behandlung, nicht durch die Behandlung selbst geheilt worden seien.[234]

Einer der berühmtesten Fälle in der Geschichte ereignete

sich zu Beginn des 19. Jahrhunderts. Dr. Isaac Jennings war nach 20 Jahren Berufsausübung so gründlich desillusioniert, dass er sich weigerte, die übliche Behandlung durch Medikamente und Aderlass fortzusetzen. Um den Forderungen seiner Patienten nach »Medizin« gerecht zu werden, verabreichte er ihnen verschiedenste Brotpillen, eine Vielzahl von Pulvern, die aus unterschiedlich gefärbtem und duftendem Weizenmehl hergestellt wurden, und Röhrchen mit reinem Wasser in verschiedenen Farbabstufungen. Zu seiner großen Überraschung erholten sich seine Patienten weitaus besser als zu der Zeit, da er ihnen noch echte Medikamente verabreicht hatte.

Es dauerte nicht lange, bis Dr. Jennings Ruhm sich wie ein Lauffeuer verbreitete, sein Einzugsgebiet wurde immer größer, so mancher konventionelle Arzt musste seine Praxis zusperren. Er verabreichte seine harmlosen Placebos noch weitere 15 bis 20 Jahre, bevor er seinen Medizinerkollegen und der Öffentlichkeit offenbarte, was er getan hatte. Einige seiner Kollegen waren fasziniert, andere erbittert. Manche Patienten erklärten, was er ihnen gegeben hätte, sei ihnen egal, denn es habe sie geheilt. Andere waren erbost, bezeichneten ihn als Schwindler und suchten ihn nicht mehr auf. Die Tatsache, dass sie ihre Krankheit viel schneller überwunden hatten, sprach offenbar nicht für Dr. Jennings. Sie zahlten für Medikamente, also wollten sie Medikamente. Trotz der verwirrten und höchst gemischten Reaktionen seiner Patienten bekam Dr. Jennings in Anerkennung seines Erfolgs ein Ehrendoktorat der Yale University.[235]

Dass Placebos helfen, hat damit zu tun, dass die Menschen, die sie einnehmen, überzeugt sind, dass sie ihnen helfen werden. Sie *meinen*, die Behandlung werde helfen, daher hilft sie! Placebos zeigen, dass eine positive Einstellung die Heilung fördert. Viele »maßgebliche Persönlichkeiten« zweifeln an der Fähigkeit, des Geistes, den Körper zu heilen, obwohl es wissenschaftliche Untersuchungen gibt, die dafür sprechen, dass der Geist diese Kraft besitzt. Es gibt unzählige, sorgfältig dokumentierte Fälle von Menschen, die sich selbst geheilt haben –

manchmal von sehr schweren Krankheiten – und zwar nur durch die Kraft des Geistes, der Gedanken. Sie glaubten so fest daran, gesund zu werden, dass sie tatsächlich geheilt waren! Werfen Sie einen Blick in Dr. Larry Dosseys Buch *Healing Words*, ein faszinierendes, wirklich informatives Buch (von einem Arzt geschrieben) über die Wirkung des Betens auf die Heilung.

Diese Ehrfurcht gebietende Kraft steckt in jedem von uns. Nichts als unser Denken hält uns davon ab, sie für uns selbst zu nutzen. Wie auch immer Sie es nennen wollen, positive Einstellung oder die Kraft des Gebets, diese Macht spricht *wirklich* auf Gedanken, Worte und Überzeugungen an. Wenn Sie mit absoluter Sicherheit wissen wollen, ob Sie diesen ungeheuren Einfluss auf Gesundheit und Wohlbefinden tatsächlich besitzen, können Sie es ja versuchen. Es ist eigentlich nicht schwerer, an diese Kraft zu glauben, als nicht daran zu glauben.

Bevor ich Ihnen erkläre, wie Sie Ihren Geist dazu bringen können, die Macht, die Sie über Ihre eigene Gesundheit haben, in einem positiven Licht zu betrachten, werfen wir noch einen Blick auf einige der eindrucksvollsten Beispiele für die Placebo-Wirkung. Placebos haben Erleichterung bei Angina pectoris, Arthritis, Schmerzen, Heuschnupfen, Kopfschmerzen, Husten, Geschwüren, Bluthochdruck, Krebs und Herz-Kreislauf-Erkrankungen gebracht.[236] Zahlreiche Studien über bestimmte religiöse Praktiken wiesen auf einen direkten Zusammenhang zwischen tiefer Überzeugung und dem Verschwinden gesundheitlicher Probleme hin.[237] Eine zehn Jahre währende Studie mit älteren Menschen zeigte, dass Leute, die sich selbst alt fanden und auch als alt bezeichneten, deutlich häufiger bereits im Verlauf der Studie verstarben als diejenigen, die sich fühlten, als wären sie in mittleren Jahren.[238]

Mit der Zahl der dokumentierten Fälle von Heilungen des Körpers durch die Kraft des Geistes könnte man leicht das ganze Buch füllen. Ich möchte zwei besonders eindrucksvolle Beispiele anführen, die sich auf die häufigsten Todesursachen in unserer Gesellschaft beziehen – auf Herz-Kreislauf-Erkrankungen und unkontrolliertes Zellwachstum.

In den späten 50er und den 60er Jahren des 20. Jahrhunderts wurde eine Operation immer häufiger praktiziert, die Erleichterung bei Angina pectoris brachte. Angina pectoris bewirkt einen plötzlichen, dumpfen Schmerz mit Beengungsgefühl im unteren Brustraum und Erstickungsangst. Bleibt sie unbehandelt, führt sie oft zu schwereren Herzleiden, da Angina pectoris ein warnender Hinweis darauf ist, dass das Herz nicht ausreichend durchblutet wird. Wer diese heftigen Schmerzen erlebt hat, möchte sie nicht noch einmal durchmachen.

Die Operation, die inzwischen weitgehend von dem so genannten koronaren Bypass abgelöst wurde, bestand in einer Öffnung der Brust und Ligatur (Abbindung) einer bestimmten Arterie, so dass mehr Blut durch andere Verzweigungen fließen musste, die teilweise blockiert waren. Die Operation führte bei 70 Prozent der Patienten zu einer deutlichen Abnahme der Schmerzen. In einer kontrollierten Studie bekamen zufällig ausgewählte Patienten, die für die Operation vorgemerkt waren, nur eine Narkose, dann wurde ein Einschnitt an der betreffenden Stelle der Brust gemacht, sonst nichts. Der Einschnitt wurde wieder verschlossen, den Patienten sagte man, die Operation sei erfolgreich verlaufen. Diese Personen, die glaubten, sie wären operiert worden, berichteten zu 70 Prozent über ein Nachlassen der Schmerzen; das war genau derselbe Prozentsatz wie bei tatsächlich operierten. [239]

Das zweite Beispiel für die mentale Kraft von Patienten zur Heilung des Körpers ist der erstaunlichste Vorfall, von dem ich je gehört habe. Es handelte sich um einen schwerkranken Mann, der neben anderen gesundheitlichen Problemen auch noch große bösartige Tumoren im ganzen Körper hatte. Alle Standardbehandlungen waren versucht und wieder abgesetzt worden, die Ärzte schätzten seine Lebenserwartung auf einen Monat. Damals gab es ein viel beschworenes »Mittel« gegen Krebs, das so genannte Krebiozen. Der Mann hörte davon und war überzeugt, es könnte ihm helfen, also bat er um die Verabreichung. Sein Zustand war so schlecht, dass er vermutlich dachte, ein Versuch könne auch nicht mehr schaden.

Zwei Tage nach der ersten Injektion waren die Tumore des Mannes auf die Hälfte ihrer ursprünglichen Größe geschrumpft. Er bekam die Injektionen dreimal in der Woche und wurde nach zehn Tagen aus dem Krankenhaus entlassen. Er erfreute sich zwei Monate lang guter Gesundheit, doch wie das Schicksal es wollte, fielen ihm negative Berichte über Krebiozen in die Hände. Er verfiel sofort in seinen Zustand vor der Behandlung zurück, die Tumoren waren wieder da. Seine Ärzte sagten ihm, er sollte das Gelesene ignorieren, denn sie würden ihm ein neues, »hochreines« Krebiozen mit »doppelter Wirksamkeit« verabreichen. Er machte sich große Hoffnung auf eine Heilung, bekam diesmal aber nur destilliertes Wasser injiziert. Dennoch schrumpften die Tumoren wieder dahin, und er war zwei weitere Monate beschwerdefrei! Dann geriet ihm der endgültige Bericht der American Medical Association in die Hände, dass Krebiozen sich als unwirksam erwiesen habe. Zwei Tage später starb der Mann.[240]

Die Macht des Geistes, Realität zu erzeugen, ist so groß, dass laut manchen Studien bis zu 50 Prozent der mit Placebos behandelten Patienten Nebenwirkungen aufweisen.[241] In einem erstaunlichen Fall, bei dem ein Antihistaminikum getestet wurde, hatten die Testpersonen, die das Placebo erhielten, mehr Nebenwirkungen als jene, die das Medikament bekamen![242] In neueren Studien hat sich gezeigt, dass die Placebo-Wirkung mindestens doppelt so stark ist, wie man ursprünglich gedacht hatte,[243] besonders dann, wenn der Arzt des Vertrauens dem Patienten überzeugend eine neue Therapie anbietet.[244]

Angesichts der Tatsache, dass es Menschen gibt, die bereits auf die Empfehlung einer Person mit entsprechender Kompetenz hin stark reagieren, bei denen schon ein Vorschlag zur Realität wird und auch zum erwarteten Ergebnis führt, sollte einem Patienten gar nicht gesagt werden, dass er oder sie sterben wird oder nur mehr kurze Zeit zu leben hat. Falls auch nur eine winzige Chance besteht, dass jemand überlebt, müsste man ihm doch Hoffnung und Zuversicht lassen. Schließlich liegt sein Schicksal allein in Gottes Hand. Und nur Gott weiß, wie viele Menschen einen frühen Tod fanden, weil man ihnen vorzeitig zu verstehen gab, ihre Zeit wäre abgelaufen. Ich frage mich, ob es *irgendjemanden* gibt, der nicht von einem Fall gehört hat, in dem jemand weit länger lebte, als ihm vorhergesagt worden war.

Viele Ärzte haben die Vorstellung, dass der Geist den Körper heilen könne, meist von der Hand gewiesen. Die »American Medical Association« befragte ihre Mitglieder im Jahr 1990 zu dieser Frage und fand heraus, dass nur zehn Prozent an eine Verbindung Geist-Körper glaubten.[245] Dennoch, es wäre doch sinnvoll, den Patienten über solche Fälle aufzuklären, in denen Menschen gegen alle Wahrscheinlichkeit die Krankheit besiegt und überlebt haben? Ich kenne keine Frau, die sich einer Brustamputation unterzog und der man nicht vorher sagte, dass sie die Wahl habe zwischen Brustamputation und Tod. Das ist einfach nicht richtig. Diese Art von Todesurteilen sind im Gesundheitssystem der Vereinigten Staaten dringend änderungsbedürftig.

Richtlinien für positives Denken

Nach allem, was Sie nun gelesen haben, könnten Sie leicht denken, der Geist wäre der wichtigste Aspekt im Streben nach dynamischer Gesundheit. Und wer wollte Ihnen entgegnen, dass Sie nicht Recht haben? Wir sollten lernen umzudenken und dabei herausfinden, wie wir von dem uns innewohnenden Potenzial unseres Geistes voll profitieren können. So wie unter geeigneten Bedingungen aus einer winzigen Eichel ein großer Eichenbaum wird, kann auch die außerordentliche, dynamische Kraftquelle unseres Geistes unter entsprechenden Umständen ihre Wirkung entfalten. Sie wartet geduldig auf unsere Anweisungen.

Wenn Ihnen Ihre Gesundheit so wichtig ist, dass Sie periodische Monodiäten einhalten und allmählich den Verzehr tierischer Nahrungsmittel reduzieren, wird das Wissen, dass Sie etwas Präventives gegen Krankheiten tun, ein zusätzlicher Gewinn, der Ihre Chancen auf Erfolg stark verbessert. Aber unser eingefahrenes negatives oder unproduktives Denken abzulegen, ist gar nicht so einfach. Wie bei anderen Gewohnheiten, die längst Routine geworden sind, ist auch hier nur eine Verdrängung durch andere, günstigere möglich.

Keine Frage, dass Sie das schaffen! Sie sind ja der Meister Ihres Denkens, Sie können Ihre Gedanken in jedem Augenblick in jede gewünschte Richtung lenken. Der Geist reagiert sofort auf Ihre Anweisungen. Es spielt keine Rolle, wie lange Sie schon in negativem Denken verhaftet sind. Sie können sofort etwas ändern, indem Sie die negativen Gedanken mit positiven überlagern. Das ist, als zündete jemand in einem dunklen Raum ein Licht an. Dabei spielt es keine Rolle, wie lange der Raum im Dunkeln lag, sobald ein Licht brennt, muss die Dunkelheit weichen.

Es gibt höchstwahrscheinlich Hunderte von Methoden und Empfehlungen zur Erziehung des Geistes, damit er uns das tägliche Leben in positivem Licht erscheinen lässt. Nehmen Sie nur die folgenden drei, die Sie speziell für Ihr Streben nach einem Leben ohne Schmerzen und Krankheiten nützen können:

1. Stellen Sie bessere Fragen.
2. Machen Sie der Welt Ihr Anliegen klar.
3. Erkennen und akzeptieren Sie Ihre vielen »Ichs«.

Stellen Sie bessere Fragen

Mit dieser Methode lassen sich bemerkenswerte, um nicht zu sagen wunderbare Ergebnisse erzielen, und dabei ist sie so einfach, interessant und macht auch noch Spaß. Über die Macht des Fragens hörte ich zum ersten Mal von Anthony Robbins, Verfasser der Bestseller *Grenzenlose Energie* und *Das Robbins Po-*

wer-Prinzip. Ich bin mit Tony seit fast 20 Jahren befreundet, er ist einer der positivsten Menschen, die ich kenne, und zwar ständig und andauernd.

Auch wenn es Ihnen nicht bewusst ist, stellen Sie sich selbst ständig Fragen, entweder im Geist oder laut, das Gehirn liefert auch die Antworten dazu. »Bittet, dann wird euch gegeben.« Die meisten Menschen kennen diesen Satz aus der Bibel. Wenn Sie Ihrem Gehirn eine Frage stellen, wird es sofort aktiv und gibt die Antwort, wie ein Computer, der Millionen von Informationen bereithält. Sie tippen eine Frage ein und schon erscheint die Antwort auf dem Bildschirm. Was immer Sie sich fragen, ob gut oder schlecht, es wird beantwortet. Wenn Sie also fragen: »Warum kann ich nicht endlich abnehmen?«, antwortet das Gehirn darauf: »Nun, du isst zu viel, du gibst dir nicht genug Mühe, du nimmst es nicht ernst, du machst zu wenig Bewegungstraining, deine Figur ist dir angeboren.« Das Gehirn hat immer eine Antwort. Fragen können also Positives oder Negatives in unser Leben bringen. Und jetzt fragen Sie: »Wie kann ich abnehmen und mich dabei wohl fühlen?« Bestimmt hätten Sie gern eine Antwort darauf. Haben Sie schon einmal gefragt:

- »Warum komme ich nicht vorwärts?«
- »Warum passiert das immer mir?«
- »Warum behandelt mich XY immer so schlecht?«
- »Warum bin ich so dick?«
- »Warum bin ich ständig krank?«

Wenn Sie sich fragen, warum Sie etwas nicht tun können, wird das Gehirn Ihnen sagen, warum, und die unerwünschte Situation wird schlimmer. Stellen Sie lieber positivere Fragen! Sie können Ihr Leben klar zum Positiven hin verändern, indem Sie jetzt sofort mit den richtigen Fragen beginnen. Das hat sehr viel mit dem zu tun, worauf Sie Ihr Hauptaugenmerk richten wollen. Denn das, worauf Sie Ihr Hauptaugenmerk richten, wird Realität! Die Entscheidung liegt allein bei Ihnen. Sie können sich mit dem Guten in Ihrem Leben befassen, aber auch mit dem Schlechten. Es bleibt Ihnen überlassen.

Wenn Sie in den Fernsehnachrichten einen Bericht über ein schreckliches Verbrechen und dann später die Reportage über eine Aktion sehen, bei der Kinder mit vielen bunten Luftballons Altersheime besuchen, um ein wenig Freude in das Leben der Bewohner zu bringen, worauf würden Sie Ihr Hauptaugenmerk richten? Es gibt Menschen, die sich nur mit dem Schmerz und Leid in dieser Welt beschäftigen, und Menschen, die zuerst die Schönheit und das Gute in der Welt sehen. Sie haben stets die Wahl, Ihr Hauptaugenmerk auf das Positive oder das Negative in Ihrem Leben zu richten.

Wenn Sie nur sehen, dass nichts läuft, wie es soll, kann es auch nicht besser werden! Doch ich kann Ihnen etwas verraten. Es funktioniert auch umgekehrt! Wenn Sie sich damit beschäftigen, wie etwas funktionieren *wird*, dann wird es auch funktionieren. Sie wissen: »Wie ihr geglaubt habt, so soll es geschehen.«

Der einzige Unterschied zwischen Ihnen und den Menschen, die Sie wegen ihrer Leistungen und ihrer positiven Ausstrahlung bewundern, liegt in den Fragen, die Sie sich selbst stellen. Sie können sicher sein, dass Menschen, die Ihnen als Vorbilder erscheinen, sich selbst keine negativen, entmutigenden Fragen stellen. Sie fragen sich: »Wie kann ich das ändern und davon profitieren?«, statt: »Warum passiert das immer mir?« Sie stellen genau die Fragen, die sie immer wieder zu neuen Leistungen anregen.

Wenn Sie Ihre gesundheitlichen Ziele erreichen wollen, müssen Sie entscheiden, worauf Sie Ihr Hauptaugenmerk richten werden. Die richtige Frage kann Ihre Einstellung und damit Ihr Leben verändern. Kennen Sie die Geschichte von dem Mann, der ständig jammerte, er hätte keine Schuhe, bis er einen anderen traf, der keine Füße hatte? Seine Einstellung hat sich augenblicklich verändert.

Das alles mag simpel klingen, vielleicht sogar dumm, aber es hat eine solche Wirkung, dass es jammerschade wäre, wenn Sie diese effektive Methode nicht nützen würden.

Stellen Sie sich auf Ihrem Weg zu einem glücklichen, gesunden Leben ohne Krankheit immer positive, aufbauende Fragen:

- »Was kann ich heute für meine Gesundheit tun?«
- »Wie kann ich mein Lymphsystem bei der Entsorgung von Gift- und Abfallstoffen unterstützen?«
- »Was kann ich tun, um mein Körpertraining interessanter zu gestalten?«
- »Was werde ich mit all der neuen Energie anfangen?«
- »Womit habe ich es verdient, all dies zu erfahren?«

Stellen Sie sich immer wieder positive Fragen; damit schaffen Sie sich eine bessere Atmosphäre, die zu positiven Dingen führt. Und bevor Sie fragen: »Glaubst du tatsächlich, dass das funktionieren kann?«, stellen Sie sich lieber die Frage: »Was kann ich *tun*, damit es funktioniert?«

Das ist etwas, mit dem Sie gleich heute oder morgen beginnen können, das Ihnen Kraft gibt und die positive Einstellung zu Ihrem Körper verstärken wird. Nehmen Sie sich jeden Morgen, noch ehe Sie aufstehen, einige Augenblicke Zeit, um den Tag mit ein paar positiven Fragen zu beginnen.

Sind Sie jemals mit der Frage auf den Lippen aufgewacht: »Warum muss ich heute arbeiten?« Oder war es eine andere negativ besetzte Frage? Kein sehr guter Start in den neuen Tag.

Wie wäre es, wenn Sie sich beim Aufwachen fragen: »Was kann ich tun, damit ich heute einen schönen Tag erlebe?«

Falls Sie weiteren Bedarf haben, hier sind ein paar Beispiele, bitte suchen Sie aber auch selbst nach Fragen:

- »Was macht mich besonders glücklich in meinem Leben?«
- »Für was sollte ich richtig dankbar sein?«
- »Wer sind meine Freunde?«
- »Wer mag mich eigentlich?«
- »Was habe ich erreicht, auf das ich sehr stolz bin?«

Bevor Sie aus dem Bett steigen und mit der Tagesarbeit beginnen, bleiben Sie noch einen Augenblick liegen, stellen Sie sich positive Fragen und geben Sie sich selbst kurze Antworten. Es dauert nicht länger als drei bis fünf Minuten.

Wenn das in Ihrem Leben zur Gewohnheit wird wie das Zähneputzen, wachen Sie mit der Zeit schon mit einer entsprechend freundlichen Einstellung auf, und Sie werden bald nur so strotzen vor positiver Energie! Eine letzte Frage zum Nachdenken: »Ist es nicht großartig, dass Sie so offen für positive Veränderungen in Ihrem Leben sind, und dass es diese hilfreiche Methode gibt?«

Machen Sie der Welt Ihr Anliegen klar

Waren Sie jemals in einer Wohnung oder einem Büro, wo an der Wand oder auf dem Schreibtisch ein anregendes oder ermutigendes Zitat oder eine Redensart angebracht war? Warum denken Sie, wird so etwas gut sichtbar angebracht? Haben Sie solche Botschaften auch in Ihrem Heim oder Büro? Wenn ja, warum? Die Antwort könnte nicht einfacher sein: Sie sollen uns an all die guten und positiven Dinge erinnern, die uns widerfahren können. Wenn Sie eine Kurzbotschaft von Liebe und Glück oder Erfolg lesen, fühlen Sie sich in diesem Augenblick bestimmt gut. Wenn ein Spruch besonders auf Ihre spezielle Situation zutrifft, verziehen Sie den Mund zu einem Lächeln, nicken zustimmend und denken: »Gewiss, gewiss.« Es ist, als wäre Ihnen die Botschaft auf den Leib geschrieben.

Das geschriebene Wort kann unheimlich wirkungsvoll sein. Es bringt uns zum Weinen oder Lachen, macht uns traurig oder glücklich, zornig oder mitleidig. »Die Feder ist mächtiger als das Schwert«, heißt eine englische Redensart. Was wir lesen, prägt sich unserem geistigen Auge ein.

Die Macht des geschriebenen Wortes ist der Grund, warum so viele Menschen Dinge als Affirmationen niederschreiben. Nehmen wir etwa jemanden, der verzweifelt einen fachlich und finanziell interessanten Job sucht. Er oder sie kann etwa folgende Affirmation niederschreiben: »Ich weiß, dass ich genau den Job, den ich suche, bald finden werde.« Das kann man 1-, 10-, 30- oder 100-mal am Tag aufschreiben. Der Satz wird fest im Bewusstsein des Schreibenden verankert. Deswegen glauben so viele Menschen an die Kraft ihrer zu Papier gebrachten Wünsche und Ziele.

Im ganzen Land finden Seminare über Zielsetzung statt, damit die Menschen erfahren, wie sie auf diese Weise ihren Wünschen näher kommen können. Bei all diesen Seminaren werden die Teilnehmer ermuntert, schriftlich festzuhalten, welche Ziele sie bald verwirklichen möchten.

Andere notieren jeden Morgen ein Wort auf ein Stück Papier, auf das sie sich den ganzen Tag konzentrieren möchten, z.B. »Gesundheit«, »Liebe«, »Frieden«, »Mitleid«, »Verzeihung«, »Erfolg«, »Freude«, Konzentration« oder auch ganz andere Dinge. Am nächsten Morgen schreiben sie ein anderes Wort für den Tag nieder.

Es gibt viele Methoden, mit dem geschriebenen Wort nicht nur anzuvisieren und zu verwirklichen, sondern auch den Geist darauf zu trainieren, sich lieber positiv als negativ auszurichten. Ein Verfahren, das ich seit Jahren einsetze und das sich gut mit den schon beschriebenen Methode der besseren Fragen verbinden lässt, besteht darin, etwas gleich als Tatsache festzuhalten und gar nicht erst als Frage zu formulieren. Das kann man mit einer, zwei, drei, vier oder beliebig vielen Aussagen versuchen. Schreiben Sie alles, was Ihnen einfällt, fein säuberlich auf ein Stück Papier, z.B.:

- Mein Körper wird mit jedem Tag reiner, stärker und gesünder.
- Mein Lymphsystem arbeitet mit optimaler Effizienz und verhindert, dass es zu unkontrolliertem Zellwachstum kommt.
- Meine Lymphknoten sind frei und werden es auch bleiben.

- Ich bin offen und aufnahmefähig für die vielen Möglichkeiten, die ich habe.
- Ich freue mich an der Arbeit, die ich mir ausgesucht habe, und ich kann etwas bewirken.
- Äußere Umstände können mein Wohlbefinden nicht stören. Ich bin selbst verantwortlich für mein Glück.
- Mein Leben ist mit genau so viel Energie geladen, wie ich brauche, um glücklich und gesund zu sein.

Viele dieser Aussagen hängen bei mir Zuhause. Ich möchte noch eine anführen, die ich vor vielen Jahren entdeckt habe und seither täglich lese, manchmal mehrmals am Tag. Sie liegt auf meinem Schreibtisch, und ich werfe immer einen Blick darauf, bevor ich mit dem Schreiben beginne:

Ich besitze und verströme Kraft. Ich komme aus der Stärke und bringe Stärke in alles, was ich tue. Meine innere Weisheit und Liebe mögen mich im rechten Einsatz meiner Zeit und meiner Talente leiten, damit ich mehr Gutes ins Leben bringe.

Sie können so viele oder so wenige dieser Aussagen um sich haben, wie Sie wollen, zu jedem beliebigen Thema. Das Blatt mit der wirkungsvollsten Aussage bringen Sie dann so an, dass Sie es tagsüber immer wieder sehen. Auf dem Schreibtisch, am Kühlschrank, auf dem Armaturenbrett Ihres Autos oder sonstwo. Sie nehmen sich vor, diese Sätze mindestens einmal am Tag zu lesen. Das kann zu einer beliebigen Tageszeit sein, wann es Ihnen am besten passt, morgens beim Aufwachen, abends vor dem Einschlafen, zum Mittagessen. Das ist kein großer Zeitaufwand. Man braucht weniger Zeit, ein paar dieser Sätze zu lesen, als das Fernsehprogramm des Tages zu studieren. Lesen Sie nicht nur mechanisch sondern mit Gefühl und Überzeugung. *Sie meinen es ja ernst!*

Nun werden Sie fragen, warum Sie die Sprüche an so markanten Stellen anbringen sollen? Wenn Sie das fragen, sind Sie wirklich ein aufmerksamer Leser. Hier ist der Grund: Als Autor verbringe ich viel Zeit an meinem Schreibtisch. Dort habe ich die von mir gewählten Aussagen immer in Reichweite. Wenn ich zwischendurch ins Nachdenken komme, sehe ich die Aussagen vor mir. Das hat zwei Vorteile. Erstens lenken ein oder zwei der Sätze meine Gedanken sofort wieder in die richtigen Bahnen, bauen mich auf und sorgen dafür, dass mein Denken positiv und idealistisch bleibt. Wenn Sie sich zweitens das tägliche Lesen der Sätze zur Gewohnheit machen, wird nach einigen Wochen oder Monaten allein der Blick auf das Stück Papier dieselbe Wirkung haben wie das Lesen.

Sie wissen ja, was auf dem Blatt Papier steht. Jedes Mal, wenn Sie hinsehen, halten Sie Ihre Gedanken auf Kurs – auf positivem Kurs natürlich. Sie können jederzeit Sätze hinzufügen oder ausstreichen, und sie so oft lesen, wie Sie wollen. Das Minimum ist einmal täglich, ein Zuviel gibt es nicht. Unterschätzen Sie diese Methode nicht. Sie tut bestimmt ihre Wirkung.

Erkennen und akzeptieren Sie Ihre vielen »Ichs«

Haben Sie je Dinge wie diese gesagt:

- »Ich weiß nicht, was in mich gefahren ist. Das sieht mir gar nicht ähnlich.«
- »Ich habe richtig mit mir gerungen.«
- »Ich kann mich nicht entscheiden. Ich schwanke hin und her.«
- »Ich würde mir das nie verzeihen.«
- »Zuerst möchte ich das eine tun, im nächsten Augenblick aber genau das Gegenteil.«

Kommen Ihnen diese Sätze nicht bekannt vor? Mit ziemlicher Sicherheit lässt sich sagen, dass wir alle bei der einen oder anderen Gelegenheit solche Dinge denken. Es ist, als ob mehr als eine Person in unserem Körper steckte, mit all ihren Vorlieben und Abneigungen, Wünschen und Bedürfnissen, stets bestrebt, gehört zu werden und das Sagen zu haben. Einer der faszinierendsten Philosophen der Welt, George Gurdjieff, hat ausführlich über diese Ideen geschrieben. Seine Bücher und Schriften über sein Werk beschäftigen viele Menschen auf der ganzen Erde.

Eines der zentralen Themen von Gurdjieffs Philosophie ist, dass wir alle viele »Ichs« haben, ohne es zu merken. Weil wir einen Körper und einen Namen haben, denken wir, dass wir eins sind. Doch in Wahrheit sind wir viele. Wir haben Dutzende, vielleicht Hunderte kleinerer Ichs, die sich alle Gehör verschaffen möchten.

Was genau ist mit diesen Ichs gemeint? Sie bezeichnen die verschiedenen Teile unserer Persönlichkeit, die zu verschiedenen Zeiten Unterschiedliches wollen. Z. B.: »Ich werde den Gürtel enger schnallen, eine vernünftige Diät machen und abnehmen.« Wenn wir das sagen, meinen wir es auch! Aber zu einer anderen Tageszeit ist die Entschlossenheit des betreffenden Ichs geschwächt und ein anderes Ich sagt: »Ich möchte das Leben genießen und essen, worauf ich Lust habe.« Jedes dieser Ichs versucht, die Oberhand zu gewinnen. »Genug! Ich werde ab jetzt mindestens viermal die Woche eine halbe Stunde gehen. Ich muss in Form kommen.« Sie sagen das mit absoluter Überzeugung. Und dann:

- »Ich habe so viel um die Ohren, ich werde nächsten Monat mit dem Training beginnen.«
- »Ich möchte die Garage sauber machen.«
- »Ich möchte mich zurücklehnen, einen Roman lesen und ein Stückchen Schokolade essen.«
- »Ich werde ein paar Überstunden einlegen und meine berufliche Stellung festigen.«
- »Ich kann es nicht erwarten, nach Hause zu kommen und nicht mehr an die Arbeit zu denken.«
- »Ich möchte ein gutes Buch lesen.«

- »Ich möchte ins Kino gehen.«
- »Ich werde heute zu Mittag sehr gesund essen.«
- »Ich möchte einen Hamburger mit Pommes.«
- »Ich möchte am Wochenende mit den Kindern etwas unternehmen.«
- »Ich möchte mich dieses Wochenende nur entspannen und gar nichts tun.«
- »Ich möchte heute Abend ausgehen.«
- »Ich möchte zu Hause bleiben.«

Und so weiter, in praktisch jeder Situation des täglichen Lebens. Dabei ist jede einzelne dieser Aussagen ernst gemeint! Wenn sie gemacht wird, spricht das betreffende Ich für das Ganze, auch wenn viele andere Ichs vielleicht dagegen sind, aber sie haben gerade nicht das Wort. Stellen Sie sich eine fiktive Person namens Jane Doe vor, deren Tag so verläuft: Jedes ihrer Ichs trägt den Namen Jane, kann in ihrem Namen handeln, zustimmen oder ablehnen, Entscheidungen treffen oder Versprechungen machen, mit denen ein anderes Ich mit Jane fertig werden muss. Das erklärt, warum die Menschen so oft Entscheidungen treffen, die nicht umgesetzt werden. Ein Ich trifft die Entscheidung, ein anderes Ich ignoriert sie. Es ist, als hätte jemand einen Scheck in Ihrem Namen ausgestellt, und Sie müssten dafür gerade stehen.

Diesen Aspekt des Lebens zu verstehen, kann sehr befreiend wirken. Sie können bestimmte Ichs erkennen und mit ihnen vertraut werden. Sobald Sie wissen, welche Ichs es gibt und wie sie handeln, können Sie beginnen, sie besser mit jenen Ichs abzustimmen, die Ihr Streben nach dynamischer Gesundheit am besten unterstützen. Sie wissen, dass es Ichs in Ihnen gibt, die begeistert sind für gesunde Ernährung und regelmäßige Bewegung. Und dann gibt es andere Ichs, die sprechen sich strikt dagegen aus. Allein diese Erkenntnis ist ein Durchbruch.

Jedes Ich, ob es sich um ein starkes, positives oder ein schwaches, negatives Ich handelt, möchte sich möglichst oft durchsetzen. Jedes Ich möchte tun, was es immer getan hat, möchte

sich nicht verändern oder einem anderen Ich die Vorherrschaft überlassen.

Das kann bei Menschen, die sich der vielen Ichs nicht bewusst sind und nicht wissen, woher all ihre Unentschlossen-
heit und Angst kommt, ein Gefühlschaos verursachen. Wenn
Sie aber wissen, wie das mit den Ichs läuft, können Sie sie zu
jenen, die sich nicht um Ihr Wohlbefinden kümmern laut sagen: »Ah, da bist du wieder. Du möchtest mich dazu bringen,
meine Gesundheit zu vernachlässigen, nicht wahr?« Natürlich
dürfen Sie diese Konfrontation nicht im Beisein anderer aus-
tragen. Wenn Sie dastehen und sich selbst mit erhobenem Zei-
gefinger auffordern, wegzugehen und Sie in Ruhe zu lassen,
könnte das einen falschen Eindruck erwecken. Aber die unterschiedlichen Ichs, die im Laufe eines Tages zum Vorschein
kommen, zu beobachten und ihnen gegenüberzutreten, kann
sehr interessant sein. Und nur wenn Sie erkennen, dass diese
Ichs da sind, können Sie die Herrschaft übernehmen und eine
gewisse Ordnung schaffen.

Das ist sie also, die Theorie von den vielen Ichs. wenn Sie das
nächste Mal Dinge sagen wie: »Ich kann nicht glauben, dass
ich all diese Donuts gegessen habe. Was habe ich mir nur dabei gedacht!«, dann wissen Sie, dass zwei verschiedene Ichs am
Werk sind. Eines, das auf die Gesundheit achten möchte, und
eines, das nur auf den augenblicklichen Genuss aus ist, ohne
Rücksicht auf die Folgen. Je genauer Sie dieses Phänomen beobachten, desto besser werden Sie den facettenreichen Aufbau
Ihrer Persönlichkeit kennen lernen, und desto eher können Sie
jenen Ichs den Vorzug geben, die Ihre gesundheitlichen Ziele
unterstützen und Ihrem Leben eine positive Ausrichtung geben.

Sie müssen sich auch nicht länger Vorwürfe machen oder
Schuldgefühle haben wegen Dingen, die Sie getan haben und
besser nicht getan hätten, oder Dingen, die Sie nicht getan ha-
ben, aber hätten tun sollen. Bedenken Sie, dass zu manchen
Zeiten die einen Ichs stärker sind als andere, vergeben Sie sich
Ihre menschliche Schwäche. Besser, Sie arbeiten daran, die po-

sitiven Ichs zu stärken, als Sie beklagen die Taten Ihrer negativen Ichs.

Man kann sich diese Ichs, die um die Vorherrschaft ringen, etwa so vorstellen wie eine Baustelle, auf der es keinen Vorarbeiter gibt. Die Arbeiter haben keine speziellen Anweisungen erhalten, jeder denkt, er wisse, was zu tun sei, und übernimmt für einige Zeit das Kommando. Aber ein anderer meint, er könne es besser, und so kommt es zu Unstimmigkeiten.

Der Bau des Hauses kommt nicht ordentlich voran. Auf der Baustelle herrscht Chaos. Die einzige Chance besteht darin, dass der Vorarbeiter auftaucht, alles organisiert und jedem seine Aufgabe zuteilt, damit alle im Team arbeiten können. Was Ihre vielen Ichs angeht, so entspricht der »Vorarbeiter« in diesem Fall Ihrem starken, positiven, gesundheitsbewussten Ich, das Sie auf Kurs hält und nach bestmöglichen Lebensbedingungen strebt. Die einzige Möglichkeit, dieses Ich zu stärken und über die anderen zu erheben, besteht darin, bestimmte Dinge regelmäßig zu tun, die es stärken und ihm zu Kraft und Selbstvertrauen verhelfen. Es gibt ein Ich in Ihnen, das daran *glaubt*, dass Sie das Wissen, die richtige Methode und die Fähigkeit besitzen, ein Leben in dynamischer Gesundheit ohne Schmerzen und Krankheit zu leben.

Es gibt daneben ein Ich, das nicht daran glaubt, daher wird alles, was Sie tun, um das positive Ich zu stärken und das negative Ich zum Schweigen zu bringen, Ihren Erfolg fördern. Indem Sie anerkennen, dass es diese verschiedenen Ichs gibt, und indem Sie bewusst bessere Fragen stellen, machen Sie einen Riesenschritt vorwärts zur Stärkung Ihres starken, positiven, gesundheitsbewussten Ichs.

Gefühle und Selbstheilung

Es gibt einen letzten Punkt, den ich noch erwähnen muss. Er betrifft das unkontrollierte Zellwachstum, und zwar seine Verhinderung oder Bekämpfung. Ich habe mich in erster Linie auf die Auswirkungen der Ernährung für die Gesundheit konzentriert, weil ich erstens davon überzeugt bin, dass das der wichtigste Risikofaktor ist, und weil zweitens die Ernährung mein Fachgebiet ist.

Gelehrte und Forscher haben nachgewiesen, dass unterdrückter Zorn in Kombination mit mangelnder Eigenliebe ein wesentlicher Auslöser für die unterschiedlichsten Krankheiten sein kann. Wenngleich das nicht mein Fachgebiet ist, wäre es nachlässig von mir, Sie darauf nicht aufmerksam zu machen und aufzufordern, diesen Bereich Ihres Lebens einmal näher zu betrachten. Zur Unterstützung möchte ich Ihnen die Arbeit einer äußerst bemerkenswerten Frau vorstellen.

Louise L. Hay ist eine international angesehene Autorin und Referentin. Ich habe das große Glück, persönlich mit Frau Hay bekannt zu sein, und ich kann Ihnen sagen, sie ist einer der liebevollsten und mitfühlendsten Menschen, die ich je getroffen habe. Man muss nur im selben Raum sein wie sie, und schon hebt sich die Stimmung, man ist erfüllt von guten Gefühlen.

Bei Louise Hay war ein unheilbarer Krebs im Endstadium diagnostiziert worden. Auch wenn sie sich einer sehr schwierigen Operation unterzöge, sagte man ihr, wären ihre Überlebenschancen gleich null. Sie lehnte jede medizinische Behandlung ab und konzentrierte sich stattdessen auf ihre negativen Gefühle gegen ihre eigene Person. Sie analysierte die Misshandlungen, denen sie als Kind und als Erwachsene ausgesetzt gewesen war, und spürte, wie sehr diese ungelösten Probleme in ihr gearbeitet und schließlich zu Krebs geführt hatten. Gleichzeitig entgiftete sie ihren Körper mit einer reinigenden Diät.

In einem der bemerkenswertesten Fälle von Selbstheilung, von denen ich je gehört habe, heilte Louise Hay sich vollständig aus! Nur sechs Monate nach der Diagnose hörte sie von den Ärzten, dass keine Spur von Krebs mehr nachzuweisen sei. Das war vor vielen Jahren, und sie ist heute immer noch gesund.

Louise Hays Bücher und Audiokassetten sind überall erhältlich. Ich würde Ihnen vorschlagen, sich einmal das Buch *Du bist dein Heiler* vorzunehmen, Millionen auf der ganzen Welt haben es gelesen. Ich kenne Menschen, deren Leben allein durch dieses Buch verändert wurde. Sie könnten einer davon sein.

Die Vorteile der drei CARE-Prinzipien

Je stärker Sie sich fühlen, desto intensiver werden Sie die CARE-Prinzipien anwenden wollen. Wie oft Sie das tun, hängt ganz vom Grad Ihrer Motivation ab. Wie schnell wollen Sie mit der Reinigung und Stärkung Ihres Lymphsystems beginnen? Wie fest sind Sie entschlossen, ein langes Leben in Vitalität und Gesundheit zu leben und zu genießen?

Mit solchen Fragen schlagen wir alle uns herum. Nachts, wenn Sie sich zur Ruhe begeben und mit Ihren Gedanken allein sind, können daraus große Probleme werden. Doch dank der Anwendung dieser drei CARE-Prinzipien werden Sie sich stark genug fühlen, Ihr Schicksal in die Hand zu nehmen.

Sie haben die Wahl

In einem Artikel in der *New York Times* schreibt Dr. Yitzhak Koch: »Die Brust ist eine einzigartige Drüse, eine unterschätzte Drüse. Ihre Aktivitäten sind weit komplexer, als man gedacht hatte.«[246] Und dem möchte ich hinzufügen, dass die Brüste einer Frau genau dort sind, wo sie hingehören. Ebenso wie die Prostata des Mannes und jeder andere Körperteil. Sie müssen nicht entfernt und nicht verunstaltet werden. Denn Sie selbst können verhindern, dass in Ihrem Körper unkontrolliertes Zellwachstum einsetzt. Es ist eine große Herausforderung, ich weiß.

Ich habe Ihnen in diesem Buch gezeigt, wie die Krankheit und die Jahre in Schmerzen, schwacher Gesundheit und Angst, die ihm vorangehen, zu verhindern sind. Es gibt auch andere Wege, sicher, und ich hoffe, man wird sie finden und allen Menschen weisen, damit das Leiden ein Ende hat.

Man wird mir vielleicht vorwerfen, es sei naiv anzunehmen, dass man durch Reinigung des Lymphsystems, durch eine Reduktion tierischer Produkte, körperliche Bewegung und eine positive Lebenseinstellung etwas so Kompliziertes und Unbegreifliches wie das, was wir als Krebs bezeichnen, verhindern könne, wenn die besten Köpfe der Medizin bisher kein Mittel gegen diese Krankheit gefunden haben. Aber nun frage ich Sie: Was ist, wenn ich Recht habe? Wenn die Methode in diesem Buch tatsächlich funktioniert? Spielt es dann irgendeine Rolle, dass ich kein Arzt bin und die Methode einfach und unkompliziert, nicht von teuren Diagnoseverfahren und Eingriffen abhängig ist?

Ich will nicht behaupten, dass dieses Buch den Krebs zum Verschwinden bringen wird, aber ich sage Ihnen, es kann zusätzliche Aufklärung leisten und die Krankheit sicher bei vielen Menschen verhindern. Vielleicht sind Sie einer davon. Was haben Sie zu verlieren, wenn Sie meine Vorschläge ausprobieren?

Auch wenn ich nicht Recht habe, so kann es doch nicht schaden, den Körper innerlich zu reinigen, so dass er effizienter arbeitet; den Konsum bestimmter Nahrungsmittel zu reduzieren, wie es jeder Gesundheitsfachmann empfiehlt, regelmäßiges Bewegungstraining zu machen und sich eine positive Einstellung zu bewahren? Sie werden ganz sicher niemals eines dieser Dinge als Todesursache auf einem Totenschein wieder finden.

Was haben Sie für Alternativen? Sie haben gelesen, auch die Fachleute wissen nicht, wie man dem Krebs vorbeugen kann, und nur fünf Prozent der Forschungsgelder fließen in die Prävention. Wer abwartet und auf ein Wundermittel hofft, könnte selbst unter dem Messer landen. Das *muss* vermieden werden. Deshalb müssen Sie immer wieder an eines denken: Vorbeugung, Vorbeugung, Vorbeugung. Wenn Ihnen jemand etwas zur Vorbeugung anzubieten hat, das mehr Sinn macht als das, was Sie hier lesen, dann greifen Sie zu! Unbedingt. Doch Nichtstun und Warten ist gefährlich!

Wenn Sie auf die Früherkennung warten, die man heute empfiehlt, hat Sie die Krankheit ja schon eingeholt. Ich garantiere Ihnen, wenn die Diagnose bereits feststeht, würden Sie alles tun, um die Amputation einer Brust oder der Prostata und die Chemotherapie zu vermeiden. Warten Sie nicht! Prävention ist das Gebot der Stunde.

Devra Lee Davis ist Expertin für öffentliche Gesundheitspolitik und »scholar in residence« am National Research Council der Akademie der Wissenschaften der USA, eine hohe Position, die sie seit 1989 bekleidet. Sie hat systematisch Datenmaterial über die laufenden Veränderungen in der Krebsstatistik zusammengetragen. Wenn in den Vereinigten Staaten jeder Dritte Opfer einer Krebserkrankung wird, können wir nur traurig zusehen, wie der groß angekündigte, aufwändige »Kampf gegen den Krebs« gescheitert ist. Davis ist sich dieser Situation ebenfalls bewusst, und sie nimmt kein Blatt vor den Mund, verlangt gravierende Änderungen.

Sie betont, dass das Ziel des National Cancer Institutes aus dem Jahr 1982, die Zahl der Krebstoten bis Ende des 20. Jahrhunderts um 50 Prozent zu verringern, aus heutiger Sicht irrwitzig erscheint. Die Sterblichkeitsziffern sind gegenüber denen von vor 20 Jahren, als der »Kampf gegen den Krebs« begann, sogar noch gestiegen. Bezug nehmend auf die Notwendigkeit, weitere Veränderungen in den Lebensgewohnheiten, bei Ernährung, Bewegung und Umwelt, zu erforschen, konstatiert sie: »Die Vereinigten Staaten bringen nicht genug Geld für die Forschung zur Krebsprävention auf!«[247] Und sie hat einen plausiblen Grund für ihre Kritik, wenn sie schreibt: »Bei der Behandlung von Krebs wird an Medikamenten und Operationen Geld verdient. Wenn die Entstehung von Krebs verhindert wird, verdient keiner daran.«[248] Das tut weh!

Wie Sie sich vorstellen können, hat Sie sich mit diesem Standpunkt in der Kollegenschaft nicht unbedingt beliebt gemacht. Glücklicherweise gibt es außerhalb dieses Kreises genügend fortschrittlich denkende, aufgeklärte Ärzte wie z.B. Dr. Edmund Sonnenblick, Chef der Kardiologie am Albert Einstein College of Medicine in New York. Er meint: »Die Öffentlichkeit verlangt Dramatisches, doch Prävention ist wichtiger. Das Hauptaugenmerk muss auf der Vorbeugung liegen.«[249]

Der Bericht über Devra Lee Davis in der *New York Times* schließt mit ihren nachdenklichen Fragen, wo die Anhänger der Prävention wohl zu finden sind, wie schwer es sein wird, massive Unterstützung zu bekommen.

Vielleicht bin ich zu idealistisch, vielleicht ist es auch nur mein positives Denken mit einer Spur Wunschdenken, doch meiner Meinung nach sind Sie diese Anhänger. Wenn Sie es schaffen, die Ursachen der Krankheit durch die CARE-Prinzipien zu beseitigen, distanzieren Sie sich zugleich vom Establishment und jenen, die es »nicht wissen«. Sie könnten dann ein wichtiges Mitglied des wahren »Gesundheitssystems« werden; ihm gehören all jene bewusst lebenden Menschen an, die ihre Gesundheit selbst in die Hand genommen haben und sich den Traum vom Leben in dynamischer Gesundheit erfüllen, wie ihr Schöpfer es für sie vorgesehen hat.

Schon jetzt meinen Glückwunsch, und Gott schütze Sie!

Quellenverzeichnis

1 »Activists Back More Money to Fight Cancer«, *Washington Post*, 27. Sept. 1998.
2 Passwater, Richard A., Ph.D.: *Cancer Prevention and Nutritional Therapies*, Keats, New Canaan, CT, 1993.
3 American Cancer Society, *Cancer Facts and Figures*.
4 Ibd.
5 Bailor, John, et al.: »Cancer: Are we Losing the War?« *New England Journal of Medicine*, Heft 314, 8. Mai 1986.
6 Ellerbee, Linda: »The Other Epidemic – What Every Woman Needs to Know About Breast Cancer«, ABC-TV, 14. Sept. 1993; »Fighting Cancer – Are We Doing Enough?« CNN-Newsmaker, Sonntag, 7. Juli 1991.
7 »Cancer War Has Stalled«, *New York Times*, 30. Okt. 1994.
8 Cragg, Juli: »No Fault of Their Own«, *Sarasota Herald-Tribune*, 5. Dez. 1993.
9 McDougall, John, M.D.: *McDougall's Medicine: A Challenging Second Opinion*, New Century, Piscataway, NJ, 1985.
10 Ibd.
11 Rechweg, Hans, M.D.: *Homitoxicology*, Nemaco Publishing, Albuquerque, NM, 1980.
12 Shelton, Herbert M.: *Natural Hygiene: Man's Pristine Way of Life*, Dr. Shelton's Health School, TX, 1968.
13 Solomon, Neil, M.D.: »Fever Still a Mystery«, *Los Angeles Times*, 14. Dez. 1979.
14 Donohue, Paul, M.D.: »Fever's Protective Role a Hot Topic«, *Sarasota Herald-Tribune*, 9. Aug. 1999.
15 Seely, Rod R., Ph.D.; Stephens, Trent D., Ph.D.; Tate, Phillip, D.A.: *Anatomy & Physiology*, Mosby, St. Louis, 1992.
16 »Breast Cancer – Speaking Out«, PBS-TV, 13. Okt. 1993.
17 Sardi, P.: »Winning Over the Public: The Battle Between Pharmaceutical and Nutritional Supplements«, *Townsend Letter for Doctors*, Juli 1996, S. 74–79.
18 Buchwald, Art: »Pill-Pushing for Fun and Profit«, *Los Angeles Times*, 6. Okt. 1991.
19 »Rash of New Drugs Shot in Arm for Prescription Sales«, Associated Press, 31. Aug. 1998.
20 Leibovitz, B.: »Nutrition Update«, Monographie d. »Advanced Research Press«, 1986, 1:1–7.

21 Mowry, D.: »Motion sickness, Ginger and Psychophysics«, *The Lancet*, 1982, S. 665.

22 Glick, L.: »Deglycerhizinated Liquorice in Peptic Ulcer«, *The Lancet*, 1982, 2:817.

23 Champagne, E.: »Low Gastric Hydrochloric Acid Secretions and Mineral Bioavailability«, *Mineral Absorption in the Monogastric G.I. Tract*, Plenum Press, New York, 1989, S. 173–184.

24 Burstein, N.: »Aqueous Flow in Human Eyes Is Reduced by Forskolin«, *Experimental Eye Research*, 1984, 39:745–749.

25 Lee, J.: *Natural Progesterone*, BLL Publishing, Sebastopol, CA, 1993.

26 *Journal of Geriatric Psychiatry and Neurology*, 1994, Supplement 1.

27 McLean, R.: »Magnesium and Its Therapeutic Uses: A Review«, *American Journal of Medicine*, 1994, 98:63–76.

28 Neil, A.: »Garlic: Its Cardio-protective Properties«, *Current Opinion in Lipidology, 1994, 5:6–10.*

29 »Study: 2 Million Get Sick from Drugs«, *Washington Post*, 15. April 1998.

30 Krok, Morris: *The Science of Natural Healing, Essence of Health*, Südafrika, 1971.

31 Beyth, Rebecca J. und Shorr, Ron I.: »Epidemiology of Adverse Drug Reactions in the Elderly by Drug Class«, *Drugs & Aging*, März 1999.

32 »Side-Effects from Drugs Told by Seniors«, *Daily News*, Juni 1983.

33 »Jury Acquits Woman of Trying to Kill Daughter«, Associated Press, 19. August 1999.

34 »Clinton to Attack Drug Industry«, *New York Times*, 25. Okt. 1999; »Industry Opposes Lowering Drug Prices«, Associated Press, 23. Juni 1999.

35 Walker, N.W., M.D.: *Become Younger*, Norwalk Press, Phoenix, 1979.

36 Guyton, A.C., M.D.: *Medical Physiology*, W.B. Saunders, New York, 1962.

37 Shils, M., Olson, J. und Shike, M., Hrsg.: *Modern Nutrition in Health and Disease*, 8. Aufl., Lea & Febiger, Baltimore, 1994, S. 626.

38 Seely, Rod R., Ph.D.; Stephens, Trent D., Ph.D.; Tate, Phillip, D.A.: *Anatomy & Physiology*, Mosby, St. Louis, 1992.

39 »Tonsils Bargain«, *London Observer*«, 21. Feb. 1988.

40 »The Breast Care Test.« PBS-TV, 18. Okt. 1993.

41 Seely, Rod R., Ph.D.; Stephens, Trent D., Ph.D.; Tate, Phillip, D.A.: *Anatomy & Physiology*, Mosby, St. Louis, 1992.

42 Foldi, M.: *Lymphology*, Charles C. Thomas, Springfield, 1969; Kleinsmith, L.J. und Rich, U.M.: *Principles of Cell and Molecular Biology*, HarperCollins, New York, 1995.

43 Waldman, Hilary: »Breast Cancer: Lymph Node Removal Reexamined«, *Sarasota Herald-Tribune*, 11. Sept. 1996.

44 Janofsky, Michael: »Results of Biopsy Show Simpson to Be Cancer-Free, Doctor Says«, *New York Times*, 16. Aug. 1994

45 CNN Health Week, 14. März 1992: »No Breast, No Cancer«, *Maury Povich Show*, 18. Juni 1992; »Preventive Mastectomy, Part I & Part II«, *Health Talk*, 10. und 11. März 1993; »Siblings Opt for Preventive Mastectomies«, All Things Considered (National Public Radio), 8. Aug. 1993; Angier, Natalie: »Vexing Pursuit of Breast Cancer Gene«, *New York Times*, 12. Juli 1994.

46 »The Breast Care Test«, PBS-TV, 18. Okt. 1993.

47 Quillin, Patrick, M.D.: *Beating Cancer with Nutrition*, NTP Press, Tulsa, OK, 1994.

48 Ellerbee, Linda: »The Other Epidemic – What Every Woman Needs to Know About Breast Cancer«, ABC-TV, 14. Sept. 1993.

49 Stephen, Beverly: »Her Most Serious Medical Problem«, *Los Angeles Times*, 5. Dez. 1982.

50 Ellerbee, Linda: »The Other Epidemic – What Every Woman Needs to Know About Breast Cancer«, ABC-TV, 14. Sept. 1993.

51 Ellerbee, Linda: »The Other Epidemic – What Every Woman Needs to Know About Breast Cancer«, ABC-TV, 14. Sept. 1993; »Fighting Cancer – Are We Doing Enough?« CNN Newsmaker, Sonntag, 7. Juli 1991.

52 »Conflicting Advice in Breast Cancer«, ABC *Nightline*, 19. März 1993.

53 *New England Journal of Medicine*, 24. Okt. 1985.

54 »Funds Urged for Breast Cancer Study«, *Associated Press*, 28. Okt. 1993.

55 Ellerbee, Linda: »The Other Epidemic – What Every Woman Needs to Know About Breast Cancer«, ABC-TV, 14. Sept. 1993.

56 »The Breast Care Test«, PBS-TV, 18. Okt. 1993.

57 Kolata, Gina: »Weighing Spending on Breast Cancer Research«, *New York Times*, 20. Okt. 1993.

58 »Conflicting Advice in Breast Cancer«, ABC *Nightline*, 19. März 1993.

59 Raloff, Janet: »EcoCancers«, *Science News*, Heft 144, Nr. 1, 3. Juli 1993.

60 »Conflicting Advice in Breast Cancer«, ABC *Nightline*, 19. März 1993.

61 »The Breast Care Test«, PBS-TV, 18. Okt. 1993.

62 Kolata, Gina: »Mammograms Before 50? A Hung Jury«, *New York Times*, 24. Nov. 1993.

63 »Fighting Cancer – Are We Doing Enough?« CNN Newsmaker, Sonntag, 7. Juli 1991.

64 Kolata, Gina: »Avoiding Mammogram Guidelines«, *New York Times*, 5. Dez. 1993.

65 NBC *Nightly News*, 3. Okt. 1994.

66 Ibd.

67 »The Breast Care Test«, PBS-TV, 18. Okt. 1993.

68 »It Could Happen to You«, *ABC News – 20/20*, 27. Aug. 1993.

69 Angier, Natalie: »Vexing Pursuit of Breast Cancer Gene«, *N.Y. Times*, 12. Juli 1994.

70 Angier, Natalie: »Move Abroad Can Change Breast Cancer Risk«, *New York Times*, 2. Aug. 1995.

71 McDougall, John, M.D.: *McDougall's Medicine: A Challenging Second Opinion*, New Century, Piscataway, NJ, 1985.

72 Elizabeth Berg, Autorin von *Talk Before Sleep*, in der *Oprah Winfrey Show*, 1. Aug. 1994.

73 »Fighting Cancer – Are We Doing Enough?« CNN-Newsmaker, Sonntag, 7. Juli 1991.

74 »Breast Cancer Defenses Sought«, Associated Press (*Sarasota Herald-Tribune*), 15. Dez. 1993.

75 »The Breast Care Test«, PBS-TV, 18. Okt. 1993.

76 »Conflicting Advice in Breast Cancer«, ABC *Nightline*, 19. März 1993.

77 Kolata, Gina: »Mammograms before 50? A Hung Jury«, *New York Times*, 24. Nov. 1993.

78 Kolata, Gina: »Avoiding Mammogramm Guidelines«, *New York Times*, 5. Dez. 1993.

79 Kolata, Gina: »Mammograms before 50? A Hung Jury«, *New York Times*, 24. Nov. 1993.

80 Kolata, Gina: »Value of Mammogramms Before 50 Debated Anew«, *New York Times*, 16. Dez. 1992.

81 Ibd.

82 Ibd.

83 Ibd.

84 »Ten Facts About Breast Cancer That May Surprise You«, The Breast Cancer Fund, San Francisco, CA.

85 Ibd.

86 »Mammography: Investigation«, *ABC News – Primetime Live*, 27. Feb. 1991.

87 »Medical Malpractice Law«, *Good Morning America*, 29. Aug. 1991.

88 »Woman Wins $ 2.7 Million for Mistaken Mastectomy«, Associated Press (*Sarasota Herald-Tribune*), 20. April 1994.

89 »Mammography: Investigation«, *ABC News – Primetime Live*, 27. Feb. 1991.

90 McDougall, John, M.D.: *McDougall's Medicine: A Challenging Second Opinion*, New Century, Piscataway, NJ, 1985.

91 »Mammogram Interpretations Are Questioned in a Report«, *New York Times*, 2. Dez. 1994.

92 Taylor, Paul: »Mammogramm Study Sparks Controversy«, *Globe and Mail, 14. Nov. 1992.*

93 McDougall, John, M.D.: *McDougall's Medicine: A Challenging Second Opinion*, New Century, Piscataway, NJ, 1985.

94 McDougall, John, M.D., und McDougall, Mary: *The McDougall Plan*, New Century, Piscataway, NJ 1983.

95 Kolata, Gina: »New Ability to Find Earliest Cancers: A Mixed Blessing?« *New York Times*, 8. Nov. 1994.

96 »Today in America«, MSNBC, 6. Juli 1999.

97 *Oprah Winfrey Show*, 1. Aug. 1994.

98 Dowling, Claudia G.: »Fighting Back«, *LIFE, Mai 1994.*

99 Kolata, Gina: »Weighing Spending on Breast Cancer Research«, *New York Times*, 20. Okt. 1993.

100 Starlanyl, Devin J., M.D. und Copeland, Mary Ellen, M.S., M.A.: *Fibromyalgia & Chronic Myofascial Pain Syndrome*, New Harbinger Publications, CA, 1996.

101 Andrews, Marcia und Robert B. Cooper, Hrsg.: *Everything You Need to Know About Diseases*, Springhouse Publishing, 1997.

102 Anthony, Catherine P.: *Textbook of Anatomy and Physiology*, Mosby, St. Louis, 1959.

103 Stolberg, Sheryl Gay: »Officials: Risk from Medicines Growing«, *New York Times,* 3. Juni 1999.

104 Ibd.

105 Ibd.

106 Ibd.

107 Ibd.

108 Yanick, P.: *Townsend Letter for Doctors*, S. 88–91, Jan. 1999.

109 »Report on Nutrition and Health«, Bericht des US Gesundheitsministers, 1988.

110 Welch, C.: »Cinocoronary Arteriography in Young Men«, *Circulation*, Nr. 42, 1970; Page, I.: »Prediction of Coronary Heart Disease Based on Clinical Suspicion, Age, Total Cholesterol and Triglycerides«, *Circulation*, Nr. 42, 1970; Zampogna, A.: »Relationship Between Lipids and Occlusive Coronary Artery Disease«, *Annals of Internal Medicine*, Nr. 84, 1976; Jenkins, P.: »Severity of Coronary Atherosclerosis Related to Lipoprotein Concentration«, *British Medical Journal*, Nr. 2, 1978; Pocock, S.: »Concentrations of High-Density Lipoprotein Cholesterol, Triglycerides and Total Cholesterol in Ischemic Heart Disease«, *British Medical Journal*, Nr. 298, 1989; Rosengren, A.: »Impact of Cardiovascular Risk Factors on Coronary Heart Disease and Mortality Among Middle-Aged Diabetic Men, A General Population Study«, *British Medical Journal*, Nr. 299, 1989; Pekkanen, J.: »Risk Factors and 25-Year Risk of Coronary Heart Disease: The Finnish Cohorts of the Seven Country Study«, *British Medical Journal*, Nr. 299, 1989; Benfante, R.: »Is Elevated Serum Cholesterol Level a Risk Factor for Coronary Heart Disease in the Elderly? *Journal of the American Medical Association*, Nr. 269, 1990; Castelli, W.: »Epidemiology of Coronary Heart Disease: The Framingham Study«, *American Journal of Medicine*, Nr. 76, 1984; Kannel, W.: »Cholesterol in the Prediction of Atherosclerotic Disease: New Perspectives Based on the Framingham Study«, *Annals of Internal Medicine*, Nr. 90, 1979; Stamler, J.: »Is the Relationship Between Serum Cholesterol and Risk of Premature Death from Coronary Heart Disease Continous and Graded?« *Journal of the American Medical Associa-*

tion, Nr. 256, 1986; Connor, W.: »The Key Role of Nutritional Factors in the Prevention of Coronary Heart Disease«, *Preventive Medicine*, Nr. 1, 1972; Pritikin, N.: *The Pritikin Program for Diet and Exercise*, Grosset & Dunlap, New York, 1979; McDougall, J.: *McDougall's Medicine: A Challenging Second Opinion*, New Century, Piscataway, NJ, 1985; Ornish, D.: *Dr. Dean Ornish's Program for Reversing Heart Disease*, Random House, New York, 1990; Whitaker, J.: *Reversing Heart Disease*, Warner, New York, 1985; Connor, W.: »Serum Lipids in Men Receiving High Cholesterol and Cholesterol-Free Diets«, *Journal of Clinical Investigation*, Nr. 40, 1961; Imai, H.: »Angiotoxicity of Oxygenated Sterols and Possible Precursors«, *Science*, Nr. 207, 1980; Keys, A.: »Lessons from Serum Cholesterol Studies in Japan, Hawaii and Los Angeles«, *Annals of Internal Medicine*, Nr. 48, 1958; Levy, R.I.: »Declining Mortality in Coronary Heart Disease«, *Arteriosclerosis*, Nr. 1, Sept./Okt. 1981; Shekelle, R.B.: »Diet, Serum Cholesterol and Death from Coronary Heart Disease«, *New England Journal of Medicine«*, Nr. 304, 1981; Wissler, R.W.: »Studies of Progression of Advanced Atherosclerosis in Experimental Animals and Man«, *Annals of New York Academy of Science*, Nr. 275, 1976; Samuel, P.: »Further Validation of the Plasma Isotope Ratio Method for Measurement of Cholesterol Absorption In Man«, *Journal of Lipid Research*, Nr. 23, 1982; Insull, W.: »Cholesterol, Triglyceride and Phospholipid Content of Intima, Media and Atherosclerotic Fatty Streaks in Human Thoracic Aorta«, *Journal of Clinical Investigation*, Nr. 45, 1966; Katz, S.: »Physical Chemistry of the Lipids of Human Atherosclerotic Lesions: Demonstration of a Lesion Intermediate Between Fatty Streaks and Advanced Plaques«, *Journal of Clinical Investigation*, Nr. 58, 1976; Proudfit, W.: »Selective Cine Coronary Arteriography: Correlation with Clinical Findings in 1000 Patients«, *Circulation*, Nr. 33, 1966; Blankenhorn, D.H., et al.: »Dietary Fat Influences Human Coronary Lesion Formation«, *Circulation*, Nr. 78 (Supp. II), 1988; Brown, E.G., et al.: »Arteriographic Assessment of Coronary Arteriosclerosis, Review of Current Methods, Their Limitations, and Clinical Applications«, *Arteriosclerosis*, Nr. 2, 1982; Gould, K.L., et al.: »Improvement of Stenosis Geometry by Quantitative Coronary Arteriography After Adequate Cholesterol Lowering in Man«, *Circulation*, Nr. 80, 1989; Leaf, A.: »Management of Hypercholesterolemia«, *New England Journal of Medicine*, Nr. 321, 1989; Shekelle, R.B.: »Dietary Cholesterol and Ischemic Heart Disease«, *Lancet*, Nr. 1 (8648), 1989.

111 Sorenson, Marc: *Mega-Health*, Sorenson, Ivins, Utah, 1993.
112 Whitaker, J.: *Reversing Health Risks*, Putnam, New York, 1988.
113 Glick, D.: »New Age Meets Hippocrates«, *Newsweek*, 13. Juli 1992.
114 »Second Opinions for Bypass Surgery«, *Health & Healing*, Heft 2, Nr. 1, Jan. 1992.
115 Sorenson, Marc: *Mega-Health*, Sorenson, Ivins, Utah, 1993.

116 »Smokers Have a Higher Breast Cancer Death Risk«, *New York Times*, 25. Mai 1994.

117 Mcmurray, M.: »The Absorption of Cholesterol and the Sterol Balance in the Tarahumara Indians of Mexico Fed Cholesterol-free and High Cholesterol Diets«, *American Journal of Clinical Nutrition*, Nr. 41, 1985; Wells, V.: »Egg Yolk and Serum Cholesterol Levels: The Importance of Dietary Cholesterol Intake«, *British Medical Journal*, Nr. 1, 1963.

118 Connor, W.: »The Interrelated Effects of Dietary Cholesterol and Fat Upon Human Serum Lipid Levels«, *Journal of Clinical Investigation*, Nr. 43, 1964.

119 McDougall, John, M.D.: *McDougall's Medicine: A Challenging Second Opinion*, New Century, Piscataway, NJ, 1985.

120 Ibd.

121 Willit, W.C. et al: »Relation of Meat, Fat and Fiber Intake to the Risk of Colon Cancer in a Prospective Study Among Women«, *New England Journal of Medicine*, Nr. 323, 1990; Whittemore, A.S., et al.: »Diet, Physical Activity and Colorectal Cancer Among Chinese in North America and China«, *Journal of the National Cancer Institute*, Nr. 82, 1990.

122 Kolata, G.: »Animal Fat Is Tied to Colon Cancer«, *New York Times*, 13. Dez. 1990.

123 Katsuoyanni, K.: »Diet and Breast Cancer: A Case-Control Study in Greece«, *International Journal of Cancer*, Nr. 38, 1986.

124 »Council Urges Major Changes for U.S. Diets«, *Los Angeles Times*, 2. März 1989.

125 Lea, A.: »Dietary Factors Associated with Death Rates from Certain Neoplasms in Man«, *Lancet*, Nr. 2, 1966; Caroll, K.: »Experimental Evidence of Dietary Factors and Hormone-Dependent Cancers, *Cancer Research*, Nr. 35, 1975; Drasar, B.: »Environmental Factors and Cancer of the Colon and Breast«, *British Journal of Cancer*, Nr. 27, 1973; Armstrong, B.: »Environmental Factors and Cancer Incidence and Mortality in Different Countries With Special Reference to Dietary Practices«, *International Journal of Cancer*, Nr. 15, 1975; Knox, E.: »Foods and Diseases«, *British Journal of Cancer*, Nr. 31, 1977; Hiryama, T.: »Epidemiology of Breast Cancer with Special Reference to the Role of Diet«, *Preventive Medicine*, Nr. 7, 1978; Gray, G.: »Breast Cancer Incidence and Mortality Rates in Relation to Known Factors and Dietary Practices«, *British Journal of Cancer*, Nr. 39, 1979; Hems, G.: »The Contributions of Diet and Childbearing to Breast Cancer«, *British Journal of Cancer*, Nr. 37, 1978; Howe, G.: » A Cohort Study of Fat Intake and Risk of Breast Cancer«, *Journal of the National Cancer Institute*, Nr. 83, 1991; Henderson, M.: »Cancer Incidence in Seattle Women's Health Trial Participants by Group and Time Since Randomization«, *Journal of the National Cancer Institute*, Nr. 83, 1991; Yu, S.: »A Case-Control-

led Study of Dietary and Non-Dietary Risk Factors for Breast Cancer in Shanghai«, *Cancer Research*, Nr. 50, 1990; Van't Veer, P.: »Dietary Fat and the Risk of Breast Cancer«, *International Journal of Epidemiology*, Nr. 19, 1990; Willett, W.: »The Search for the Causes of Breast and Colon Cancer«, *Nature*, Nr. 338, 1989; Berrino, F.: »Mediterranean Diet and Cancer«, *European Journal of Clinical Nutrition*, Nr. 43 (Supp. 2), 1989; Howe, G.: »Dietary Factors and Risk of Breast Cancer: Combined Analysis of 12 Case-Controlled Studies«, *Journal of the National Cancer Institute*; Nr. 82, 1990; Brisson, J.: »Diet, Mammographic Features of Breast Tissue, and Breast Cancer Risk«, *American Journal of Epidemiology*, Nr. 130, 1989; Foniolo, P.: »Calorie-Providing Nutrients and Risk of Breast Cancer«, *Journal of the National Cancer Institute*; Nr. 81, 1989.

126 Raloff, Janet: »EcoCancers«, *Science News*, Heft 144, Nr. 1, 3. Juli 1993.

127 Goldin, B.: »The Relationship Between Estrogen Levels and Diets of Caucasian-American and Oriental-Immigrant Women«, *American Journal of Clinical Nutrition*, Nr. 44, 1986.

128 Schultz, T.: »Nutrient Intake and Hormonal Status of Premenopausal Vegetarian«, *Nutrition and Cancer*, Nr. 4, 1983.

129 Bennet, F.: »Diet and Sex-Hormone Concentrations: An Intervention Study for the Type of Fat Consumed«, *American Journal of Clinical Nutrition*, Nr. 52, 1990; Woods, M.: »Low-Fat, High-Fiber Diet and Serum Estrone Sulfate in Premenopausal Women«, *American Journal of Clinical Nutrition*, Nr. 49, 1989; Rose, D.: »Effect of a Low-Fat Diet on Hormone Levels in Women with Cystic Breast Disease«, *Journal of the National Cancer Institute*; Nr. 78, 1987; Rose, D.: »Effect of a Low-Fat Diet on Hormone Levels in Women with Cystic Breast Disease, II. Serum Radioimmunoassayable Prolactin and Growth Hormone and Bioactive Lactogenic Hormones«, *Journal of the National Cancer Institute*, Nr. 78, 1987; Gorbach, S.: »Estrogens, Breast Cancer and Intestinal Flora«, *Review of Infectious Diseases*, Nr. 6 (Supp. 1), 1984.

130 Ellerbee, Linda: »The Other Epidemic – What Every Woman Needs to Know About Breast Cancer«, ABC-TV, 14. Sept. 1993; Frommer, D.: »Changing Age of Menopause«, *British Medical Journal*, Nr. 2, 1964; Trichopolulos, D.: »Menopause and Breast Cancer Risk«, *Journal of the National Cancer Institute*, Nr. 48, 1972; Armstrong, B.: »Diet and Reproductive Hormones, A Study of Vegetarian and Non-Vegatarian Postmenopausal Women«, *Journal of the National Cancer Institute*, Nr. 67, 1981; Hill, P.: »Environmental Factors of Breast and Prostatic Cancer«, *Cancer Research*, Nr. 41, 1981.

131 »Breast Cancer – Complacency Is the Enemy of Cure«, *FDA Consumer*, Juli/Aug. 1991.

132 Kagawa, Y.: »Impact of Westernization on the Nutrition of the Japanese: Changes in Physique, Cancer, Longevity and Centenarians«,

Preventive Medicine, Nr. 7, 1978; Haenzel, W.: »Studies of Japanese Migrants, I. Mortality from Cancer and Other Diseases Among Japanese in the U.S.«, *Journal of the National Cancer Institute*, Nr. 40, 1968; Kolonel, L.: »Nutrient Intakes in Relation to Cancer Incidence in Hawaii«, *British Journal of Cancer*, Nr. 44, 1981; Buell, P.: »Changing Incidence of Breast Cancer in Japanese-American Women«, *Journal of the National Cancer Institute*; Nr. 51, 1973; Wynder, E.: »Strategies Toward the Primary Prevention of Cancer«, *Archives of Surgery*, Nr. 125, 1990.

133 Powell, Bill and Myers, Patrick, S.: »Death by Fried Chicken«, *Newsweek,* 24. Sept. 1990.

134 »Fat Poses Dual Threat of Breast Cancer«, *Science News*, Heft 138, Nr. 19, 10. Nov. 1990.

135 Angier, Natlie: »Chemists Learn Why Vegetables Are Good for You«, *New York Times*, 13. April 1993.

136 Yeager, Selene: »FOOD: The Ultimate Protector«, *New York Times«,* 18. Jan. 1999.

137 Recer, Paul: »Broccoli Extract Shown to Block Breast Cancer«, The Associated Press (*Sarasota Herald-Tribune*), 12. April 1994.

138 Lem, Sharon: »OJ Fights Breast Cancer«, *Toronto Sun*, 7. Aug. 1997.

139 Carper, Jean: *Natur wirkt Wunder*, Ullstein TB-Vlg., 2001.

140 Ibd.

141 Kritchevsky, David, Ph.D.: »Nutrition and Breast Cancer«, *Cancer*, Heft 66, Nr. 6, 15. Sept. 1990.

142 Howe, Geoffrey R., Ph.D., et al.: »Dietary Factors and the Risk of Breast Cancer: Combined Analsysis of 12 Case-Controlled Studies«, *Journal of the National Cancer Institute*, Nr. 82, 1990.

143 McKeown, L.A.: »Diet High in Fruits and Vegetables Linked to Lower Breast Cancer Risk«, *Medical Tribune*, 9. Juli 1992.

144 »Strong Views on Origins of Cancer«, *New York Times*, 5. Juli 1994.

145 Ibd.

146 Ibd.

147 »Low-Fat Diet Slows a Cancer in Mice, Study Says«, *New York Times*, 4. Okt. 1995.

148 Power, Lawrence, M.D.: »Lowering the Risk of Breast Cancer«, *Los Angeles Times*, 4. Dez. 1984.

149 »Personal Health«, *New York Times*; 16. Feb. 1994.

150 *New England Journal of Medicine*; 24. Okt. 1985.

151 »Fighting Canger – Are We Doing Enough?« CNN Newsmaker, Sonntag, 7. Juli 1991.

152 Holland, Jimmie, M.D.: »Cancer Do's – Cancer Don'ts«, *Health Confidential*, Heft 7, Nr. 12, Dez. 1993.

153 »New Risks for Meat Eaters«, *Science News*, Heft 146, Nr. 3, 16. Juli 1994.

154 »Conflicting Advice in Breast Cancer«, *Nightline*, 19. März 1993.

155 Chalmers, Irena: *The Great Food Almanac – A Feast of Facts from A to Z*, HarperCollins, San Francisco, 1994.

156 Campbell, T. Colin, M.D., et al.: »Cornell-Oxford-China Project on Nutrition, Health and Environment, Diet Life-style and Mortality in China: A Study of the Characteristics of 65 Countries«, Oxford University Press, The China People's Medical Publishing House, 1990.

157 »Huge Study of Diet Indicts Fat and Meats«, *New York Times*, 8. Mai 1990.

158 Mead, Nathaniel: »The Champion Diet«, *East-West Journal*, Heft 20, Nr. 9, Sept. 1990.

159 Regan, Tom: »But for the Sake of Some Little Mouthful of Flesh«, *The Animals Agenda*, Nr. 1, Feb. 1989; U.S. Landwirtschaftsministerium, Agriculture Statistics (Agrarstatistik), 1988.

160 *Eat for Life: The Food & Nutrition Board's Guide to Reducing Your Risk of Chronic Disease*, National Academy Press, Washington D.C., 1992.

161 Hellmich, Nanci: »In Healthful Living, East Beats West«, *USA Today*, 6. Juni 1990.

162 Sherman, H.: »Calcium Requirements ot Maintenance in Man«, *Journal of Biological Chemistry*, Nr. 44, 1920.

163 Bresala, N.: »Relationships of Animal Protein-Rich Diet to Kidney Stone Formation and Calcium Metabolism«, *Journal of Clinial Endocrinology and Metabolism*, Nr. 66, 1988; Zemel, M.: »Calcium Utilization: Effect of Varying Level and Source of Dietary Protein«, *American Journal of Clinical Nutrition*, Nr. 48, 1988.

164 Lewinnek, G.E.: »The Significance and a Comparative Analysis of the Epidemiology of Hip Fractures«, *Clinical Orthopedics and Related Research*, Heft 152, Okt. 1980; Solomon, L.: »Osteoporosis and Fracture of the Femoral Neck in the South African Bantu«, *Journal of Bone and Joint Surgery*, Heft 50B, Feb. 1968; United Nations Food and Agriculture Organization, *FAO Production Yearbook*, Heft 37, 1984, und *Food Balance Sheets*, Durschschnitt 1979–1981; Walter, A.: »The Human Requirement of Calcium: Should Low Intakes be Supplemented?«, *American Journal of Clinical Nutrition*, Heft 25, Mai 1972; Walker, A.: »Osteoporosis and Calcium Deficiency«, *American Journal of Clinical Nutrition*, Heft 16, März 1965.

165 »Consensus Conference: Osteoporosis«, *Journal of the American Medical Association*, Nr. 252, 1984.

166 Campbell, T. Colin, M.D., et al.: »Cornell-Oxford-China Project on Nutrition, Health and Environment, Diet Life-style and Mortality in China: A Study of the Characteristics of 65 Countries«, Oxford University Press, The China People's Medical Publishing House, 1990; »Huge Study of Diet Indicts Fat and Meats«, *New York Times*, 8. Mai 1990.

167 Ibd.

168 Abdulla, M.: »Nutrient Intake and Health Status of Vegans, Chemical Analysis of Diets Using the Duplicate Portion Sampling Technique«, *American Journal of Clinical Nutrition*, Nr. 34, 1981; Ellis, F.: »Veganism, Clinical Findings and Investigations«, *American Journal of Clinical Nutrition*, Nr. 23, 1970; Sanders, T.: »Hematological Studies on Vegans«, *British Medical Journal*, Nr. 40, 1978; Anderson, B.: »The Iron and Zinc Status of Long-Term Vegetarian Women«, *American Journal of Clinical Nutrition*, Nr. 34, 1981.

169 Sorenson, Marc: *Mega-Health*, Sorenson, Ivins, Utah, 1993.

170 Campbell, T. Colin, M.D., et al.: »Cornell-Oxford-China Project on Nutrition, Health and Environment, Diet Life-style and Mortality in China: A Study of the Characteristics of 65 Countries«, Oxford University Press, The China People's Medical Publishing House, 1990; »Huge Study of Diet Indicts Fat and Meats«, *New York Times*, 8. Mai 1990.

171 Ibd.

172 Dowling, Claudia, G.: »Fighting Back«, *LIFE*, Mai 1994.

173 Campbell, T. Colin, M.D., et al.: »Cornell-Oxford-China Project on Nutrition, Health and Environment, Diet Life-style and Mortality in China: A Study of the Characteristics of 65 Countries«, Oxford University Press, The China People's Medical Publishing House, 1990; »Huge Study of Diet Indicts Fat and Meats«, *New York Times*, 8. Mai 1990.

174 Chalmers, Irena: *The Great Food Almanac – A Feast of Facts from A to Z*, HarperCollins, San Francisco, 1994.

175 Hellmich, Nanci: »In Healthful Living, East Beats West«, *USA Today*, 6. Juni 1990.

176 Ibd.

177 Mead, Nathaniel: »The Champion Diet«, *East-West Journal*, Heft 20, Nr. 9, Sept. 1990.

178 »Position Paper of the American Dietetic Association: Vegetarian Diets – Technical Support Paper«, *Journal of the American Dietetic Association*, Heft II, Nr. 3, März 1988.

179 Wie in der *Vegetarian Times* vom Feb. 1991 zitiert.

180 Seely, Rod R., Ph.D.;Stephens, Trent D., Ph.D.;Tate, Phillip, D.A.: *Anatomy & Physiology*, Mosby, St. Louis, 1992.

181 Blair, S.N., et al.: »Physical Fitness and All Cause Mortality: A Prospective Study of Health: Men and Women«, *Journal of the American Medical Association*, Heft 262, Nr. 17, 3. Nov. 1989.

182 Seely, Rod R., Ph.D.; Stephens, Trent D., Ph.D.; Tate, Phillip, D.A.: *Anatomy & Physiology*, Mosby, St. Louis, 1992.

183 Blair, S.N., et al.: »Physical Fitness and All Cause Mortality: A Prospective Study of Health: Men and Women«, *Journal of the American Medical Association*, Heft 262, Nr. 17, 3. Nov. 1989.

184 Koplan, J.P., et al.: »Physical Activity, Physical Fitness, and Health: Time to Act«, *Journal of the American Medical Association*, Heft 262, Nr. 17, 3. Nov. 1991; Gespräch mit Dan Kaser von der ›National Sporting Goods Association‹, 12. Nov. 1991.

185 Rippe, J.M.: *Dr. James M. Rippe's Complete Book of Fitness Walking*, Prentice Hall, New York, 1989.

186 Ibd.

187 Ibd.

188 Ibd.

189 »Progress Toward Achieving the 1990 National Objectives for Physical Fitness and Exercise«, Centers for Disease Control, MMWR Nr. 38, 1989.

190 »Leisure-Time Physical Activity Levels and Risk of Coronary Heart Disease and Death«, *Journal of the American Medical Association*, Nr. 258, 1987.

191 Wiley, C.: »Walk This Way«, *Vegetarian Times*, Jan. 1992.

192 Ibd.

193 Koplan, J.P., et al.: »Physical Activity, Physical Fitness and Health: Time to Act«, *Journal of the American Medical Association*, Heft 262, Nr. 17, 3. Nov. 1991.

194 Gavin, J.: *The Exercise Habit*, Human Kinetics Publishing, 1992, zitiert in *Bottom Line*, Heft 13, Nr. 14, 30. Juli 1992.

195 »Study Links Exercise to Drop in Breast Cancer«, *New York Times*, 21. Sept. 1994.

196 Bazell, Robert, *NBC Network News*, 20. Sept. 1994.

197 Kolata, Gina: »Study Bolsters Idea That Exercise Cuts Breast Cancer Risk«, *New York Times*, 1. Mai 1997.

198 »A.M. Exercisers Stay with It«, *Aviation Medical Bulletin,* Dez. 1990.

199 Rippe, J.M., *Dr. James M. Rippe's Complete Book of Fitness Walking*, Prentice Hall, New York, 1989.

200 Ibd.

201 Ibd.

202 Ibd.

203 Ibd.

204 Ibd.

205 Hottinger, B.: »Walking Your Way to Fitness«, *Vegetarian Voice*, Heft 18, Nr. 4.

206 Studie am ›Veterans' Affairs Medical Center‹, Salt Lake City, Bericht in *Bottom Line*, Heft 12, Nr. 19, 15. Okt. 1991.

207 Studie von David Nieman, Trainings-Physiologe, Bericht in *Bottom Line*, Heft 12, Nr. 21, 15. Nov. 1991.

208 *The Wellness Encyclopedia*, Universität Kalifornien, Berkeley Wellness Letter, Houghton Mifflin, Boston, 1991.

209 Wiley, C.: »Walk This Way«, *Vegetarian Times*, Jan. 1992.

210 Von Dr. James R. White, Leiter des ›Exercise Physiology and Human
    Performance Lab‹ (Labor für Trainings-Physiologie und Leistungsfä-
    higkeit des Menschen) der Universität Kalifornien in San Diego, ge-
    leitete Studie, Bericht in *Bottom Line*, Heft 12, Nr. 12, 30. Juni 1991.

211 Daten von Dr. Betty Kamen, geschrieben für »Let's Live«, Bericht in
    Bottom Line, Heft 13, Nr. 1, 15. Jan. 1992.

212 Rippe, J.M.: *Dr. James M. Rippe's Complete Book of Fitness Walking*, Pren-
    tice Hall, New York, 1989; Wiley, C.: »Walk This Way«, *Vegetarian Ti-
    mes*, Jan. 1992; Hottinger, B.: »Walking Your Way to Fitness«, *Vegeta-
    rian Voice*,. Heft 18, Nr. 4.

213 Wiley, C.: »Walk This Way«, *Vegetarian Times*, Jan. 1992.

214 Ibd.

215 Carter, Albert E.: »The Miracles of Rebound Exercises«, National Insti-
    tute of Reboundology & Health, Edmonds, WA, 1979.

216 Leahy, M.: »Can This Man Help You Live to 140?« *Los Angeles Maga-
    zine*, April 1983.

217 Trichopoulou, Antonia: »Consumption of Olive Oil and Specific Food
    Groups in Relation to Breast Cancer Risk in Greece«, *Journal of the Na-
    tional Cancer Institute*, Heft 87, Nr. 2, 18. Jan. 1995.

218 Osborn, T.: »Amino Acids in Nutrition and Growth«, *Journal of Biolo-
    gical Chemistry*, Nr. 17, 1914.

219 Clinton, S.: »The Vegetarian Perspective – An Examination of Nutri-
    tion Education and the American Diet«, *Vegetarian Journal*, Heft 9, Nr.
    3, Mai/Juni 1990.

220 Ibd.

221 Ibd.

222 Ibd.

223 »U.S.D.A. Cancels Nutrition Chart: Who's Being Served?« *New York Ti-
    mes,* 8. Mai 1991; »U.S.D.A. Wilts Under Pressure, Kills New Food
    Group Pyramid«, *Washington Post*, 27. April 1991.

224 Ibd.

225 »U.S.D.A. Cancels Nutrition Chart: Who's Being Served?« *New York Ti-
    mes,* 8. Mai 1991; »U.S.D.A. Wilts Under Pressure, Kills New Food
    Group Pyramid«, *Washington Post*, 27. April 1991.

226 Nesmith, J.: »Pyramid's Something to Chew On«, Cox News Service
    (*Sarasota Herald-Tribune*), 29. April 1992.

227 Trichopoulou, Antonia: »Consumption of Olive Oil and Specific Food
    Groups in Relation to Breast Cancer Risk in Greece«, *Journal of the
    National Cancer Institute*, Heft 87, Nr. 2, 18. Jan. 1995.

228 »Fear of Fat«, CBS-TV, *48 Hours*, 9. Okt. 1994.

229 Cousins, N.: *Anatomy of an Illness*, Norton, New York, 1979.

230 Talan, J.: »Good Thoughts – Good Health«, *Sarasota Herald-Tribune*,
    12. Juni 1991.

231 Chopra, D.: *Die unendliche Kraft in uns*. Heyne Verlag GmbH.

232 Frank, J.O.: *Persuasion and Healing: A Comparative Study of Psychotherapy*, Johns Hopkins University Press, Baltimore, 1973.

233 Chopra, D.: *Die unendliche Kraft in uns*. Heyne Wilhelm Verlag GmbH.

234 Cushing, H.: *The Life of Sir William Osler*, Oxford University Press, New York, 1940.

235 Shelton, Herbert M.: *Natural Hygiene: Man's Pristine Way of Life*, Dr. Shelton's Health School, Tx, 1968.

236 Benson, H.: »The Placebo Effect«, *Journal of the American Medical Association*, Heft 232, Nr. 12, 23. Juni 1975. Booth, G.: »Psychobiological Aspects of Spontaneous Regressions of Cancer«, *Journal of the American Academy of Psychoanalysis*, Heft 1, Nr. 3, 1973; Everson, T.C., et al.: *Spontaneous Regression of Cancer*, Philadelphia, 1966; Simonton, O.C.: *Wieder gesund werden*, Rowohlt Taschenbuch Verlag; Anderson, R.A.: *Dr. Robert A. Anderson's Comprehensive Guide to Wellness Medicine*, Keats, CT, 1987.

237 Vaux, K.: »Religion and Health«, *Preventive Medicine*, Heft 5, Nr. 4, Dez. 1976; Studie zur Mortalität der Siebenten-Tags-Adventisten, 1958–1965, School of Health, Loma Linda University, CA.

238 Oberleder, M.: *Avoid the Aging Trap*, Acropolis, Washington D.C., 1982.

239 Beecher, H.D.: »Surgery as Placebo«, *Journal of the American Medical Association*, Heft 176, Nr. 13, 1. Juli 1961.

240 Klopfer, B.: »Psychological Variables in Human Cancer«, *Journal of Projective Techniques*, Heft 21, Nr. 4, Dez. 1957.

241 Beecher, H.K.: »The Powerful Placebo«, *Journal of the American Medical Association*, Heft 159, Nr. 17, 29. Dez. 1955; Wolf, S.: »The Pharmacology of Placebos«, *Pharmacology Review*, Heft 11, Nr. 4, Dez. 1959; Pogge, R.: »The Toxic Placebo: Side and Toxic Effects Reported During Administration of Placebo Medicine«, *Medical Times*, Nr. 91, Aug. 1963.

242 Brown, S.: »Side Reactions to Pyribenzamine Medication«, *Proc. Soc. Exp. Bio. Med.*, Heft 67, Nr. 3, März 1948.

243 Goleman, Daniel: »Placebo Effect Is Shown to be Twice as Powerful as Expected«, *New York Times*, 17. Aug. 1993.

244 Ibd.

245 Chopra, D.: *Unconditional Life*, Bantam, New York, 1991.

246 Wright, K.: »Going by the Numbers«, *New York Times Magazine*, 15. Dez. 1991.

247 Ibd.

248 Ibd.

249 Becnel, T.: »Looking to the Future«, *Sarasota Herald-Tribune*, 18. Dez. 1991.

250 Bottled Water Watch«, *New Age Magazine*, Juli/Aug. 1999.

251 Ibd.

252 Howell, Edward, M.D.: *Enzyme Nutrition*, Avery, NJ, 1985; Lopez, D.A., M.D.; Williams, R.M., M.D.; Miehlke, K., M.D.: *Enzymes: The Fountain of Life*, Neville Press, SC, 1994.
253 Pottenger, Francis M.: »The Effect of Heat Processed Foods and Meta-bolized Vitamin D Milk on the Dentofacial Structures of Experimental Animals«, *American Journal of Orthodontics & Oral Surgery*, Nr. 8, Aug. 1946.
254 Howell, Edward, M.D.: *Enzyme Nutrition*, Avery, NJ, 1985; Lopez, D.A., M.D.; Williams, R.M., M.D.; Miehle, K., M.D.: *Enzymes: The Fountain of Life*, Neville Press, SC, 1994.

Das Wunder Wasser

Das Bild, das sich im Zeitalter der Raumfahrt bei uns am tiefsten eingeprägt hat, ist der Anblick jenes kleinen blauen Planeten, der in einem entlegenen Winkel der Galaxie um einen ganz gewöhnlichen Stern kreist. Aus dem Weltraum wirkt unser Planet zerbrechlich, seine blaue Farbe unterscheidet ihn von allem anderen, was unsere Teleskope erfassen können. Das Wasser ist es, was unsere Erde so einzigartig macht; Wasser verleiht ihr nicht nur ihre blaue Farbe, es ermöglicht ihr auch, Leben hervorzubringen. So ist Wasser im wahrsten Sinn des Wortes Leben, weil das eine ohne das andere nicht möglich wäre. Die Rolle, die das Wasser in unserem Leben und für unsere Gesundheit spielt, lässt uns das Wasser mit ganz neuer Ehrfurcht sehen. Wasser ist Leben, und wenn wir das Wunder unserer Existenz, unseres Lebens zu schätzen wissen, müssen wir die Bedeutung des Wassers erkennen, also auch seine fundamentale Beteiligung an unserer Gesundheit und unserem Wohlbefinden.

Wasser ist nicht »nur« Wasser

So wie Wasser der Schlüssel zum Leben und zur Gesundheit unserer Erde ist, liefert es auch den Schlüssel zu Gesundheit und Wohlbefinden. Wir sind uns bewusst, dass Wasser lebensnotwendig ist, doch erst allmählich erkennen wir, wie entscheidend Wasser für unsere Gesundheit ist. Und mit Hilfe der noch relativ neuen Wissenschaft vom Wasser entdecken wir, wie wir seine komplexe Chemie verbessern können. Wasser ist nicht länger »nur« Wasser, es gibt eine neue Generation gesunden Wassers, das mehr als nur das Überleben sichert, uns fit, gesund und leistungsstark werden lässt. Entdeckungen rund um das Wasser könnten tief greifende Auswirkungen auf die Gesundheit der Menschen im 21. Jahrhundert haben.

Auf der Suche nach dynamischer Gesundheit für unsere Familien und für uns selbst, sollten wir uns auch über das Wasser informieren und dabei unsere *Vier Wasserrechte* kennen lernen sowie einen neuen Umgang mit Wasser, der zu dynamischer Gesundheit, vorbildlicher Fitness und höchster Leistungsfähigkeit führen kann.

»Wasserlebewesen« auf einem Wasserplaneten

Unser blauer Planet ist vom Wasser getönt und in Wasser getaucht. Und als Lebewesen dieses Planeten sind auch wir hauptsächlich aus Wasser gebildet. Unser Blut besteht zu 90 Prozent, unser Gehirn zu 85 Prozent und der übrige Körper zu 70 Prozent aus Wasser. Sogar die Knochen und das Skelett haben einen Wasseranteil von 30 Prozent. Unsere Körperflüssigkeit ist ein innerer Ozean, der alle Körperfunktionen reguliert und antreibt, so wie das Wasser und der Kreislauf des Wassers das organische Leben auf der Erde bestimmt. Darauf folgt doch, dass dem Wasser eine ganz besondere Rolle bei der Ernährung und Gesundheitsvorsorge zukommen muss, wir sollten deshalb auf die Qualität des Wassers achten, das wir zu uns nehmen – besonders, weil Wasser vom Körper auch zur Selbstreinigung benötigt wird, zur Entsorgung der Abfallstoffe aus den Zellen und der Giftstoffe aus Nahrung und Luft. Für uns als Wasserlebewesen auf einem Wasserplaneten sollten beste Qualität und eine ausreichende Menge Wasser Tag für Tag höchste Priorität haben. Wenn Sie diesbezüglich die richtigen Entscheidungen treffen, haben Sie eine wichtige Grundlage für Ihre dynamische Gesundheit geschaffen. Die Mindestmenge, die von Gesundheits- und Wasserexperten empfohlen wird, beträgt zwei Liter pro Tag, doch die Menge variiert je nach Körpergröße und der individuellen körperlichen und geistigen Aktivität.

Das universelle Lösungsmittel

Seine lösende Wirkung macht das Wasser zu einem so außerordentlich wichtigen Element für das Leben auf unserem Planeten, für unsere Gesundheit und unser Wohlbefinden. Die
Ernährung steht und fällt mit der Wasserlöslichkeit; alle lebenden Organismen brauchen Wasser, um die Nährstoffe zu lösen.
Pflanzenwurzeln können Nährstoffe nur in gelöster Form aufnehmen, beim Menschen muss die Nahrung gelöst sein, damit
sie ins Blut eintreten und uns wirklich ernähren kann. Das
deutet schon darauf hin, wie wichtig eine ausreichende Menge
hochwertigen Wassers mit guten Hydrations- und Löseeigen-
schaften für uns ist. Wasser ist von Natur aus nicht gleich Wasser, auch in Flaschen abgefülltes Wasser ist höchst unterschiedlich. Inzwischen gibt es neue Technologien, mit deren Hilfe die
Struktur, die Permeabilität und die Lösungseigenschaften sowie der Nährwert des Wassers zu verbessern sind. Wasser ist sowohl Trägersubstanz von Nährstoffen für die Zellen als auch
von Abfall- und Giftstoffen aus den Zellen und aus dem Körper heraus. Wasser in ausreichender Menge und hoher Qualität aufzunehmen, das durch seine hydratisierenden und nährenden Eigenschaften lebendiger und energiegeladener ist,
könnte ein simpler, aber doch entscheidender Faktor für dynamische Gesundheit und Wohlbefinden werden.

Eine neue Einstellung zu Gesundheit und Wasser

Bevor wir zum Zusammenhang zwischen Wasser und Gesundheit kommen, wollen wir uns mit den Grundlagen und mit
neuen Ansichten zum Thema Wasser befassen. Wasser fungiert
also im Körper primär als Lösungsmittel. Und dieses Lösungsmittel – Wasser samt seinen elektrischen/chemischen Bestandteilen – reguliert alle Körperfunktionen. Die neue interessante
Ansicht über Wasser und seine Wirkung auf den menschlichen

Körper lautet: Jede Störung des Wasserstoffwechsels durch Dehydration, eingelagerte Giftstoffe oder unsauberes Trinkwasser
führt zu einer Störung der Zellarbeit. Diese Störung verursacht
eine Abnahme des elektrischen Stromflusses und den Zusammenbruch der chemischen Reaktionen. Wenn aus irgendeinem Grund die chemischen Reaktionen langsamer ablaufen
und Energie langsamer fließt oder blockiert wird, kann das
Gleichgewicht gestört werden, die Leistung auf allen Ebenen
abnehmen, können Krankheiten entstehen.

Richtiges Wasser für richtige Hydration

Dass Wasser nicht »nur Wasser« ist, hat verschiedene Ursachen: Erstens sind keine zwei Wässer völlig gleich. Jedes heute
erhältliche Wasser kommt anderswoher, hat andere Eigenschaften und einen anderen Namen. Es gibt Leitungswasser,
Quellwasser, Tafelwasser, gefiltertes Wasser, aufbereitetes Wasser, Grundwasser, Mineralwasser, destilliertes Wasser, weiches
Wasser, hartes Wasser, entionisiertes Wasser, Elektrolyse-Wasser, strukturiertes Wasser usw. Manche Wässer rein, lebendig
und gesund, andere leblos oder, noch schlimmer, schädlich für
die Gesundheit. Zweitens wirken nicht alle Wässer auf die gleiche Weise hydratisierend. Selbst wenn wir genügend trinken,
muss der Körper noch nicht ausreichend hydratisiert sein. Eine
Theorie geht dahin, dass außerhalb der Zelle zwar genügend
Wasser vorhanden sein mag, dieses Wasser aber nicht in die
Zelle gelangen kann, wenn es nicht die entsprechenden elekt-
rischen/chemischen Eigenschaften und die richtige Oberflä-
chenspannung aufweist. Das Ergebnis wäre dann eine Dehydration der Zelle.

Hydration = Gesundheit

Die erwähnte Theorie geht weiter davon aus, dass hydratisierte Körperzellen größer werden und einen Heilmechanismus in Gang setzen. Dieser Heilmechanismus soll das Ergebnis des reduzierten Säuregehalts der Zelle, einer gesteigerten Fettverbrennung und der Reparatur der DNA sein. Übereinstimmend damit haben Forschungen ergeben, dass in einem dehydrierten Körper die Zellen kleiner werden und der Umkehrvorgang der Heilung, die Krankheit nämlich, in den Zellen einsetzt. Das beginnt mit einer Ansammlung von Säuren und Giftstoffen in den Zellen. Die Giftstoffe führen zu Sauerstoffmangel, möglichen DNA-Schäden und der Beschleunigung des Alterungsprozesses durch freie Radikale. Die Forderung der beteiligten Forscher lautet also: Hydration!

Trinken Sie nur sauberes Wasser

Auf der einen Seite macht das Lösungsmittel Wasser das Leben auf unserem Planeten erst möglich und ist entscheidend für die menschliche Gesundheit und Ernährung. Auf der anderen können diese lösenden Eigenschaften aber auch zu unserer eigenen Vergiftung führen. Alle Chemikalien und Gifte, mit denen wir die Gewässer und das Ökosystem unserer Erde belasten, werden ebenfalls gelöst und gelangen letztlich in den menschlichen Körper. Der Regen löst die chemischen Gase und Teilchen, die wir in die Luft blasen, und bringt sie zurück auf die Erde in Flüsse, Seen, Ströme, Ozeane und Grundwasser. Der Regen fällt zur Erde, dringt in den Boden ein, löst alles, womit er in Berührung kommt, etwa Pestizide, Dünger, Insektizide und andere Chemikalien, und nimmt sie mit in die Tiefe. In Form von Quell- oder Brunnenwasser kommt er wieder zu Tage. Das Lösungsmittel Wasser ist also heute Segen und Fluch zugleich. Ein umfangreicher Bericht der US-Regierung kommt zu dem Schluss, dass ein großer Teil des Grundwassers und unterirdischer Wasserläufe in ungesundem Ausmaß mit Chemikalien verunreinigt ist. Laut einer Meldung der Umweltschutzbehörde der Vereinigten Staaten vom August 1999 sind »zwei Millionen Hektar Seen und 50 000 Kilometer Flüsse und Küste in den Vereinigten Staaten ungeeignet zum Fischen und Schwimmen«. Man muss kein Wissenschaftler sein, um zu begreifen, dass man Wasser, in dem man nicht schwimmen und dessen Fische man nicht essen darf, auch nicht trinken sollte. Daher ist unser Trinkwasser, ob es nun aus regionaler oder überregionaler Versorgung stammt, am besten, wenn es gereinigt und von allen natürlichen oder vom Menschen verursachten Kontaminationen befreit wurde.

Körperwasser im Fluss

Der menschliche Körper besteht zu etwa zwei Dritteln aus Wasser, es macht ungefähr 50 Prozent des Körpergewichts aus. Unterschiede haben mit dem Alter, der körperlichen Verfassung, dem Geschlecht zu tun. Der Körper eines kleinen Kindes mit wenig Fett und geringer Knochenmasse besteht zu 75 Prozent aus Wasser, der Wasseranteil des Körpers sinkt mit zunehmendem Alter. In hohem Alter macht das Wasser nur mehr 40 bis 50 Prozent unseres Körpergewichtes aus. Frauen weisen im Allgemeinen mehr Körperfett auf als Männer und haben daher einen geringeren Wasseranteil, da Fett von allen Körpergeweben am wenigsten Wasser enthält.

Das Wasser in unserem Körper ist ständig im Fluss, es befindet sich in intrazellulären und extrazellulären Kompartimenten. Die intrazelluläre Flüssigkeit macht etwa zwei Drittel der Körperflüssigkeit aus, sie ist in den lebenden Zellen enthalten. Die übrige, extrazelluläre Flüssigkeit umfasst die gesamte Körperflüssigkeit außerhalb der Zellen; dazu gehört Blutplasma, Gewebsflüssigkeit, Lymphe, Liquor cerebrospinalis, Serumflüssigkeit und andere mehr. Lebendig wird Wasser durch seine

Polarität (elektrische Ladung) und seine lösenden und nährenden Eigenschaften. Zusammen machen diese Eigenschaften die außergewöhnliche Fähigkeit des Wassers aus, Leben zu erhalten und Energie durch den Körper zu transportieren. Nährstoffe, Schlacken und Gase werden im Blutplasma befördert und durch die interstitielle Flüssigkeit zwischen Blut und Gewebe hin und her transportiert. Wasser ist auch unabdingbar für die Verdauung, wo es an den chemischen Reaktionen zur Zerlegung der Nahrung beteiligt ist. Als Schmiermittel verwendet der Körper Wasser ebenfalls, in Form von Speichel zur Anfeuchtung und Vorbereitung der Speisen für die Verdauung sowie in anderen Flüssigkeiten zur Reduktion der Reibung zwischen inneren Organen oder Knochen. Auch in der Ausscheidung ist Wasser aktiv, nicht nur in Form des Harns sondern auch im Schleim, der die Eingeweide auskleidet, damit die Ausscheidungen leichter passieren können. Und zu guter Letzt hat das Wasser als Liquor cerebrospinalis eine Schutzfunktion für das Gehirn, als Fruchtwasser umhüllt und schützt es den Fötus.

Die Bedeutung von Mineralstoffen und Elektrolyten

Zusätzlich zu den spezifischen physiologischen Funktionen, die das Wasser im menschlichen Körper hat, steht es auch in direktem Zusammenhang mit dem Mineral- und Elektrolythaushalt. Das Gleichgewicht im Körper, als Homöostase bezeichnet, wird durch den Mineralstoff- und Elektrolytgehalt der Körperflüssigkeiten beeinflusst. Der Elektrolytgehalt bezieht sich auf die Arten und Mengen von Elektrolyten in den Körperflüssigkeiten. Er ist deswegen entscheidend, weil schon die geringste Veränderung der Elektrolytkonzentration dazu führt, dass Wasser von einem Flüssigkeitskompartiment in ein anderes verschoben wird, was sich unter anderem auf Blutdruck und -volumen auswirkt.

Die Elektrolyte im Körper werden oft als Mineralionen bezeichnet, die Salzkonzentration in den Körperflüssigkeiten von Säugetieren ähnelt der Salzkonzentration des Meerwassers auf bemerkenswerte Weise. Ganz allgemein sind Elektrolyte im Körper für die Leitung von elektrischer Energie zuständig, manche Gesundheitsexperten meinen auch, dass Elektrolyte für die Verstoffwechslung der Vitamine und für die Enzymaktivität nötig sind. Was die Leitung der Energie betrifft, so kann Wasser allein keine elektrische Ladung aufweisen; das wird erst durch Mineralstoffe und Elektrolyte möglich. Der Körper jedes Menschen benötigt sieben Mineralstoffe in ausreichender Menge: Kalzium, Phosphor, Kalium, Schwefel, Natrium, Chlor und Magnesium, sowie Spuren anderer Elemente. Die meisten Mineralstoffe und Elektrolyte werden mit der Nahrung und dem Wasser aufgenommen, der Elektrolythaushalt des Körpers wird vorwiegend mit Hilfe von Hormonen durch die Nieren reguliert.

Zum Thema Mineralwasser

In den USA ist zur Zeit eine Diskussion über den Konsum von Mineralwässern im Gange. In Europa wird Mineralwasser sowohl zum Trinken wie auch für heilsame Bäder seit Jahrhunderten geschätzt. Bei uns, also jenseits des Atlantiks, meinen manche Wissenschaftler und Gesundheitsfachleute, das Trinken von Mineralwässern sei etwas Ähnliches wie der Verzehr von Felsbröckchen. Auch sei der Kohlensäuregehalt vieler Mineralwässer nicht günstig, weil er zur weiteren Übersäuerung des Körper beitrage.

Als Argumente gegen den Konsum von Mineralwässern wird angeführt: Der Mineralstoffgehalt sei unberechenbar und von Quelle zu Quelle verschieden; die Mineralstoffe könnten zu grob sein, um vom Körper verarbeitet zu werden, und in den Nieren, Gelenken und dem Knochengerüst stecken bleiben; der Mineralstoffgehalt entspreche selten genau dem Bedarf der Körperflüssigkeiten; schließlich komme auf jeden gesunden Mineralstoff bei den meisten Quellen eine Anzahl weniger gesunder oder giftiger Mineralstoffe oder sogar Schwermetalle. Ich überlasse die Entscheidung Ihnen, würde aber sicherheitshalber empfehlen, dass Sie sich für ein Mineralwasser entscheiden, aus dem alle mineralischen Verunreinigungen entfernt wurden und das Mineralstoffe in etwa jenem Verhältnis enthält, wie es dem Mineralstoff/Elektrolytbedarf der Körperflüssigkeiten entspricht. (In Deutschland müssen Mineralwässer, die amtlich anerkannt sind, einen bestimmten, natürlicherweise relativ konstanten Anteil von Mineralstoffen und Spurenelementen aufweisen, ursprünglich rein und ohne Zusätze sein, direkt an der Quelle abgefüllt werden und einen Auszug der amtlichen Analyse auf dem Etikett tragen.)

Was ist eigentlich Tafelwasser?

Entgegen einer weit verbreiteten Meinung ist Tafelwasser nicht immer sauberer und gesünder als Leitungswasser, wie aus einem neuen Bericht des US »Natural Resources Defense Council (NRDC)« hervorgeht. Diese in New York ansässige Umweltorganisation testete über 100 Tafelwassermarken und fand heraus, dass etwa ein Drittel davon gegen strenge einzel- und gesamtstaatliche Reinheitsvorschriften verstieß.[250] Außerdem kann das Bild von der Gebirgsquelle auf dem Flaschenetikett ziemlich irreführend sein. Nach Schätzungen der Regierung und der Industrie selbst stammen 25 bis 40 Prozent des in den Vereinigten Staaten verkauften Tafelwassers aus dem öffentlichen Trinkwassersystem – »hauptsächlich Leitungswasser«, merkt der NRDC an.[251] (In Deutschland besteht Tafelwasser aus gefiltertem Leitungswasser mit zugesetzten Mineralsalzen; auch Mineralwasser, Meerwasser oder Sole kann zugesetzt werden; häufig ist auch Kohlensäure enthalten.) Während die amerikanischen Behörden der Auffassung sind, keine Erkrankung lasse sich auf Tafelwasser zurückführen, wendet der NRDC ein, dass Menschen mit geschwächtem »Immunsys-

tem« sehr wohl gefährdet sein könnten. Das gelte besonders
für Kinder.

Wichtige Nährstoffe aus dem Wasser und Entgiftung des Körpers

Von der Aufnahme wichtiger Nährstoffe aus dem Wasser weiß
man noch gar nicht so lange, sicher handelt es sich dabei um
eine zukunftsträchtige Entdeckung für Gesundheit und Wohlbefinden. Sie ist zum einen deshalb von Bedeutung, weil Wasser ein natürlicher Nährstoffträger und -lieferant ist. Zweitens
ist sie wichtig, weil viele Nahrungsmittel aus intensiver Landwirtschaft unter Einsatz chemischer Dünger stammen und nur
in reduzierter Menge wertvolle Mineral- und Nährstoffe enthalten.

Dass der Körper hochwertige Mineral- und Nährstoffe zugeführt bekommt, ist lebenswichtig, dass er gereinigt, von schädlichen Säuren und Giftstoffen befreit und im Gleichgewicht
gehalten wird, ist sicher nicht weniger wichtig. Wenn es tatsächlich das »Geheimnis« der Gesundheit geben sollte, so
hängt es sicherlich mit der inneren Reinigung des Körpers zusammen. Je sauberer und lebendiger das Wasser als Nährstoffträger für die Zelle ist, desto aktiver ist es auch beim Abtransport von Schad- und Giftstoffen aus der Zelle wie aus dem Körper.

Der pH-Wert und die Bedeutung der Basen

Ebenso wie der Mineralstoff- und Elektrolythaushalt spielen
auch der pH-Wert und das Säure-Basen-Gleichgewicht der Körperflüssigkeiten eine entscheidende Rolle für die Erhaltung der
Homöostase und guter Gesundheit. Was wir als pH-Wert bezeichnen, ist eine Messgröße für den Säure- oder Basenwert
einer Substanz oder Lösung. Der pH-Wert basiert auf der An-

zahl der Wasserstoffatome (positiv geladene Atome) in einer Lösung, er liegt zwischen 0 und 14. Reines Wasser hat gleich viele Wasserstoff- und Hydroxidionen (negativ geladen) und ist daher neutral mit einem pH-Wert von 7. Werte unter 7,0 haben saure Lösungen, Werte über 7,0 alkalische oder basische Lösungen. Wie Salze, die sich als ausgezeichnete Leiter für elektrische Impulse im menschlichen Körper erweisen, sind die anorganischen Verbindungen (Verbindungen ohne Kohlenstoff), die wir als Säuren und Basen bezeichnen, Elektrolyte, weil sie Strom leiten, sobald sie ionisiert und in Wasser gelöst sind.

Die große Bedeutung des pH-Wertes für die Gesundheit liegt in der hochempfindlichen Reaktion der lebendigen Zelle auf eine Änderung des pH-Wertes. Daher wird das Säure-Basen-Gleichgewicht der Körperflüssigkeiten von Nieren, Lungen und bestimmten, als Puffer bezeichneten Substanzen sorgfältig überwacht. Besonders wichtig ist das Säure-Basen-Gleichgewicht oder der pH-Wert des Blutes, weil Blut mit beinahe jeder lebenden Zelle im Körper in engem Kontakt ist. Der pH-Wert des Blutes bewegt sich in dem engen Bereich zwischen 7,35 und 7,45; Schwankungen von mehr als ein paar Zehnteln führen mit hoher Wahrscheinlichkeit zum Tode. Die Säure bildenden Nahrungsmittel und Getränke, die wir konsumieren, beeinflussen den pH-Wert des Körpers ebenso wie die verschmutzte Luft und gewisse Giftstoffe aus intensiver Landwirtschaft. Das Säure-Basen-Gleichgewicht in unserem Körper und die Bedeutung eines gesunden Basenüberschusses in der Nahrung ist ein Thema, das in unserem Streben nach Gesundheit, Fitness und körperlicher Energie nur allzu oft übersehen wird. Meiner Meinung nach sind Basen bildende Nahrungsmittel und basisches Wasser entscheidend wichtig für die Erhaltung der Gesundheit und somit für die Prävention.

Eine natürliche Lösung für dynamische Gesundheit

Medizinische Studien und Berichte aus den USA scheinen darauf hinzuweisen, dass Dehydration und eingelagerte saure, giftige Schlacken die größten Probleme in der national wie international kritischen Gesundheitssituation sind. Das wird auch durch Studien und Arbeiten aus Europa und Japan untermauert. Japanische Wissenschaftler sind der Meinung, dass die natürlichen Ursachen von Erkrankungen im Erwachsenenalter mit der Übersäuerung des Blutes, schlechter Durchblutung und geringer Zellaktivität zu tun haben; Beispiele für Erkrankungen des Erwachsenenalters sind Krebs, Herz-Kreislauf-Erkrankungen, Arteriosklerose, Bluthochdruck, Diabetes, Arthritis, Gicht, Nierenleiden, chronischer Durchfall und Verstopfung, Hämorrhoiden, Asthma, Heuschnupfen, Allergien, Kopfschmerzen, Neuralgien, Schuppenflechte, Nesselsucht, Ekzeme, allgemeine Übersäuerung, Verdauungsstörungen, Blähungen, Übelkeit, Adipositas, Erkrankungen der Zähne und des Zahnfleisches, Osteoporose, Krämpfe in den Beinen, Katergefühle am Morgen und morgendliche Übelkeit. Die medizinische Forschung investiert Milliarden in die Entwicklung von Medikamenten gegen jede Art von Erkrankung. Wie ich meine, hilft keines dieser Medikamente entscheidend gegen die Übersäuerung und Vergiftung des Körpers. Die meisten Arzneimittel sind sogar Säure bildend und hinterlassen noch mehr Säure, die erst entsorgt werden muss, damit eine Heilung eintreten kann. Wie Gesundheitsexperten und medizinische Praktiker in Japan und nun vermehrt auch in Amerika und Europa annehmen, kann jede »Heilung« jedoch bestenfalls vorübergehend sein, wenn die Behandlung nicht gleichzeitig Säuren und Giftstoffe aus dem Körper entfernt.

Vom richtigen Umgang mit dem Wasser

Um Säure aus dem Körper zu entfernen und deren schädliche Auswirkungen auszugleichen, sollten wir uns angewöhnen, täglich etwa zwei Liter hochwertiges Wasser, das möglichst leicht basisch ist, zu trinken. Ein angereichertes, basisches Wasser mit einem pH-Wert von 8,4-8,7 oder mehr wäre meiner Ansicht nach empfehlenswert, um die Säure bildende Ernährung und Lebensweise auszugleichen. (Die meisten Tafelwässer und Leitungswasser haben einen neutralen pH von 7,0). Ersetzen Sie außerdem allmählich andere Getränke, besonders die Säurebildner, durch basisch wirkendes Wasser. Cola, Kaffee, schwarzer Tee, alkoholische Getränke, Milch und isotonische Getränke sind stark Säure bildend und deshalb ungünstig. Sie wirken außerdem entwässernd, d. h., sie entziehen den Zellen und dem Körper Wasser. Man muss dann noch mehr trinken, um ihre Wirkung auszugleichen. Ein guter Vorsatz für die Zukunft wäre daher, regelmäßig gutes, basisch wirkendes Wasser zu trinken, um die Übersäuerung des Körpers auszugleichen und Körper und Gehirn ausreichend zu hydratisieren und mit Energie aufzuladen. Trinken Sie bei Bedarf noch mehr als oben empfohlen, etwa bei heißem, trockenem Wetter, beim Sport, nach Alkohol-, Cola- und Koffeingenuss, bei Krankheit, Flugreisen und nach üppigen Mahlzeiten. Um dem Körper die energieaufwändige Verdauung zu erleichtern, trinken Sie vor den Mahlzeiten (10 bis 20 Minuten vorher wäre ideal) ein Glas Wasser. Löschen Sie Ihren Durst möglichst mit Wasser statt mit Cola, Sodawasser, Schwarztee, zuckerhaltigen Getränken oder aromatisierten Wässern.

Es ist in vielerlei Hinsicht interessant, dass wir neben all den Dingen, die wir bei der Gesundheitspflege unbeachtet lassen, auch das Grundbedürfnis des Körpers, nämlich das nach Wasser, einfach ignorieren und vernachlässigen.

Antioxidatives Wasser

1965 bestätigte das japanische Gesundheitsministerium, dass basisches Elektrolyse-Wasser bei Beschwerden des Magen-Darm-Trakts, Übersäuerung, chronischem Durchfall und schlechter Verdauung hilfreich sei; auch sprach es dem so genannten »sauren« Wasser eine wohltuend adstringierende Wirkung auf die Haut zu. Andere gesundheitliche Vorteile basischen Wassers, etwa als Mittel gegen Verstopfung und niedrigen Blutdruck, sind ebenfalls dokumentiert. Und man nimmt an, dass die gesundheitlichen Vorteile den drei Hauptcharakteristika dieses Wassers zuzuschreiben sind: erstens den kleineren Wasserclusters (Verbände von Wassermolekülen) mit besserer Durchlässigkeit; zweitens der basischen Beschaffenheit; drittens den zugesetzten Elektronen aus der Elektrolyse, die antioxidativ wirken. Diese drei Faktoren zusammen sollen die natürlichen Vorteile des Wassers verstärken. Als besonders günstig gelten die kleineren Cluster, die die Durchlässigkeit und Lösungseigenschaften des Wassers erhöhen und damit die Hydration und die Fähigkeit des Wassers, Nährstoffe zu lösen und Schlacken abzutransportieren und auszuscheiden, verbessern können. Basisches Wasser aber soll das Säure-Basen-Gleichgewicht im Körper fördern und basische Mineralstoffe und Elektrolyte liefern, während die zugesetzten Elektronen auf das Oxidations-Reduktions-Potenzial des Wassers wirken, es also antioxidativ machen.

Mehr und besser trinken – die vier Wasserrechte

Wir nehmen Wasser und seine lebensspendende Wirkung oft als gegeben hin. Mit der zunehmenden Verschmutzung der Luft, der Nahrung und des Wassers bei gleichzeitigem geringem Nährwert der industriell verarbeiteten Nahrungsmittel können wir uns nicht mehr leisten, das Thema zu ignorieren.

Das Element Wasser hat die Geschichte der Menschheit und der Zivilisation von Anfang an gelenkt und beeinflusst. Wasser, der Ursprung des Lebens, kann uns eine Menge über das Leben lehren. Es wäre klug, vom Wunder Wasser zu lernen, es zu erkunden und seine Weisheit zu nutzen.

Ich lade Sie ein, von Ihren »Wasserrechten« Gebrauch zu machen, nämlich:

1. *Hydratisieren.* Trinken Sie Wasser von bester Qualität in der richtigen Menge. Sie wissen, der Körper besteht zu 70 Prozent aus Wasser; das Gehirn zu 85 Prozent.
2. *Neutralisieren.* Trinken Sie nach Möglichkeit ein leicht basisches Wasser, um die Übersäuerung des Körpers zu neutralisieren, die durch zu viele Säurebildner in der Nahrung, Säure bildende Getränke und Stress entsteht.
3. *Nähren.* Wasser ist das ultimative Lebensmittel und ein ausgezeichneter Träger für Vitamine, Mineralstoffe/Elektrolyte und Nährstoffe. Wasser bietet eine einfache Möglichkeit, Körper und Geist zu nähren.
4. *Reinigen.* Das höchste Geheimnis dynamischer Gesundheit besteht darin, den Körper rein zu halten, entgiftet und befreit von den Schlacken der Zellbildung und der Nahrung. Das vierte Wasserrecht ist das Recht, Abfälle Stunde für Stunde, Tag für Tag abzutransportieren.

So einfach ist das! Besser und mehr trinken und seine Wasserrechte auf unserem blauen Planeten einfordern.

Die Kurorte des 21. Jahrhunderts

Von der Entdeckung der bedeutenden, ja entscheidenden Rolle des Wassers für Gesundheit und Wohlbefinden kommen wir zu den »Kurorten« des 21. Jahrhunderts, den Bädern der Zukunft.

Im Laufe unserer Geschichte haben bestimmte Quellen große, oft weltweite Berühmtheit erlangt. Kurorte entstanden um Mineralquellen, unterschiedlichen Wässern wurde in vielen verschiedenen Kulturen und Zivilisationen eine heilende Wirkung zugesprochen. Julius Cäsar besuchte regelmäßig das Bad von Vichy im heutigen Frankreich, Leonardo da Vinci schätzte das Wasser aus seiner Lieblingsquelle wegen seiner heilenden Wirkung. Heute stehen in den Regalen der Supermärkte in Nordamerika und Europa Hunderte verschiedener Wässer. Daraus kann man leicht schließen, dass Wasser nicht gleich Wasser ist, und dass, wie wir gesehen haben, manche Wässer außergewöhnlich und den anderen überlegen sind. Das gilt nicht nur für Trinkwässer sondern auch für heilende Badewässer und einzigartige Wassertherapien.

Wenn wir, unsere Familien und unsere Gesellschaft, nun am Beginn des einundzwanzigsten Jahrhunderts stehen, sollten wir uns eine gewisse Wasser-Weisheit aneignen, uns der Qualität des Wassers, das wir zu uns nehmen, ebenso bewusst werden, wie der Bedeutung von Nahrungsmitteln aus ökologischer Landwirtschaft. Neue Entdeckungen und fortschrittliche Wassertechnologien geben Anlass zur Hoffnung.

Rettet die Kinder – rettet die Erde

Die fatalen Auswirkungen der Vergiftung unserer Umwelt auf unsere Gesundheit lassen sich nicht länger ignorieren. Umweltkrankheiten wie »Sick-building-Syndrom« (gesundheitliche Schäden durch schadstoffbelastete Innenraumluft) und »Multiple-chemical-sensitivity (MCS)« (multiple rezidivierende Symptome im Zusammenhang mit verschiedenen Umwelteinflüssen) sind im Zunehmen begriffen. Man kann sehr wohl davon ausgehen, dass die Belastung unseres Körpers durch die Summe chemischer Verunreinigungen Gesundheitsprobleme verschärft. Zu erkennen und zuzugeben, dass jedermanns Gesundheit durch die verbreitete Kontamination der Luft, der Nahrung und des Wassers gefährdet wird, ist ein wichtiger Schritt im Kampf gegen die globale Herausforderung. Besonders Kinder sind wegen ihrer erhöhten Empfindlichkeit kurz- und langfristig durch die toxische Belastung gefährdet. Wollen wir selbst gesund bleiben, vor allem aber die Gesundheit unserer Kinder sichern, muss sich etwas ändern. Wir sollten alles Wissen, jede neue Technologie daran setzen, den Heilungsprozess für den Planeten Erde einzuleiten.

(Der Autor empfiehlt den Kauf oder Bezug von strukturiertem, basisch wirkendem Wasser, das in den Vereinigten Staaten im Lebensmittelhandel, aber auch im Internet angeboten wird. Dieses »MerlinWater« soll durch Umkehrosmose gereinigt und von bakteriellen sowie sonstigen Kontaminationen befreit sein. Es wird dann remineralisiert und mit Mineralstoffen und Elektrolyten angereichert.)

Der Jungbrunnen?

In den Seminaren und Vorträgen, die ich seit etwa 20 Jahren halte, stelle ich stets zuerst die Frage: »Wer von Ihnen isst gern?« Und immer gehen sofort alle Hände nach oben, als wollten sie 100-Dollar-Scheine auffangen. Viele Menschen heben sogar beide Hände mit einer Begeisterung, als hätte man gefragt: »Wer von Ihnen möchte ein nagelneues Auto geschenkt bekommen?« Bei einem großen Publikum von mehr als tausend Personen sahen die nach oben gereckten Hände wie eine Schar Flamingos aus, die zur Landung in der Serengeti ansetzen. Wenn sich die Aufregung im Saal wieder gelegt hatte, erzählte ich den Leuten das, was ich auch hier bereits erwähnt habe: dass jeder von uns in seinem Leben etwa 70 Tonnen Nahrungsmittel zu sich nimmt. Angesichts des Zeitaufwandes, der nötig ist, um 70 Tonnen Nahrung zu besorgen und zu verzehren, sollten wir das Essen wenigstens genießen.

Die Befreiung des Verdauungssystems – eine Rekapitulation

Wie viel Energie für die Verdauung nötig ist, habe ich bereits mehrfach erwähnt. Der gesamte Prozess der Verdauung und Verstoffwechslung, der Zerlegung von 70 Tonnen Nahrung, Extraktion und Verwertung der Nährstoffe und der Ausscheidung der Schlacken verlangt im Laufe eines Lebens mehr Energie als alle anderen Aktivitäten zusammen!

Ist Ihnen je aufgefallen, dass Sie nach einer Mahlzeit müde sind? Und je üppiger die Mahlzeit, desto schlaffer fühlen Sie sich. Erinnern Sie sich noch an Weihnachten? Was haben Sie nach dem Essen gemacht? Die Laufschuhe hervorgeholt oder ein bequemes Sofa gesucht? Auf der ganzen Welt kennt man das »Verdauungsschläfchen«. Die Menschen essen und werden müde, weil der Verdauungsvorgang so viel Energie erfordert.

Sie wissen, von der Geburt bis zu Ihrem Abgang von dieser Erde steht Ihnen eine bestimmte Menge an Lebensenergie zur Verfügung. Sobald diese verbraucht ist, geht das Leben zu Ende. Wenn aber der Verdauungsvorgang mehr Energie verbraucht als alles andere, was Sie tun, wäre es doch sinnvoll, alle Möglichkeiten zu nützen, um diesen Verdauungsvorgang zu vereinfachen und die Belastung zu reduzieren? Den Verdauungstrakt zu entlasten, kann langfristig nur eine Folge haben: Dauer und Qualität des Lebens werden gesteigert.

Ich befasse mich nun seit mehr als einem Vierteljahrhundert mit der Erforschung und Propagierung eines gesunden Lebensstils. Alle meine Bücher beschreiben, wie man dem Verdauungssystem die Arbeit erleichtern kann, es periodisch zur Ruhe kommen lässt; dabei unterstreiche ich immer wieder, wie wichtig es ist, die Verdauung nicht zu überfordern. Ich weiß, dass viele von Ihnen auch *Fit for Life* gelesen haben, und ich freue mich darüber. Viele aber werden das Buch nicht kennen. *Fit for Life* enthält einen ganzen Abschnitt über vernünftige Trennkost, eine Ernährungsform, die viele Vorteile bietet. Trennkost ist eine Möglichkeit, besonders sparsam mit der Energie des Verdauungssystems umzugehen, indem man bei derselben Mahlzeit nicht Eiweiß (wie Fleisch oder Eier) mit Stärke (z. B. Kartoffeln oder Reis) mischt. Der wichtigste Vorzug dieser Methode ist, wie bereits erwähnt, die Vereinfachung der Verdauung. In dem hier vorliegenden Buch haben Sie gelernt, durch periodische Monodiäten eine Menge Energie beim Verdauungsvorgang einzusparen, die der Körper dann darauf verwenden kann, das Lymphsystem zu reinigen; dadurch werden auf lange Sicht Krankheiten verhindert, während man sich kurzfristig einfach wohler und gesünder fühlt.

Ich habe Ihnen bereits die Arbeit von Dr. Roy Walford vorgestellt, der die Lebenserwartung von Mäusen verdoppelte und die Gesundheit der Tiere dramatisch verbesserte, indem er ihrem Verdauungssystem an zwei Tagen in der Woche vollständige Ruhe gönnte. Auch die Tatsache, dass Wild- und Haustiere zu fressen aufhören, wenn sie krank oder verletzt sind, um Energie aus dem Verdauungssystem für die Heilung verfügbar zu machen, wurde bereits erwähnt. Und natürlich verlieren sowohl Kinder als auch Erwachsene den Appetit, wenn sie »nicht auf dem Damm« sind, was ja sozusagen ein Schutzmechanismus des Körpers ist, um jene Energie, die für die Verdauung aufgewendet werden müsste, auf den Heilungsprozess umzuleiten.

Trotzdem ist eine der einfachsten und wirkungsvollsten Möglichkeiten, die Belastung des Verdauungssystems dramatisch zu reduzieren und die Lebenserwartung und Gesundheit zu verbessern, so wenig bekannt. Ich frage mich, ob es irgendetwas gibt, das so wirksam sein könnte und doch so unbeachtet bleibt und vernachlässigt wird, und ich spiele damit auf die Enzyme an!

Lebenserhaltende Enzyme

Zur Erklärung der Enzyme könnte ich nun eine komplizierte Abhandlung darüber verfassen, wie Amylase, die die Kohlenhydrate zerlegt, Stärke in unterschiedliche Disaccharide spaltet, oder wie Pepsin, das fürs Eiweiß zuständig ist, Proteine in kleinere Peptidketten spaltet – Nahrung wird zerlegt und zerkleinert, bis sie die Darmwand passieren und ins Blut gelangen kann. Doch würde ich damit wohl nur erreichen, dass Sie diesen Abschnitt überspringen. So gebe ich Ihnen eine einfachere Erklärung, damit Sie die lebenserhaltende Bedeutung der Enzyme wirklich begreifen können. Wer mehr über Enzyme und ihre Wirkung im Körper wissen möchte, kann sich jederzeit eingehender informieren.[252] Mir kommt es hier primär darauf an, Ihnen klarzumachen, welche Bedeutung die Enzyme für unser Leben haben.

Enzyme sind Eiweißstoffe, die eine unerlässliche Energie-quelle für jede chemische Reaktion in unserem Körper darstel-len. Die Größenordnung kann man sich gar nicht mehr vor-stellen. In unserem Körper laufen zu jedem Zeitpunkt mehrere Billionen chemischer Vorgänge gleichzeitig ab. Und keiner dieser Vorgänge wäre ohne Enzyme möglich. Alles Leben, ob von Pflanze oder Tier, benötigt Enzyme. Enzyme *bedeuten* Le-ben. Enzyme *sind* Leben. An jedem Vorgang im menschlichen Körper, gleichgültig, ob es um Aufbau, Reparatur oder Erhal-tung irgendeines Körperteils geht, sind Enzyme beteiligt. Ohne sie wäre Leben nicht möglich. Der lebende Organismus muss Tag für Tag eine große Zahl von Enzymen produzieren, um effizient zu funktionieren.

Stoffwechselenzyme

Es gibt drei Klassen von Enzymen, die Sie kennen sollten. Da sind zuerst die Stoffwechselenzyme, die man als die Arbeits-kräfte des Körpers bezeichnen kann, weil praktisch jede seiner Aktivitäten von ihnen abhängt. Ohne diese energiegeladenen kleinen Dynamos könnten wir nicht schlucken, blinzeln, ein- und ausatmen, Nahrung in Blut, Muskeln und Knochen um-wandeln, gehen, sprechen und anderes mehr. Die Aktivität des Lymphsystems und seine Rolle für die Gesunderhaltung und Krankheitsvorbeugung hängt, wie jede andere Körperfunk-tion, ganz und gar von den Stoffwechselenzymen ab!

Wir alle wissen, wie wichtig es ist, sich gesund zu ernähren, damit der Körper die ganze Bandbreite an Nährstoffen – da-runter Vitamine, Mineralstoffe, essentielle Fettsäuren und Aminosäuren – erhält, um all seine Aufgaben wahrzunehmen. Doch die gesündeste Ernährung mit hochwertigen Nährstof-fen ist ohne Stoffwechselenzyme wertlos.

Ich werde Ihnen an einem einfachen Beispiel erklären, wa-rum das so ist. Wenn Sie ein Haus bauen wollen, können Sie alle nötigen Baustoffe und Werkzeuge heranschaffen: Bauholz, Werkzeuge, Nägel, Zement, Ziegel, Mörtel, Dämmstoffe, Drähte, Dachpfannen, alles. Doch wenn die Bauarbeiter nicht kommen und die Dinge zusammenfügen, entsteht kein Haus, egal, wie viel Sie herangeschafft haben und wie hochwertig die Materialien auch sind. Stoffwechselenzyme sind die »Bauarbeiter« des Körpers. Ohne Sie passiert nichts, gar nichts.

Und jetzt kommt das Wichtigste, was Sie sich zum Thema Stoffwechselenzyme merken müssen: Der Körper kann nur eine begrenzte Zahl von Stoffwechselenzymen herstellen. Und diese Enzyme können und *werden* Ihnen eines Tages ausgehen! Und es gibt ein Wort, das beschreibt, was passiert, wenn sie Ihnen ausgehen. Das Wort heißt Tod. Denn das ist die Bedeutung von Sterben: Es gibt keine Stoffwechselenzyme mehr, die die Lebensfunktionen aufrechterhalten. Also findet das Leben ein Ende. Es ist, als erhielten Sie bei Ihrer Geburt ein Bankkonto mit einem bestimmten Geldbetrag für das ganze Leben, von dem Sie abheben, auf das Sie aber nicht einzahlen. Sie können mit dem Geld vorsichtig umgehen, dann reicht es länger, oder Sie können es verprassen, dann ist es schneller verbraucht, als Ihnen lieb ist. Genauso ist es mit den Stoffwechselenzymen. Eine ganz einfache Rechnung. Je mehr Stoffwechselenzyme Sie verbrauchen, desto weniger gut wird es Ihnen gehen, desto weniger lange werden Sie leben. Je weniger Stoffwechselenzyme Sie verbrauchen, desto gesünder sind Sie und desto länger werden Sie leben. Daran gibt es keinen Zweifel. Alles was Sie tun können, ist, durch intelligente Lebensführung weniger Stoffwechselenzyme zu verbrauchen.

Verdauungsenzyme und Nahrungsenzyme

Die zweite Klasse von Enzymen sind die Verdauungsenzyme. Ihre Funktion ist ganz offensichtlich, sie sind nämlich an der Verdauung beteiligt. Verdauungsenzyme haben die Aufgabe, die Verdauung der Nahrung im Magen zu bewirken.

Ich möchte nun gleich zu den Nahrungsenzymen überge-

hen, der dritten Klasse von Enzymen, weil dann auch die Rolle
der Verdauungsenzyme klarer wird. Alles, was auf der Erde
wächst, trägt nach dem Plan unseres Schöpfers sämtliche Enzyme in sich, die für seine Zerlegung im Körper nötig sind. Bevor ich mich der großen Bedeutung der Nahrungsenzyme zu-
wende, möchte ich Ihnen aber ein paar zusätzliche Informationen liefern, damit Sie die Bedeutung aller drei Enzyme
einzuschätzen wissen.

Es gibt vieles, was uns Menschen von anderen Arten auf diesem Planeten unterscheidet. Am eindrucksvollsten erweist
sich dieser Unterschied an unserem hoch entwickelten Gehirn
und unserer Fähigkeit zum Denken. Damit können wir vieles
erreichen, was für alle anderen Spezies völlig außer Reichweite
liegt. Ironischerweise bringen wir uns damit aber auch in gewisse Schwierigkeiten, was Gesundheit und Wohlbefinden angeht, Probleme, die anderen Arten fremd sind und die mit
Nahrung und Gesundheit zusammenhängen. Ist Ihnen klar,
dass wir Menschen die einzige Spezies auf der Erde sind, die
ihre Nahrung gekocht, gebraten, gegrillt, also gegart, verzehrt?
Nicht zufällig sind wir aber auch die einzige Art, die an den so
genannten Wohlstandskrankheiten – Herz-Kreislauf-Erkrankungen, Krebs, Diabetes, Osteoporose und Adipositas – leidet.
Nahrung erhält uns am Leben; das ist eine einfache Tatsache.
Wer nicht isst, stirbt. Doch schon vor langer, langer Zeit haben
wir damit begonnen, viel Lebendiges aus unseren Nahrungsmitteln herauszukochen, bevor wir sie essen, und wir haben
dafür mit schlechter Gesundheit und frühem Tod bezahlt.

Die Tiere in der Natur fressen niemals gegarte Nahrung, und
sie leiden auch nicht an Wohlstandskrankheiten. Es gibt natürlich Ausnahmen, aber nur wenn Tierarten in engen Kontakt mit
dem Menschen kommen. Je enger der Kontakt, desto häufiger
treten Krankheiten auf. So leiden beispielsweise Tiere im Zoo,
Haustiere oder Tiere, die auf andere Weise mit dem Menschen
in Verbindung stehen, an denselben Wohlstandskrankheiten,
die Menschen befallen. Weil wir sie mit gekochter Nahrung füttern! Das müsste doch eigentlich jedermann einleuchten.

Ich möchte Ihnen von einer unglaublich beeindruckenden Studie berichten, die als eine der überzeugendsten Arbeiten zu diesem Thema gilt. Ich lebte 35 Jahre lang in Los Angeles, habe also die meisten meiner Recherchen in der medizinischen Bibliothek der University of California angestellt. Hunderte von Stunden verbrachte ich dort mit dem Studium von Forschungsarbeiten, die meine Arbeit erhärten und bestätigen konnten. Die erwähnte Studie, über die ich in *Fit for Life 2* geschrieben habe, war für mich wie ein Gewinn im Lotto. Sie ist unter dem Namen »Pottenger's Cats« bekannt geworden.[253]

Dr. Francis Pottenger führte ein akribisch genaues zehn Jahre dauerndes Experiment mit 900 Katzen und kontrollierter Ernährung durch. Dabei wurden nur zwei Nahrungsmittel verwendet und entweder roh oder gegart verabreicht. Die Ergebnisse waren so überzeugend, dass kaum noch Zweifel an den Vorzügen lebendiger, nicht gegarter Nahrung möglich sind. Jene Katzen, die nur lebendige, rohe Nahrung erhielten, warfen Jahr für Jahr gesunde Junge. Sie waren kerngesund, wurden niemals krank, lebten lange. Katzen, die die gleiche Nahrung in gegarter Form erhielten, bekamen alle möglichen modernen Leiden – Herz-Kreislauf-Erkrankungen, Krebs, Nieren- und Schilddrüsenleiden, Lungenentzündung, Lähmungen, Zahnausfall, Arthritis, Komplikationen beim Werfen der Jungen, Reduktion des Geschlechtstriebs, Durchfall, starke Reizbarkeit, die den Umgang mit ihnen sogar gefährlich machte, Leberschäden und Osteoporose. Die Ausscheidungen dieser Katzen waren so giftig, dass auf dem damit gedüngten Boden nicht einmal Unkraut gedieh, während auf den Ausscheidungen jener Katzen, die nur lebendige, ungegarte Nahrung erhalten hatten, jede Menge Unkraut wuchs. Aber nun kommt der Clou: Der erste Wurf jener Gruppe von Katzen, die nur gegarte Nahrung fraß, war kränklich und abnormal. Die zweite Generation wurde häufig krank oder tot geboren. Ab der dritten Generation waren die Katzen unfruchtbar. Dr. Pottenger führte ähnliche Tests mit weißen Mäusen durch, die Ergebnisse stimmten genau mit denen aus der Katzenstudie überein.

Und was haben Pottengers Katzen und gegarte Nahrung mit den Enzymen zu tun? Nur so viel: Enzyme sterben schon bei weit niedrigeren Temperaturen ab, als sie zum Garen von Nahrungsmitteln nötig sind. Wenn Nahrung gegart wird, werden die Enzyme, die für deren Zerlegung im Körper benötigt werden, zerstört. Das bringt den Körper in eine schwierige Situation. Die Nahrung muss ja sofort verarbeitet werden. Wenn die Nahrung aber gegart ist, sind die dafür nötigen Enzyme weg. In diesem entscheidenden Moment tritt die Intelligenz unseres Körpers auf den Plan, sie aktiviert den Mechanismus im Körper, der Stoffwechselenzyme produziert, und veranlasst ihn zur Herstellung der benötigten Verdauungsenzyme. Sie wissen aber, dass der Mechanismus, der die Stoffwechselenzyme produziert, auch Dauer und Qualität des Lebens bestimmt und dass er nur eine bestimmte Menge Enzyme produzieren kann. Immer wenn Sie gegarte Nahrung zu sich nehmen, tragen Sie damit zu Ihren eigenen Gesundheitsproblemen und zur Verkürzung Ihres Lebens bei.

Der Grund liegt darin, dass der Mechanismus für die Stoffwechselenzyme plötzlich Verdauungsenzyme produzieren muss und damit die Arbeit, die die Stoffwechselenzyme leisten müssen, beeinträchtigt und behindert wird. Genau der Mechanismus, der Sie gesund und kräftig erhalten soll, wird bei seiner Arbeit gestört. Wenn das Lymphsystem überlastet ist, bedeutet das, der Körper arbeitet daran, die angesammelten Schlacken zu verringern, die Sie letztlich krank machen können. Immer, wenn Sie Gegartes essen, schwächen Sie nicht nur die Effizienz der Arbeitskräfte in Ihrem Körper, also der Stoffwechselenzyme, die versuchen, den Körper zu reinigen und zu stärken, Sie rauben auch jenen Mechanismus aus, der darüber entscheidet, wie lange Sie leben und wie gesund Sie sein werden.

Lebendige Pflanzenenzyme

Vielleicht denken Sie nun, ich möchte Sie zu einem Rohkost-Fanatiker machen, der nur ungegarte Nahrung zu sich nimmt. Nein, das ist nicht meine Absicht. Ich selbst liebe gegarte Speisen und möchte nicht darauf verzichten. Aber ich nehme wesentlich mehr Rohkost als gegarte Speisen zu mir und empfehle auch Ihnen, den Rohkostanteil Ihrer Ernährung beträchtlich zu erhöhen. Außerdem ergänze ich meine Nahrung durch lebendige Pflanzenenzyme, wie sie uns heute in den USA zur Verfügung stehen. Solche Pflanzenenzyme in Arzneimittelqualität werden im Labor gezüchtet und geerntet und keinerlei Hitze ausgesetzt. Meiner Meinung nach ist diese Verfügbarkeit lebender Pflanzenenzyme ein wichtiger Fortschritt.

Dr. Edward Howell, der Vater der Enzymernährung, wie er genannt wird, hat sich folgendermaßen zur Problematik der Enzyme und der Nahrungsergänzung mittels Enzymen geäußert:

»Ich stelle mir das Leben gern als eine Folge von Enzymreaktionen vor. Es endet, wenn die erschöpfte Stoffwechselenzym-Aktivität des Körpers so gering wird, dass lebenswichtige Enzymreaktionen nicht mehr aufrechterhalten werden können. Das ist dann das wirkliche Kennzeichen des Alters. Alter und geschwächte Stoffwechselenzym-Aktivität sind gleichbedeutend. Wenn wir die Erschöpfung der Stoffwechselenzym-Aktivität hinauszögern können, wird das, was wir heute als Alter bezeichnen, zur Blüte unseres Lebens.« [254]

Ergänzungspräparate

Ich weiß, dass das Thema Nahrungsergänzung viel Interesse findet. Ergänzungspräparate sind nicht mein Fachgebiet, aber ich möchte Ihnen trotzdem neuere Informationen dazu liefern. Deshalb habe ich einen der erfahrensten Experten gebeten, hier darüber zu schreiben. Zu meiner Freude hat sich Dr. Robert J. Marshall, Ph.D., C.C.N., dazu bereit erklärt.

Bob ist klinischer Leiter eines bekannten Instituts für chronische Krankheiten, dem er seit beinahe 30 Jahren vorsteht. Er hat die Universitäten von Dayton und Purdue absolviert, ist Biochemiker mit internationaler Ausbildung und dazu Ernährungsfachmann, ehemaliger Vorsitzender der »International and American Association of Clinical Nutritionists« und Mitglied der »American Society of Tropical Medicine and Hygiene«. Er und sein interdisziplinäres Team haben mehr als 50 000 Menschen erfolgreich behandelt, deren Symptome von leichteren Beschwerden bis zu lebensbedrohlichen Krankheiten reichten. Nachfolgend schildert Dr. Marshall das Problem, wie es sich aus seiner Sicht und Erfahrung darstellt:

Zerstörte Nahrung – zerstörte Gesundheit

Für mich ist »gute Nahrung« ein unveräußerliches Recht, das jeder Mensch von Geburt an besitzt. Aber die Zeiten, da man in den nächsten Laden ging, um »gute Nahrungsmittel« einzukaufen, sind vorüber. Anbau und Verarbeitung der Lebensmittel wurde einer industrialisierten Landwirtschaft überlassen, und damit war der Denaturierung unserer Nahrung Tür und Tor geöffnet. Unsere Nahrungsmittel sind bei der Anzucht so stark verändert – durch toxische Chemikalien bis zum Gen-Splicing –, dass man sich wundern muss, wenn überhaupt noch etwas wächst. Durch das Verzehren solcherart veränderter Nahrung, tun wir unserer Gesundheit keinen Gefallen.

In den frühen 70er Jahren des 20. Jahrhunderts fand eine von der US-Regierung in Auftrag gegebene Studie heraus, dass die Nahrungsmittel verglichen mit denen um 1950 um *bis zu 50 Prozent weniger* Mineralstoffe enthielten.

96 verschiedene Pestizidrückstände pro Kartoffel

Leider stecken in unserer Nahrung auch gefährliche Chemikalien. Ich war verblüfft, als ich die Ergebnisse einer mehrere Jahre bis einschließlich 1986 umfassenden Langzeit-Ernährungsstudie der amerikanischen Lebensmittelbehörde erstmals sah. Dabei wurde bei Nahrungsmitteln aus Lebensmittelläden überall in den ganzen Vereinigten Staaten der Gehalt an Pestizid- und chemischen Rückständen in 16 Proben pro Nahrungsmittel gemessen. Hier sind nur einige Beispiele für den unglaublichen Gehalt an toxischen Rückständen, die beispielsweise im Gemüse gefunden wurden: Brokkoli – 45; Kartoffeln – 96; Tomaten – 50; Sellerie – 78.

Dieselbe Studie erbrachte ähnlich hohe Werte für Obst: Äpfel – 80; Pfirsiche – 97; Weintrauben – 63; Rosinen – 110. Sie haben richtig gelesen: *110 verschiedene toxische Rückstände* in Rosinen aus konventioneller Landwirtschaft. Da die Studie der amerikanischen Lebensmittelbehörde mit dem Jahr 1986 endet, können wir nur vermuten, wie hoch die Werte inzwischen sind. Wenn Sie die Warnung der amerikanischen Umweltschutzbehörde in Betracht ziehen, dass die Pestizidbelastung einer der größten Risikofaktoren für Krebs ist, sind solche Werte schlicht ein Skandal.

Um die Sache noch zu verschlimmern, werden durch das Einschleusen von Genfragmenten aus Bakterien und Viren in natürliche Samen neue Arten von »Frankenstein-Pflanzen« gezüchtet – genetisch veränderte Nahrungsmittel, die ein ganzes Spektrum unerforschter Symptome auslösen können. Nach derzeitigen Schätzungen enthalten bis zu 70 Prozent der Produkte in amerikanischen Lebensmittelläden Zutaten, die genetisch verändert wurden.

Verlust der Nährstoffvorräte

Ob das Problem durch Nahrungsmittel aus biologischer Landwirtschaft zu lösen ist? Leider nicht. Auch wenn wir davon ausgehen, dass Bio-Produkte im Idealfall nach der Ernte oder für Transport und Lagerung nicht mit Chemikalien behandelt werden, leben wir immer noch in einer Zeit höchster toxischer Belastung, kommen täglich in Kontakt mit immunschwächenden Chemikalien. Immer, wenn der Körper mit toxischen Molekülen (aus der Nahrung, dem Wasser, der Luft, dem Haarshampoo, dem Geschirrspülmittel, der Hautcreme – um nur einige wenige zu nennen), in Berührung kommt, muss er etwas von seinen kostbaren Nährstoffvorräten opfern, um die Eindringlinge dingfest zu machen und zu entgiften. Sobald er sie neutralisiert hat, scheidet er sie über den Darm, die Blase, die Lungen und die Haut aus.

Wenn der Körper Giftstoffe nicht neutralisieren kann

Falls Sie nicht über ausreichende Vorräte an den in Frage kommenden Nährstoffen verfügen oder die Vorräte nicht rasch genug wieder auffüllen, ist Ihr Körper der toxischen Belastung nicht gewachsen. Ohne Nährstoffe kann er die Giftstoffe nur einlagern (irgendwo – in nahegelegenen Organen oder im Gewebe). Unser hektischer Lebensrhythmus, in dem Stress längst Routine ist, sorgt ebenfalls dafür, dass gespeicherte Nährstoffe im Rekordtempo verbraucht werden. Bei extremer Stressbelastung benötigen wir in zehn Minuten bis zu 50 000 IU Vitamin

A. D. h., selbst der Gesündeste hätte nach zwei Stunden Extremstress einen Mangel an Vitamin A.

Das Gesamtbild

Betrachten wir das Gesamtbild (dieses ständigen Kampfes von Nährstoffen gegen toxische Substanzen), so ist kaum zu übersehen, dass eine schlechtere Versorgung mit den essentiellen Nährstoffen genau die Auswirkungen hat, die wir *nicht* wollen: vorzeitiges Altern, Müdigkeit, erhöhtes Krankheitsrisiko und alle möglichen Mangelerscheinungen (von schlechtem Gedächtnis über chronische Müdigkeit bis zu Kopfschmerzen). Nährstoffmangel bedeutet auch ein erhöhtes Risiko für die gefürchteten chronischen Krankheiten, die so häufig geworden sind, also die *itis-Krankheiten* (wie etwa Arthritis, Prostatitis, Neuritis, Tendinitis, etc.), Diabetes, Asthma und sogar Krebs.

Um sich vor den Auswirkungen der toxischen und der Stressbelastung zu schützen, findet man mit herkömmlichen Nahrungsmitteln kaum noch sein Auskommen. Es ist eine schwierige Aufgabe, ausreichend Nährstoffe aus der Nahrung aufzunehmen – »Bioprodukte« eingeschlossen. Viele greifen deshalb zu Ergänzungspräparaten. Der rasch wachsende Markt für Nahrungsergänzungsmittel ist zu einem Milliardengeschäft geworden. Doch erhalten wir aus solchen Supplementen tatsächlich das, was wir wirklich brauchen?

Gesucht: Vitaminpräparate, tot oder lebendig?

Vitamine stammen in erster Linie aus Pflanzen. Sie sind in kleinen Mengen unerlässlich für die Gesundheit des Körpers, sein Wachstum, seine Erhaltung, Reparatur und Fortpflanzung. Viele Vitamine müssen mit der Nahrung aufgenommen werden, weil sie nicht in ausreichenden Mengen im Körper selbst synthetisiert werden können. Jedes Vitamin hat eine bestimmte Wirkungsweise und Aufgabe und kann nicht durch ein anderes ersetzt werden.

Erst seit den 20er Jahren des 20. Jahrhunderts werden Nährstoffe aus Nahrungsmitteln isoliert oder synthetisch im Labor hergestellt und in Tablettenform zur Nahrungsergänzung angeboten. Aber Vorsicht! Der Körper ist auf Nährstoffe aus Nahrungsmitteln eingestellt – nicht auf solche aus dem Labor.

Auf der Suche nach den aktiven Faktoren in der Nahrung hat man synthetische Vitamine entwickelt. Aber solche Vitamine sind keine Nahrungsmittel, auch wenn sie häufig als »natürlich« bezeichnet werden. Synthetische Vitamine sind chemisch isoliert und im Labor hergestellt. In Nahrungsmitteln sind Vitamine niemals isoliert. Sie sind immer Teil eines größeren Nährstoffkomplexes. Die natürlich in der Nahrung vorkommenden Vitamine haben ein so breites Wirkungsspektrum im Körper, wie es isolierte synthetische Vitamine allem Anschein nach nicht erreichen.

Synthetische Vitamine: nicht genau dasselbe

Synthetische Vitamine sind nicht Teil echten Pflanzengewebes, und es konnte nicht nachgewiesen werden, dass sie natürliche Vitamine mit ihren komplexen Funktionen voll ersetzen. Studien deuten darauf hin, dass natürliche Vitamine in Nährstoffkomplexen eine bessere Bioverfügbarkeit aufweisen als isolierte synthetische Vitamine. Unter dem Elektronenmikroskop zeigt sich, dass synthetische Vitamine eine größere Matrix mit scharfen, spitzen, kristallähnlichen Vorsprüngen haben, während natürliche Vitamine in Nährstoffkomplexen viel kleiner sind und eher kugelförmig erscheinen. Kleinere Teilchengrößen bewirken eine bessere Bioverfügbarkeit. Eine wichtige Aufgabe des Verdauungsapparates besteht darin, die Nahrung so zu zerkleinern, dass sie die Darmwand passieren kann.

Manche Leute sind der Auffassung, der Körper könne zwischen natürlichen und synthetischen Vitaminen nicht unterscheiden. Doch sollten wir für eine ausreichende Vitaminversorgung und damit den optimalen Gesundheitszustand das Folgende bedenken:

1. Synthetische Vitamine sind chemisch nicht identisch mit natürlichen Vitaminen.
2. Im Idealfall wirken Vitamine mit Cofaktoren und anderen Nährstoffen zusammen. Diese Faktoren sind in vitaminreicher Nahrung immer vorhanden, fehlen aber in synthetischen Vitaminen und vielen züchterisch oder genetisch veränderten Nahrungsmitteln.
3. Nicht alle Formen von Vitaminen gelangen gleich problemlos ins Blut. Natürliche Vitamine werden nachgewiesenermaßen besser aufgenommen und besser gespeichert als synthetische.
4. Die Teilchengröße ist ein Schlüsselfaktor für die Nährstoffaufnahme. Natürliche Vitamine werden leichter aufgenommen, weil sie oft kleinteiliger sind.
5. Die physiochemische Form eines Nährstoffes ist ein wesentlicher Faktor für die Bioverfügbarkeit. Natürliche Vitamine sind für den Körper von ihrer physiochemischen Form erkennbar und werden leichter aufgenommen.

Natürliche Vitamine: die denkbar beste Form

Verglichen mit synthetischen Vitaminen haben natürliche Vitamine in Nährstoffkomplexen eine höhere Biokompatibilität in Form und Größe und eine bessere Bioverfügbarkeit. D.h. nicht, dass synthetische Vitamine wertlos sind (ganz und gar nicht), aber natürliche Vitamine in Nährstoffkomplexen haben eine deutlich bessere Wirkung als synthetische. Einige synthetische Vitamine sind nur Analogien natürlicher Vitamine, keine genauen Duplikate; sie entfalten oft auch nur einen Teil der Wirkung, manche *wirken überhaupt nicht*. Bei einigen zeigte sich sogar, dass sie dem Vitamin *entgegenwirken* oder *Mangelsymptome* des betreffenden Vitamins auslösen.

Natürliche gegen synthetische Vitamine

Die Form des Vitamins ist entscheidend für eine günstige Wirkung auf die Gesundheit. Sehen wir uns einige Beispiele an. Vitamin A liegt in der Nahrung meist als Retinylester vor, nicht als Retinol. Vitamin A-Azetat, wie es typischerweise in synthetischen Vitaminpräparaten verwendet wird, kommt natürlich nicht im Körper oder in der Nahrung vor. Eine Studie ergab, dass natürliches Vitamin A aus Nährstoffkomplexen 1,54-mal besser ins Blut aufgenommen wird.

Vitamin B_1 ist ein weiteres lebenswichtiges Vitamin. Synthetisches Vitamin B_1 ist ein Kohlenteerderivat und wird meist als Thiamin-Hydrochlorid (HCL) oder Thiamin-Mononitrat synthetisiert. Aber weder Thiamin-Hydrochlorid noch Thiamin-Mononitrat findet man in Nahrungsmitteln. Eine Studie zeigte, dass natürliches Vitamin B_1 aus Nährstoffkomplexen 1,3-mal besser ins Blut aufgenommen und 1,27-mal länger gespeichert wurde als synthetisches B_1.

Vitamin B_3 (Niacin) kommt in der Nahrung in kleinen Mengen vor, meist als Bestandteil von Nicotinamidadenindinucleotid (NAD) und NADP (NAD-Phosphat). Niacin wurde bereits in vielen analogen Formen synthetisiert, einige von ihnen zeigten eine *Anti-Vitamin-Aktivität*. Studien ergeben, dass natürliches Vitamin B_3 in Nährstoffkomplexen 3,94-mal besser ins Blut aufgenommen und 1,7-mal besser in der Leber gespeichert wird als synthetisches Vitamin B_3.

Vitamin B_{12} liegt im Körper meist in einer Stoffwechselreduzierten Form vor, ohne das Cyanid, das häufig für die Herstellung der synthetischen Form (Cyanocobalamin) verwendet wird. Natürliches Vitamin B_{12} ist nicht toxisch, wenn es vom Körper aufgenommen wird, während sich einige synthetische

Formen geradezu als *Antagonisten der Vitamin B_{12}-Aktivität* im Körper erwiesen haben. Eine Studie zeigte, dass natürliches B_{12} 2,56-mal besser ins Blut aufgenommen und 1,59-mal besser in der Leber gespeichert wird als synthetisches Vitamin B_{12}.

Vitamin C hat längst höchste Berühmtheit erlangt. Ascorbinsäure, eine synthetische Form des Vitamin C, ist jedoch nicht dasselbe wie natürliches Vitamin C in Nährstoffkomplexen. Ascorbinsäure kann sehr billig im Labor aus weißem, raffiniertem Zucker hergestellt werden. Ja, ganz recht, aus Zucker! Von der Kohlenstoffkette des raffinierten Zuckers können leicht vier Wasserstoffatome entfernt werden, um Ascorbinsäure entstehen zu lassen. Raffinierter Zucker wird praktisch noch weiter raffiniert! Kaum jemand wird ernsthaft die Ansicht vertreten, dass Vitamin C aus einer sonnengereiften Orange dieselbe Wirkung für die Gesundheit hat wie aus raffiniertem Zucker hergestellte Ascorbinsäure.

Eine Studie ergab, dass natürliches Vitamin C aus Nährstoffkomplexen 1,74-mal besser in die roten Blutzellen aufgenommen wird als isolierte Ascorbinsäure. Eine andere Studie zeigte, dass natürliches Vitamin C nach einem Monat zu einer deutlichen Senkung des Gesamtcholesterins und der Triglyceride führte; Ascorbinsäure oder Bioflavonoide allein waren hier wirkungslos (wenngleich Ascorbinsäure das HDL-Cholesterin erhöhte). Diese Studie ergab auch, dass natürliches Vitamin C die Entstehung von Arteriosklerose (Verhärtung der Arterienwände) stark hemmte.

Vitamin E bildet eine Ausnahme, hier haben die synthetische und die natürliche Form identische Molekülstrukturen. Natürliches Vitamin E ist jedoch in Nahrungsmitteln immer zusammen mit Lipiden und anderen Nährstoffen enthalten. In einer Studie hatte natürliches Vitamin E eine etwa doppelt so hohe Bioverfügbarkeit wie synthetisches Vitamin E. Eine weitere Studie zeigte, dass natürliches Vitamin E 2,6-mal besser im Blut blieb als isoliertes Vitamin E (synthetisches D-Alpha-Tocopherylsäuresuccinat, die so genannte natürliche Form des Vitamin E).

Ich könnte noch viele Beispiele anführen, die die Überlegenheit der natürlichen Vitamine aus Nahrungsmitteln gegenüber den synthetischen Formen beweisen, aber ich bin sicher, Sie wissen, worum es geht. Der Mensch ist so angelegt, dass er Vitamine aus der Nahrung aufnimmt. Und wie nicht anders zu erwarten, gilt dasselbe für die Mineralstoffe.

Gesteinssalze sind für Pflanzen bestimmt, Mineralstoffe aus Pflanzen für Menschen

Was Mineralstoffe angeht, besteht ein beträchtlicher Unterschied zwischen Mensch und Pflanze. Pflanzen leben von Mineralstoffen aus dem Boden. Mit Hilfe von Mikroorganismen im Boden und mit ihrem eigenen Enzymsystem können sie diese Mineralsalze aufnehmen und verwerten. Ihr Stoffwechsel wandelt sie um, die Mineralstoffe sind nun keine Mineralsalze mehr sondern werden von der Pflanze mit verschiedenen Kohlenhydraten, Lipiden und Proteinen kombiniert und zu Teilen der lebenden Pflanze. Die besten Mineralstoffe für den Menschen stammen aus den Nahrungsmitteln, vor allem aus Pflanzen. In der Nahrungskette ernähren sich die Menschen von Pflanzen, während die Pflanzen ihre Nährstoffe aus dem Boden beziehen.

Eine höhere Lebensform

Im Körper liegen Mineralstoffe als positiv geladene Ionen vor. Wenn Menschen Pflanzen verzehren, nehmen sie Mineralstoffe in Ionenform oder ionenähnlicher Form auf. Mineralsalze sind für den Menschen von eher geringer Bioverfügbarkeit, für ihre Zerlegung ist auch weit mehr Magensäure erforderlich. Die meisten Mineralstoffpräparate enthalten jedoch Mineralsalze. Auch wenn Mineralsalze als »natürlich« bezeichnet werden, handelt es sich entweder um pulverisiertes Ge-

stein (wie etwa Kalziumkarbonat aus Kalkstein) oder um chemisch hergestellte synthetische Mineralstoffe. Mineralsalze
sind natürliche Nahrung für Pflanzen – nicht aber für Menschen.

Studien haben gezeigt, dass Mineralstoffe aus natürlichen
Nährstoffkomplexen besser aufgenommen, besser verwertet
und besser gespeichert werden können als Mineralsalze. Die
folgenden Forschungsergebnisse zeigen das im Vergleich:

Wirkung von Mineralstoffen aus Nährstoffkomplexen im Vergleich mit Mineralsalzen

Menschen können synthetische Mineralstoffe zwar verwerten,
natürliche Mineralien aus der Nahrung werden aber weit besser genutzt. In der Nahrung finden sich normalerweise keine
isolierten Mineralsalze. So ist beispielsweise Kalziumlaktat
Kalkstein, der mit Milchsäure behandelt wurde, Kalziumzitrat
mit Zitronensäure (wird nicht aus Zitrusfrüchten hergestellt)
behandelter Kalkstein. In bestimmten Fällen können isolierte
Mineralsalze sogar toxisch wirken und die körpereigenen Systeme überfordern. Dann hat der Körper größere Mühe, die an-

Mineral	Mineralstoff aus Nährstoffkomplexen
Kalzium	8,79-mal besser ins Blut aufgenommen
Magnesium	2,20-mal besser ins Blut aufgenommen
Zink	6,46-mal besser ins Blut aufgenommen
Chrom	10- bis 25-mal bessere Bioverfügbarkeit
Kupfer	1,85-mal besser in der Leber gespeichert
Eisen	1,77-mal besser ins Blut aufgenommen
Mangan	1,63-mal besser in der Leber gespeichert
Selen	17,60-mal größere antioxidative Wirkung
Germanium	5,30-mal besser in der Leber gespeichert
Molybden	16,49-mal besser ins Blut aufgenommen

organischen Salze wieder los zu werden. Für den Aufbau des Körpers sind die Mineralstoffe in biochemischer, lebendiger Form, wie sie in der Nahrung vorliegen, am günstigsten, denn sie sind aus dem Staub der Erde bereits in eine höhere Lebensform umgewandelt.

Kalzium: König der Mineralstoffe

Kalzium ist der König der Mineralstoffe. Dieser häufigste Mineralstoff im Körper wird in größter Menge benötigt. Der Körper verwendet ihn vor allem als Puffer gegen Übersäuerung. Wie gut Kalzium aufgenommen wird, hängt vor allem davon ab, ob es mit anderen Nährstoffen kombiniert ist. Isoliertes Kalzium in Form von Mineralsalzen (wie etwa Kalziumkarbonat) wird weniger gut aufgenommen als Kalzium aus organischen Quellen.

Forschungsarbeiten zeigen, dass anorganisches Kalziumkarbonat der Aufnahme von Kalzium (und Eisen) aus der Nahrung in manchen Fällen sogar *entgegenwirken* kann. Andere Arbeiten erweisen, dass Mineralsalze wie Kalziumlaktat oder Kalziumgluconat zwar zu einem hohen Kalziumspiegel im Blut führen (Hyperkalzämie), aber vom Körpergewebe nur schwer verwertet werden können, so dass *trotz* hohem Kalziumspiegel im Blut weiter Symptome eines Kalziummangels im Gewebe bestehen können, die sich etwa in Gelenkschmerzen, Gelenksteifigkeit, Bluthochdruck, Depressionen etc. äußern.

In einer Studie zeigten jene Probanden, die Kalziumgluconat einnahmen, im Vergleich mit einer Placebo-Gruppe keine signifikante Blutdruckänderung, während bei Personen, die natürliches Kalzium bekamen, innerhalb von sieben Wochen ein Abfall des diastolischen Blutdrucks um 8,2 Prozent zu verzeichnen war. Die Forscher schlossen daraus, dass natürliches Kalzium für eine langfristige Ergänzung am besten geeignet ist.

DNA-Reparatur für längeres Leben

Lebendige Nährstoffkomplexe erster Qualität liefern nicht nur lebenswichtige Nährstoffe sondern auch ein ganzes Spektrum von Lichtelementen, die nachweislich die DNA-Reparatur der Zelle erleichtern. Das Leben der Zelle lässt sich deutlich verlängern, wenn die DNA ständig repariert und gewartet wird. Für den Körper kann die laufende DNA-Reparatur Gesundung und eine höhere Lebenserwartung bedeuten.

Ganz anders wirkt sich die Einnahme synthetischer Nährstoffe aus, die den Stoffwechsel der Zelle kurzfristig ankurbeln können (wodurch man sich vorübergehend besser fühlt), auf lange Sicht die DNA aber nicht erhalten. Leider ist die Reparatur der DNA mit Nährstoffen aus synthetischen Quellen nicht möglich.

Viele Menschen fühlen sich völlig hilflos, wenn sie mit einer Krankheit, die durch Gendefekt oder genetische Schäden entsteht, konfrontiert sind (wie etwa Diabetes, bestimmte Krebsarten etc.). Der menschliche Körper ist jedoch *durchaus in der Lage*, genetische Reparaturen vorzunehmen. Genetische Schäden sind reversibel, doch benötigt man dazu lebendige Nährstoffkomplexe unter den richtigen Bedingungen.

Selbst nicht vollwertige Nahrungsmittel liefern Nährstoffe, die synthetischen Vitaminen oder Gesteinssalzen überlegen sind. Jeder lebende Samen trägt jene wunderbare Größe in sich, aus der eine Pflanze mit hoch organisierten biologischen Systemen hervorgeht. Diese Systeme binden ihre Nährstoffe in ein großartiges Netz aus lebendigen Enzymen, Kohlenhydraten und Proteinen ein. Weniger hochwertige Nahrungsmittel mögen zwar weniger Vitamine und Mineralstoffe enthalten als Nahrung aus biologischem Anbau, aber sie besitzen dennoch, wenn auch in geringerem Ausmaß, die Lichtelemente, die zur DNA-Reparatur fähig sind. Den Hybridsorten von Pflanzen können auch bei naturnaher Kultur einige Nährstoffe fehlen, und doch weisen sie die Lichtelemente auf. Synthetische

Nährstoffe besitzen diese Lichtelemente nicht und sind daher zur DNA-Reparatur nicht in der Lage.

Wir empfehlen Ihnen natürlich, Nahrungsmittel bestmöglicher Qualität zu verzehren, die möglichst aus traditionellen Sorten in ökologischem Anbau von fruchtbarem Boden stammen, mit sauberem Wasser in sauberer Luft herangewachsen sind. Nährstoffe aus solchen Nahrungsmitteln haben die höchste Ausstrahlung und gewährleisten die optimale DNA-Reparatur.

Erstklassige Mineralstoffe

Der Körper kann selbst Vitamine herstellen, Mineralstoffe aber nicht. Doch brauchen wir hochwertige Mineralstoffe in ausreichender Menge, besonders Kalzium. Kalzium ist wichtig für die innere Reinigung des Körpers. Überschüssige Säure muss neutralisiert werden, bevor sie Schaden anrichtet. (Beispiele für toxische Säurebildner: Erfrischungsgetränke, zu viel Fleisch, schädliche Konservierungsmittel). Auch die besten Vitamine und Kräuter helfen nicht, wenn der Körper übersäuert ist.

Der Schlüssel zur Gesundheit

Zeigt der pH-Wert in den Körpergeweben Säureüberschuss an, kann der Körper andere Nährstoffe, wie etwa Mineralstoffe, Vitamine und sekundäre Pflanzenstoffe, nur schwer aus Nahrungsmitteln und Kräutern aufnehmen. Der Schlüssel liegt in der Wiederherstellung des Säure-Basen-Gleichgewichtes im Körper. Ein saurer pH-Wert lässt ein unwirtliches Klima entstehen, in dem es dem Körper schwer fällt, die nötigen Nährstoffe zu beziehen. Je schlimmer die Übersäuerung, desto schlechter fühlt man sich. Zeigt der pH-Wert weniger Säure an (d. h., liegt der pH-Wert des Morgenharns zwischen 6,4 und 7,0), fühlt

man sich wie an einem sonniger Frühlingstag. Der Körper ist
in der Lage, Mineralstoffe zu assimilieren, die er bei einem sauren pH-Wert nur sehr schwer absorbieren kann.

Wird das Säure-Basen-Gleichgewicht im Körper durch geeignete Mineralstoffzufuhr wiederhergestellt, kann der weniger
saure pH-Wert die Aufnahme anderer Nährstoffe aus der Nahrung oder aus Ergänzungspräparaten vervielfachen. Sobald der
Säure-Basen-Haushalt im Gleichgewicht ist, werden die Nährstoffe besser verwertet.

10- bis 20-mal mehr Sauerstoff

Jeder Krebsforscher weiß, dass Tumoren in basischem Milieu
nicht überleben können. Gibt man einen Tumor im Reagenz-
glas in ein basisches Medium, stirbt er binnen 3 Stunden ab.
In der Base ist Sauerstoff. Sinkt der pH-Wert der Körpergewebe,
steht immer weniger Sauerstoff zur Verfügung. Kleine Veränderungen im pH-Wert von 0,1 bis 0,2 können schon bewirken,
dass 10- bis 20-mal mehr Sauerstoff zur Verfügung steht.

Krebs – eine unglaubliche Geschichte

In den 50er Jahren des 20. Jahrhunderts beobachtete ein Arzt,
dass all seine Krebspatienten an schwerem Kalziummangel
litten. Als er diesen behandelte, wurde der Organismus stark
genug, um den Krebs zu besiegen. Sogar einige Krebspatienten
im letzten Stadium überlebten. Der Arzt schloss daraus, dass
ionisiertes Kalzium eben jener Mineralstoff sei, der den Säureüberschuss im Körper am schnellsten beseitigen könne. Der
Körper produziere dann Monoorthokalziumphosphat, das den
pH-Wert über den sauren Bereich hinaus anhebe. Sobald aber
die Übersäuerung der Gewebe behoben sei, habe der Krebs
keine Überlebenschance.

Warum das Säure-Basen-Gleichgewicht so wichtig ist

Wie Sie wissen, bedeutet jede Veränderung im pH-Wert des Morgenharns von 0,1 nach oben eine *zehnfache Zunahme des Sauerstoffs im Gewebe*. Wenn man also etwa von einem pH-Wert von 5,5 ausgeht und schließlich 7,0 erreicht, steigt der Sauerstoff im Gewebe auf das 150-fache. Schädliche Viren und Bakterien gedeihen am besten in saurem (sauerstoffarmem) Milieu. Der Nobelpreisträger Otto Warburg (Nobelpreis 1931) stellte 1955 seine Atmungstheorie der Krebsentstehung auf, die unter anderem besagt, dass der Gärungsstoffwechsel der bösartigen Krebszelle durch Sauerstoff gehemmt werden könnte.

Steigt der pH-Wert der Körpergewebe beträchtlich an, können schädliche Krankheitserreger nicht überleben. Wenn Sie den Wohlfühlbereich des Säure-Basen-Gleichgewichtes erreicht haben und Ihr Gehirn mehr Sauerstoff erhält, haben Sie viel mehr Energie, brauchen viel weniger Schlaf, fühlen sich viel aktiver.

Die Rückkehr aus der Übersäuerung in weniger saure Bereiche ist ein Vorgang, der den ganzen Körper umfasst und unter Schwankungen des pH-Wertes abläuft – der Körper muss sich erst darauf einstellen, dass die Kalziumreserven in den Knochen und im Gewebe allmählich wiederhergestellt werden. Diese Schwankungen sind Teil der natürlichen Vorgänge im Körper zur Ausscheidung von Giftstoffen und Überwindung von Infektionen. Dabei werden die Grundlagen für einen gesunden Basenüberschuss, für Jugendlichkeit und Gesundheit geschaffen.

Der ideale pH-Wert des Harns

Der ideale pH-Wert des Morgenharns liegt zwischen 6,4 und 7,0. Bei den meisten Menschen, die mich aufsuchen, ist der Wert deutlich im sauren Bereich (unter 6,0), besonders, wenn chronische Krankheiten vorliegen. In schweren Fällen wurden schon pH-Werte von bis zu 4,5 gemessen. Je schlimmer die Übersäuerung, desto rascher schreitet die Krankheit voran. Schädliche Krankheitserreger, wie etwa »schlechte« Bakterien, gedeihen in saurem (sauerstoffarmem) Milieu.

Vorsicht auch, wenn der pH-Wert des Harns über 7,0 liegt! Das kann ein Warnzeichen dafür sein, dass der Säure-Basen-Haushalt aus dem Gleichgewicht geraten ist. Ein pH-Wert über 8,0 bedeutet Gefahr, der Körper mobilisiert alle Ammoniakreserven, um die extreme Alkalose des Körpers zu puffern. Das passiert meist nach einer lang andauernden starken Übersäuerung, die die Mineralstoffreserven des Körpers, besonders die Kalziumreserven, erschöpft hat.

Literatur

Allen, L.S., Wood, R.: »Calcium and Phosphorus«, in *Modern Nutrition in Health and Disease*, 8. Aufl., Lea & Febiger, Philadelphia, 1994.

Barefoot, R.R., Reich, C.: *The Calcium Factor. The Scientific Secret of Health and Youth*. Bokar Consultants, Wickenburg, AZ, 1996.

Bronner, F.: *Intracellular Calcium Regulation*, Wiley, New York, 1990.

DeCava, J.A.: *The Real Truth About Vitamins and Antioxidants*. A Printery, Centerfield, MA, 1997.

Garland, C., Garland, F.: *The Calcium Connecion*, Fireside, Simon & Schuster, New York, 1989.

Jenkins, D.J.A., Wolover, T.M.S., Jenkins, A.L.: »Diet Factors Affecting Nutrient Absorption and Metabolism«, in *Modern Nutrition in Health and Disease*, 8. Aufl., Lea & Febiger, Philadelphia, S. 583–602, 1994.

Omura, Y: »Radiation Injury and Mercury Deposits in Internal Organs«, *Acupuncture and Electro-Therapeutics Res.*, Int. J., Vol 20, S. 133–148, 1995.

Steinmann, D.: *Diet for a Poisoned Planet*, Ballantine Books, New York, 1990.

Theil, R.J.: »Mineral Salts Are for Plants, Food Complexed Minerals Are for Humans«, *American Naturopathic Medical Association Monitor*, Juni 1999, S. 5–10.

Theil, R.J.: Vitamins Are Naturally Found in Food Complexes«, *American Naturopathic Medical Association Monitor*, März 1999, S. 5–9.

Vinson, J., Bose, P.: »Comparative Bioavailability of Humans to Ascorbic Acid Alone or in a Citrus Extract«, *American Journal of Clinical Nutrition*, 1988, Heft 48, S. 601–606.

Vinson, J., Bose, P., Lemoine, L., Hsiao, K.H.: »Bioavailability Studies«, in *Nutrient Availability: Chemical and Biological Aspects*, Royal Society of Chemistry, Cambridge, UK, 1989, S. 125–127.

Zu Ihrer Information

Alle Produkte sind auf der folgenden Website zu finden:
www.vpnutrition.com

Die folgenden Informationen sollen meinen Lesern ermöglichen, Kontakt zu bestimmten Firmen aufzunehmen und mehr über deren Dienstleistungen und Produkte zu erfahren. Ich habe verschiedene Anbieter ausprobiert und bin der Meinung, dass diese Firmen, die hochwertige Produkte und Qualitätsservice anbieten, besonderen Wert legen auf Prävention und dauerhafte Gesundheit.

Enzyme

Plant Enzymes
P.O. Box 811
Osprey, Florida
34229-0811
Tel.: 877-942-4492
Fax: 941-966-3367
e-mail: info@vpnutrition.com

Wasser

Structured Water
P.O. Box 811
Osprey, Floria 34229
Tel.: 877-942-4492

Lymphe

Ich freue mich, mit Lymphe III dieses absolut natürliche homöopathische Produkt auf pflanzlicher Basis gefunden zu haben, das dem Körper beim Ausschwemmen der Giftstoffe aus dem Lymphsystem helfen soll. Dr. Daniel G. Clark, Forscher und Arzt mit mehr als zwanzigjähriger Erfahrung, hat es entwickelt. Ich habe das Produkt selbst verwendet und bin wirklich zufrieden damit. Dr. Janice Piro, D.C., DABCI, die ich nach ihren Erfahrungen befragte, stellte fest: »Das Lymphtonikum ist für meine Praxis von besonderem Wert. Ich verordne es bei chronischen Beschwerden, die eine Behandlung des Lymphsystems notwendig machen. Es brachte stets rasche Ergebnisse. Ich bin in meiner mehr als zehnjährigen Praxis auf kein anderes Produkt zur Behandlung des Lymphsystems gestoßen, das so wirksam gewesen wäre.«

Fit for Life Lymph Booster
V.P. Premier Products
P.O. Box 811
Osprey, Florida 34229-0811
001-877-335-1509
Fax: 941-966-3367
e-mail: info@vpnutrition.com

Männlichkeitspräparat

Wir sind auf ein ganz erstaunliches neues Produkt gestoßen, das die körperliche Leistung, geistigen Scharfsinn und die sexuelle Potenz beträchtlich erhöht.

Viele Faktoren bestimmen, welche Leistungen Sie erbringen, körperlich und im sexuellen Bereich. Doch können manche dieser Faktoren durch Alter oder ungesunde Lebensweise beeinträchtigt sein.

Dieses Präparat, Male Performance Formula (MPF), ist eine gesetzlich geschützte Mischung aus Nährstoffen und Heilkräutern, die auf natürliche Weise die Wirkungsweise von Testosteron im Körper nachahmt und somit die einzige vollständige Nährstoffoption für den Verbraucher darstellt. Sie erhöht die männliche Leistungsfähigkeit aufgrund von drei wesentlichen Faktoren:

1. Testosteron-Vorläufer, um die Testosteron-Produktion und -synthese zu erhöhen und zu beschleunigen.
2. Vasodilatoren, um eine reichliche Versorgung der Muskeln und aller wichtigen Körperteile mit Blut und Sauerstoff zu gewährleisten.
3. Unterstützung des Gehirns, um für gesunde Nervenimpulse und hormonales Gleichgewicht zu sorgen.

Außerdem enthält das Produkt Antioxidanzien wie Nährstoffe, Heilkräuter, Vitamine, Proteine und Mineralstoffe, um Körper und Geist mit Energie zu versorgen, um die Gesundheit der Prostata zu stärken und die sexuelle Potenz zu erhöhen. Anders als bei verbotenen Steroiden oder Viagra handelt es sich hier um ein ganz natürliches Mittel ohne Nebenwirkungen, und das gefällt mir an MPF besonders gut.

Die Reaktion auf das Produkt war wirklich außerordentlich. Ich verwende es jetzt seit einiger Zeit und zögere beinahe, die Wirkung zu beschreiben, weil sie fast unglaublich ist. Deshalb nur so viel: Ich bin 55 und habe viel Stress. Doch PF wirkt erstaunlich.

Wenn Sie mehr Information dazu haben möchten, brauchen Sie nur unter 001-877-335-1509 anzurufen.

Ausbildungseinrichtungen

Center for Science in the Public Interest
1875 Connecticut Ave. NW Suite 300
Washington D.C. 20009-5728
Tel.: 202-332-9110
Fax: 202-265-4954
e-mail: cspi@cspinet.org
Website: www.cspinet.org

American Natural Hygiene Society
P.O.Box 30630
Tampa, Florida 33630
Tel.: 813-855-6607
Fax: 813-855-8052
e-mail: anhs@anhs.org
Website: www.anhs.org

Vortragstätigkeit

Informationen darüber, wann und wo ich Vorträge halte und über Vortragsmöglichkeiten unter

V.P. Consultants, Inc.
Tel.: 941-966-1509
Fax: 941-966-3367
e-mail: info@vpnutrition.com

Ich würde mich sehr freuen, etwas über Ihre Erfahrungen mit den CARE-Prinzipien zu hören. Bitte schreiben Sie mir an P.O.Box 188, Osprey, FL 34229, oder schicken Sie mir eine e-Mail an info@diamondfitforlife.com.

Anmerkung

Da ich mich in den letzten 30 Jahren mit der Gesundheitsindustrie eingehend beschäftigt und ihre Angebote geprüft
habe, bekam ich es mit Hunderten von Firmen und zahllosen
Produkten im Ernährungsbereich zu tun. Im Laufe der Jahre
wurde mir von vielen nahe gelegt, mich selbst zu beteiligen.
Ich sehe meine Aufgabe und Herausforderung darin, mich auf
die Botschaft von der präventiven Gesundheitsvorsorge zu
konzentrieren. Im Forschungsbereich gibt es einige wenige
Organisationen, die für meine Begriffe Außergewöhnliches zu
bieten haben. Zu allererst wurde ich durch ihre Integrität und
die Qualität ihrer Produkte oder Leistungen auf sie aufmerksam. Ich habe einige von ihnen für ein persönliches Engagement ausgewählt und gebe ihre Anschriften nun bekannt in
der Hoffnung, dass meine Leser dadurch weiterkommen in
ihrem Bemühen, ein dynamisches Leben zu verwirklichen.

Register